疾病观察与护理技能丛书

五官科

疾病观察与护理技能

主编 张秀果 崔怡

中国健康传媒集团

中国医药科技出版社

内 容 提 要

全书共 6 章，分别介绍眼科、耳鼻咽喉科和口腔科护理学内容，涉及疾病 120 余种，除介绍各疾病概述、临床特点外，着重对常见病、多发病的护理问题、护理措施等内容进行系统而全面的阐述。作者在编写本书的过程中注重突出专科护理特点，重视对病人的健康教育。全书语言简洁，内容丰富，力求详尽准确，侧重实用性和可操作性。本书适合眼科、耳鼻咽喉科、口腔科及相关专业广大医师及护理人员使用。

图书在版编目（CIP）数据

五官科疾病观察与护理技能／张秀果，崔怡主编．—北京：中国医药科技出版社，2019. 3

（疾病观察与护理技能丛书）

ISBN 978 - 7 - 5214 - 0789 - 1

Ⅰ.①五…　Ⅱ.①张…②崔…　Ⅲ.①五官科学 - 疾病 - 护理　Ⅳ.①R473. 76

中国版本图书馆 CIP 数据核字（2019）第 023166 号

美术编辑　陈君杞
版式设计　南博文化

出版　**中国健康传媒集团**｜中国医药科技出版社
地址　北京市海淀区文慧园北路甲 22 号
邮编　100082
电话　发行：010 - 62227427　邮购：010 - 62236938
网址　www. cmstp. com
规格　710 × 1000mm $^1/_{16}$
印张　19 $^3/_4$
字数　280 千字
版次　2019 年 3 月第 1 版
印次　2019 年 3 月第 1 次印刷
印刷　三河市万龙印装有限公司
经销　全国各地新华书店
书号　ISBN 978 - 7 - 5214 - 0789 - 1
定价　**42. 00 元**

编委会

/ 前 言 /

护理工作是医疗卫生事业的重要组成部分，随着我国经济、文化的发展和人民群众对健康需求的不断增长，护理工作也更趋多元化，护理模式、护理观念不断更新，"以人为中心"的整体护理理念深入人心，其在医疗、预防、保健、康复等工作中的作用日益突出。因此，规范护理人员的职业行为、提高专业技术能力成为护理管理者和护理工作者需不断加强和势在必行的事情。五官科护理学是一门实践性很强的临床护理学科，也是护理学一个重要的分支学科，要成为合格的五官科护士除有扎实的基础护理技能外，还必须掌握五官科专科护理的特点，这是五官科护士必须具备的基本功。为此，我们特组织眼科、耳鼻咽喉科和口腔科有丰富临床经验的一线医护人员编写本书。

全书共6章，分别介绍眼科、耳鼻咽喉科和口腔科常见病、多发病的护理知识，涉及疾病120余种。在编写过程中除介绍各疾病的概述、临床特点外，着重对常见病、多发病的护理问题、护理措施等内容进行了系统而全面的阐述，注重突出专科护理特点，重视对病人的健康教育。全书语言简洁，内容丰富，侧重实用性和可操作性，力求详尽准确，易于理解和掌握，方便查阅。本书从临床实用的角度出发，为五官科护理人员提供清晰、明了的护理指导，使其能更好地掌握相关疾病的护理知识，提高专业技能，在理论知识与临床实践中架设了一座桥梁。

本书的编写，得到了多位同道的支持，他们在繁忙的医疗、教学和科研工作之余参与撰写，在此表示衷心的感谢。

由于编写的时间较紧迫，再加上编者水平有限，书中不足之处在所难免，恳请广大同道批评指正。

编　者
2018 年 8 月

/ 目 录 /

第一章
眼部疾病

第一节　睑腺炎

一、疾病概述

【概念与特点】

睑腺炎又称麦粒肿，为睑缘腺体或睑板腺发生的急性化脓性炎症。根据发病部位，睑腺炎分为两种：由皮脂腺（Zeis 腺）感染所致者因发病部位在睑板外侧，称为外睑腺炎；感染所致的炎症发生在睑板较深层，称为内睑腺炎。炎症局部红肿隆起，形成麦粒，故又称麦粒肿。多年来，传统方法以针刺而治愈，故又称"针眼"，睑腺炎的致病菌多为葡萄球菌感染。

【临床特点】

（1）外睑腺炎　为皮脂腺的急性化脓性炎症。初起睑缘部呈局限性充血肿胀，2~3 日后形成硬结，胀疼和压痛明显，以后硬结逐渐软化，在睫毛根部形成黄色脓疱，穿破排脓迅速痊愈。如果致病菌毒性强烈，尚可引起眼睑及附近结膜发生水肿。耳前淋巴结肿大、压痛，尤以外眦部者更易，重症病例可有畏寒、发热等全身症状。

（2）内睑腺炎　为睑板腺的急性化脓性炎症。其临床症状不如外睑腺炎来得猛烈，因为处于发炎状态的睑板腺被牢固的睑板组织所包围。在充血的睑结膜表面常隐约露出黄色脓块，可能自行穿破排脓于结膜囊内。睑板腺开口处可有轻度隆起、充血，亦可沿睑腺管道排出脓液，少数亦有从皮肤而穿破排脓，如果睑板未能穿破，同时致病的毒性又强烈，则炎症扩大，侵犯整个睑板组织，形成眼睑脓肿。

【辅助检查】

本病病原菌大多为葡萄球菌，特别是金黄色葡萄球菌感染眼睑腺体所致。很少需进行细菌培养来确定病原菌。

【治疗原则】

（1）早期睑腺炎应给予局部热敷，10～15分钟/次，3～4次/天，以便促进眼睑血液循环，缓解症状，促进炎症消散。滴用抗生素滴眼液4～6次/天，以便控制感染。

（2）当脓肿形成后，应切开排脓。外睑腺炎的切口应在皮肤面，与睑缘相平行，使其与眼睑皱皮纹相一致，以尽量减少瘢痕。如果脓肿较大，应当放置引流条。内睑腺炎的切口常在睑结膜面，与睑缘相垂直，以免过多地伤及睑板腺管。

二、主要护理问题

（1）眼痛　与睑腺炎症有关。

（2）焦虑、恐惧　与对手术的恐惧及担心预后有关。

（3）知识缺乏　缺乏睑腺炎的相关知识。

（4）潜在并发症　眼睑蜂窝织炎、海绵窦脓毒血栓与致病菌毒力强、机体抵抗力低下有关。

三、护理措施

1. 疼痛的护理

（1）心理护理　仔细观察病人对疼痛的反应，耐心听取病人的疼痛主诉，解释疼痛的原因，给予病人支持与安慰，指导病人放松技巧。

（2）指导病人热敷　热敷可以促进血液循环，有助于炎症消散和疼痛减轻；早期热敷有利于脓肿成熟。热敷时应特别注意温度，以防烫伤。常用方法如下。①熏热敷法：在装满开水的保温瓶瓶口上覆盖一层消毒纱布，嘱病人眼部靠近瓶口，使热气集中于眼部，水温以病人能接受为度，每次15～20分钟，每天3次。②湿性热敷法：嘱病人闭上眼睛，先在患眼部涂上凡士林，再将消毒的湿热纱布拧下敷盖眼上，水温以病人能接受为度，每5～10分钟更换1次，每次更换2～4遍，每天2～3次。③干性热敷法：将热水袋内装有2/3满的热水，外裹多层纱布，置于患眼。温度一般在40℃左右，每次热敷15～20分钟，每天3次。

（3）指导病人外用药　指导病人正确滴用抗生素眼药水和涂用眼膏的方法。

（4）掌握脓肿切开引流的指征　即脓肿成熟后如未溃破或引流排脓不畅者，应切开引流。外睑腺炎应在皮肤面切开，切口与睑缘平行；内睑腺炎则在结膜面切开，切口与睑缘垂直。

2. 预防感染的护理

（1）测体温、查血常规，并采集脓液或血液标本送检细菌培养及药物敏感试验。

（2）局部炎症明显并有全身症状或反复发作者，可遵医嘱全身应用抗生素。

3. 病情观察　局部炎症明显并有全身症状或反复发作者，注意体温、血常规、头痛等全身症状变化；合并糖尿病者，应积极控制血糖，按糖尿病常规护理。对顽固复发、抵抗力低下者，如儿童、老人或患有慢性消耗性疾病的病人，给予支持治疗，提高机体抵抗力。

4. 健康指导

（1）指导家庭护理，养成良好的卫生习惯，不用脏手或不洁手帕揉眼，保持眼部清洁，特别是皮脂腺分泌旺盛者。

（2）在脓肿未成熟前切忌挤压或用针挑刺，以免细菌经眼静脉进入海绵窦，导致颅内、全身感染等严重并发症的发生。

（3）告诉病人治疗原发病的重要性，如有慢性结膜炎、睑缘炎或屈光不正者，应及时治疗或矫正。

第二节　睑缘炎

一、疾病概述

【概念与特点】

睑缘是眼睑皮肤和睑结膜相结合的部位，眼睑的许多腺体开口于此，外界的各种刺激、异物和微生物也多集中于此，因此是眼病的好发部位。睑缘炎是指睑缘皮肤、睫毛毛囊及腺体发生的亚急性或慢性炎症，根据病变形态、位置和病理特点，临床上可分为 3 种类型，鳞屑性睑缘炎、溃疡性睑缘炎和眦部睑缘炎。

【临床特点】

（1）鳞屑性睑缘炎　患有鳞屑性睑缘炎的病人在睑缘与睫毛之间会出现灰白色鳞屑，睑缘充血、潮红，溢出的皮脂与鳞屑混合后形成黄色的蜡样分泌物，干燥后结痂覆盖在睑缘上。去除鳞屑和痂皮后，暴露出充血、肿胀的睑缘，但无溃疡或脓点。睫毛多易脱落，但可再生。病人自觉眼部痒、刺痛和烧灼感。如果长期不愈，可使睑缘肥厚，后唇钝圆，使睑缘不能与眼球紧密接触，泪小点肿胀外翻而导致溢泪。

（2）溃疡性睑缘炎　①睑缘干痒、刺痛、烧灼感和异物感明显。②睑缘充血，睫毛根部散布小脓疱，有痂皮覆盖。去除痂皮后有脓液渗出，露出睫毛根端和小溃疡。③睫毛被脓液和皮脂黏在一起呈束状，随痂皮剥落而脱落。如毛囊已被炎症全面破坏，睫毛脱落后不能再生。④久病后可引起慢性结膜炎和睑缘肥厚、外翻，泪小点阻塞，溢泪。

（3）眦部睑缘炎　①眼痒、异物感或烧灼感。②外眦部睑缘和外眦部皮肤充血、肿胀，并有浸渍糜烂。③邻近结膜常伴有慢性炎症，表现为充血、肥厚，有黏性分泌物，严重者内眦部也受累。

【辅助检查】

（1）分泌物送检做细菌培养。如溃疡性睑缘炎大多可查出葡萄球菌；眦部睑缘炎多数可见莫－阿双杆菌；鳞屑性睑缘炎无固定病原菌。

（2）分泌物送检做药敏试验，有助于临床选用敏感抗菌药物治疗。

【治疗原则】

（1）寻找并消除病因和各种诱因，去除刺激因素。

（2）用生理盐水或3%硼酸溶液清洁睑缘，擦去鳞屑或痂皮及已松落的睫毛，充分引流毛囊中的脓液。

二、主要护理问题

（1）舒适受损　眼部干痒、刺痛和烧灼感，与睑缘炎有关。

（2）潜在并发症　角膜溃疡、慢性结膜炎、泪小点外翻。

（3）焦虑、恐惧　与担心预后有关。

（4）自我形象紊乱　与担心自我形象被别人歧视有关。

（5）知识缺乏　缺乏睑缘炎的自我保健知识。

三、护理措施

1. 常规护理

（1）心理护理　注意沟通的语言、方式，告知病人一般预后较好，使其积极配合治疗，消除焦虑情绪。满足病人的心理需求，教会病人正确处理眼周分泌物的方法。教会病人正确滴眼药水的方法。

（2）饮食护理　进食清淡、高营养、富含维生素的食物。不吃辛辣刺激性食物，保持大便通畅，戒烟酒。

（3）生活指导　①改变不良作息时间及生活习惯，保证足够的睡眠。长期熬夜、睡眠不佳可诱发或加重本病。②不用脏手揉眼睛，远离不洁环境。睑缘炎病人外出时可戴防护眼镜，避免风、沙、尘、强烈光线等刺激。③如有屈光不正，应佩戴眼镜矫正。④避免精神紧张，神经系统和内分泌系统调节紊乱、免疫功能低下容易诱发睑缘炎或使本病加重。

2. 专科护理　指导眼部用药方法，保持眼部清洁，用生理盐水湿棉签拭去睑缘鳞屑，再用棉签蘸黄降汞眼膏（对汞过敏者禁用）或用抗生素糖皮质激素眼膏涂抹睑缘皮肤，每天2~3次。症状严重者按医嘱全身使用抗生素。

3. 病情观察　病人自觉眼部有干痒、刺痛和烧灼感。

4. 健康指导

（1）平时注意营养和体育锻炼，增加机体抵抗力。

（2）注意个人卫生，特别是眼部清洁。

（3）保持良好的用眼卫生，避免视疲劳。

（4）保持大便通畅，减少烟酒刺激。

第三节　睑板腺囊肿

一、疾病概述

【概念与特点】

睑板腺囊肿也称霰粒肿，是睑板腺特发性、无菌性、慢性肉芽肿性炎症。

【临床特点】

本病进程缓慢，多无自觉症状，在眼睑皮下能扪到一硬结，表面光滑，皮肤无粘连，无压痛，大者可见皮肤隆起，但无红肿，病人感觉眼睑沉重，可出现轻度假性上睑下垂。翻转眼睑，见病变所在部位睑结膜面呈紫红色或灰红色，有时自结膜面穿破，排出黏胶样内容物、肿块消退。但可有肉芽组织增生而产生摩擦感。肉芽组织如出现在睑板腺排出口处，睑缘有乳头状增殖，称为睑缘部睑板腺囊肿。

【辅助检查】

对于反复发作或老年人睑板腺囊肿，应将切除标本送病理检查，以排除睑板腺癌的可能。

【治疗原则】

（1）直径较小的睑板腺囊肿无须治疗，有时可自行消散。可用药物治疗加热敷，一般采用含激素的抗生素眼药水和药膏滴眼。肿块直径大于 4mm 者，药物治疗效果一般较差。

（2）较大的睑板腺囊肿可行手术治疗，在睑结膜面垂直切开囊肿，将囊肿内容物彻底刮除。若术中囊肿壁破裂，则将囊肿内容物及囊壁彻底剪除，以防复发。术毕用拇指与示指压迫 3~5 分钟，结膜囊内涂抗生素眼膏，用无菌敷料包扎，第 2 天揭去敷料。

二、主要护理问题

（1）有感染的危险　与睑板腺囊肿感染有关。
（2）舒适的改变　与患眼眼睑肿块有关。
（3）焦虑、恐惧　与对手术恐惧及担心预后有关。
（4）潜在并发症　出血、感染。
（5）知识缺乏　缺乏睑板腺囊肿防治知识。

三、护理措施

1. 常规护理

（1）注意观察睑板腺囊肿的变化，如果囊肿出现感染，需及时门诊就医。
（2）指导病人热敷护理。
（3）按医嘱进行眼部或全身用药护理，先控制炎症，再行手术刮除囊肿。
（4）睑板腺囊肿刮除术的护理。

2. 术前护理

（1）心理护理　①解释手术的必要性、手术方式、注意事项。②行心理疏导，鼓励病人表达自身感受和想法，采取针对性的心理干预措施。

（2）用物准备　①器械：刀柄、11 号刀片、血管钳、组织钳、持针器、布巾钳、眼科剪、刀柄、刮勺、睑板腺囊肿夹。②布类：包头巾、洞巾。③针线：5-0 尼龙线（必要时）。④麻醉：局部浸润麻醉。

（3）外眼手术常规准备　①查凝血功能、清洁面部皮肤。②术前滴表面麻醉剂。患眼滴 0.5% 丁卡因溶液、盐酸奥布卡因滴眼液或盐酸丙美卡因 2 次，每次 1~2 滴，间隔时间 3~5 分钟。③体位固定。正确的体位固定是手术成功的关键，尤其是儿童病人。④手术切开准备。外睑腺炎在皮肤面切开，切口与睑缘平行；内睑腺炎则在结膜面切开，切口与睑缘垂直。

3. 术中护理配合

（1）常规消毒、铺无菌巾。

（2）协助术者准备局部麻醉药进行结膜下麻醉。

（3）用睑板腺囊肿夹夹住肿块。

（4）切开肿块，去除囊肿内容物和囊壁。

（5）因睑板腺囊肿感染发生皮肤破溃者，术后给予皮肤缝合。

（6）术毕结膜囊内涂抗生素眼药膏，无菌纱布覆盖术眼并按压10分钟后包扎。

4. 术后护理

（1）伤口护理　术后用手掌压迫眼部10~15分钟，以达到局部止血的目的。

（2）眼痛护理　评估病人疼痛性质及程度，多为手术刺激引起的眼痛，则疼痛较轻，随时间的延长而消失或缓解，安慰病人，减轻其焦虑情绪。

（3）用药护理　介绍术后用药，嘱病人按时换药和门诊随访。一般术后第2天眼部换药，涂抗生素眼药膏，并用眼垫遮盖。

5. 病情观察　术后观察伤口有无渗血、渗液，若有应及时更换敷料。保持敷料的清洁与干燥，嘱病人勿揉搓术眼。

6. 健康指导

（1）在脓肿未成熟前切忌挤压或用针挑刺，以免细菌经眼静脉进入海绵窦，导致颅内、全身感染等严重并发症的发生。

（2）养成良好的卫生习惯，不用脏手或不洁手帕揉眼。

（3）告诉病人治疗原发病的重要性，如有慢性结膜炎、睑缘炎或屈光不正者应及时治疗或矫正。合并糖尿病者，应积极控制血糖。

（4）对顽固复发、抵抗力低下者给予支持治疗，提高机体抵抗力。

（5）嘱病人多吃新鲜水果及蔬菜，保持大便通畅。

第四节　睑内翻

一、疾病概述

【概念与特点】

睑内翻是指睑缘朝向眼球方向卷曲的一种位置异常。睑内翻使睫毛在角膜、结膜表面摩擦，轻者有异物感、疼痛、流泪等症状。重者特别是瘢痕性睑内翻可造成角膜炎性浸润和溃疡，最终致全角膜白斑，深、浅层有大量新生血管而致失明。

【临床特点】

（1）先天性睑内翻常为双侧，痉挛性和瘢痕性睑内翻可为单侧。病人有畏光、流泪、刺痛、眼睑痉挛等症状。

（2）角膜有新生血管，并失去透明性，视力下降。

（3）可见睑缘部向眼球方向卷曲；倒睫摩擦角膜，角膜上皮可脱落，荧光素弥散性着染。

（4）容易继发感染，并发展为角膜溃疡。

【辅助检查】

肉眼或裂隙灯显微镜下检查可查出睑内翻。

【治疗原则】

1. 先天性睑内翻　随年龄增长，鼻梁发育，可自行消失，因此不必急于手术治疗。如果患儿已 5～6 岁，睫毛仍然内翻，严重刺激角膜，可考虑手术治疗，行穹窿部－眼睑皮肤穿线术，利用缝线牵拉的力量，将睑缘向外牵拉以矫正内翻。

2. 老年性睑内翻　可行肉毒杆菌毒素局部注射。如无效可手术切除多余松弛皮肤和切断部分眼轮匝肌纤维。对急性痉挛性睑内翻应积极控制炎症。

3. 瘢痕性睑内翻　必须手术治疗，可采用睑板楔形切除术或睑板切断术。

二、主要护理问题

（1）舒适的改变　与眼痛、异物感有关。

（2）有感染的危险　与睫毛长期刺激角膜有关。

（3）焦虑、恐惧　与对手术的恐惧、担心预后有关。

（4）有窒息的危险　与全身麻醉麻醉方式有关。

（5）潜在并发症　角膜炎症、角膜瘢痕形成。

（6）知识缺乏　缺乏睑内翻的自我保健知识。

三、护理措施

1. 舒适护理

（1）如仅有 1~2 根倒睫，可用镊子拔除，或采用较彻底的治疗方法即睫毛电解法，通过电解破坏倒睫的毛囊，减少倒睫睫毛再生机会。

（2）如睑内翻症状明显，可用胶布法或缝线法在眼睑皮肤面牵引，使睑缘向外复位。

（3）做好心理护理，告诉病人眼部异物感、畏光、流泪、刺痛的原因，缓解病人焦虑心理。

2. 术前护理

（1）心理护理　①解释手术的必要性、手术方式、注意事项。②行心理疏导，减轻紧张情绪，取得病人的合作。

（2）手术治疗病人术前常规准备　①术前按医嘱滴抗生素滴眼液。②协助完善心电图、出凝血试验、血生化、血常规等相关术前检查。③术前进行手术部位医学照相，作为手术前、后的对比资料。④需全身麻醉手术的儿童病人应术前禁食、禁饮 6~8 小时，需注意预防感冒。

3. 术后护理　①眼痛护理：评估病人疼痛性质及程度，及时告知医师给予正确的处置；安慰病人，减轻病人焦虑情绪；为病人提供安静、舒适的环境。②全身麻醉术后护理：给予病人去枕平卧，头偏向一侧，保持呼吸道通畅，及时清除呼吸道分泌物。全身麻醉清醒后禁食、禁饮 4~6 小时。注意安全，特别是术后烦躁的患儿，防止碰伤及坠床。

4. 病情观察　观察伤口有无渗血、渗液，若有应及时通知医师并更换敷料。

5. 健康指导

（1）指导病人注意眼部卫生，勿用脏手和脏毛巾揉擦眼部。

（2）遵医嘱滴抗生素滴眼液，教会病人正确的滴眼方法。

（3）嘱病人饮食宜清淡、易消化，多食蔬菜及水果，保持排便通畅。

（4）术后按医嘱定期门诊随访，向病人介绍复查的重要性及复查时间。

第五节　睑外翻

一、疾病概述

【概念与特点】

睑外翻是睑缘向外翻转离开眼球的异常状态。睑外翻分以下几类：①瘢痕性睑外翻，眼睑皮肤面瘢痕性收缩所致。眼睑皮肤瘢痕可由创伤、烧伤、化学性、眼睑溃疡、睑缘骨髓炎或睑部手术等引起。②老年性睑外翻，仅限于下睑。由于老年人眼轮匝肌功能减弱，眼睑皮肤及外眦韧带也较松弛，使睑缘不能紧贴眼球，并因下睑重量使之下坠而引起。③麻痹性睑外翻，也仅限于下睑。由于面神经麻痹，眼轮匝肌收缩功能丧失，又因下睑重量使之下坠而发生。④痉挛性睑外翻，眼睑皮肤紧张而眶内容充盈的情况下，眶部轮匝肌痉挛压迫睑板上缘（下睑的睑板下缘）所致，多见于青少年。

【临床特点】

（1）临床上轻者仅见睑缘后唇轻微离开眼球，重者则有睑结膜暴露，甚至眼睑难以闭合。

（2）睑缘外翻时出现泪小点外翻，有溢泪。

（3）病程较长者有下睑皮肤湿疹或皮肤糜烂。

（4）有睑结膜暴露者可见睑结膜充血、干燥和肥厚等改变；眼睑不能闭合者可发生暴露性角膜炎。

【辅助检查】

（1）肉眼或裂隙灯显微镜检查可见睑缘向外翻转，睑结膜充血。

（2）裂隙灯显微镜检查可见角膜上皮脱落，荧光素弥漫着色。

【治疗原则】

手术矫正睑外翻，恢复睑缘正常位置，及时消除睑结膜暴露。

二、主要护理问题

(1) 舒适的改变　与溢泪有关。

(2) 有感染的危险　与角膜长期暴露有关。

(3) 焦虑、恐惧　与对手术的恐惧、担心预后有关。

(4) 自我形象紊乱　与睑外翻导致面容受损有关。

(5) 舒适的改变　与术眼疼痛有关。

(6) 知识缺乏　缺乏睑外翻的自我保健知识。

(7) 潜在并发症　暴露性角膜炎或溃疡、角结膜干燥症。

三、护理措施

1. 预防角膜感染的护理

(1) 遵医嘱眼部滴用抗生素眼药水，防止角膜炎症。

(2) 保持眼部湿润。合并睑裂闭合不全者，结膜囊内涂大量抗生素眼膏，再以眼垫遮盖。严重睑裂闭合不全者，可用"湿房"即用透明塑料片或胶片做成锥形空罩覆盖眼部，周围空隙用胶布密封，利用蒸发的泪液保持眼球的湿润；或戴软性角膜接触镜；或暂时性睑缘缝合，以保护角膜。

2. 手术护理

(1) 术前护理　①按外眼手术常规护理，并应协助病人做好术前的各项检查工作。②对眼部的护理：用温生理盐水冲洗结膜囊，每天2~3次，如分泌物过多，可用消毒棉签轻轻拭去，再行冲洗。按医嘱给予抗生素眼药水滴眼，每晚睡前涂抗生素眼膏，严重者用凡士林油纱布遮盖或戴眼罩，以防灰尘及异物落入眼中，还可保持结膜及角膜湿润。睑结膜肥厚者，手术前3天起用2%盐水湿敷以促进水肿消退。③心理护理：术前向病人详细介绍手术方法、手术所需时间、手术中可能出现的问题，以便取得病人在手术中的配合。还要详细说明手术后必然出现的反应，包括疼痛、肿胀等以及手术切口的自然恢复过程、敷料包扎的时间等，以使其能理解和接受。告知病人无论治疗单侧或双侧睑外翻矫正术，术后均需要包扎双眼，目的是为防止因健侧眼睑的活动而影响对侧的固定。同时还要了解病人的生活习惯，以保证在包扎期间护理工作的顺利进行，使病人满意。④术晨准备：术晨再次用生理盐水冲洗结膜囊，按医嘱滴眼药水，嘱病人用肥皂水洗脸，禁止涂抹化妆品。协助头发病人盘好头发，充分暴露手术部位，便于皮肤消毒。

（2）术后护理　①注意角膜刺激症状：如病人主诉眼内有异物感时，应立即通知医师检查处理，以免由于倒睫或纱布等损伤角膜。②术后按常规协助医师更换外层敷料，用热生理盐水棉球拭净睑裂处分泌物，并涂以抗生素眼药膏。③生活护理和心理护理：由于术后病人双眼包扎，生活不能自理，故应协助病人进行床上洗漱、进食、排便，切忌让病人自行下床活动，以免发生损伤。为病人做治疗，应先通知，切忌突然擦、触病人使其受到惊吓。经常巡视病人，询问有无不适，及时给予必要的协助。病人由于寂寞，常感到心情郁闷或焦躁不安，应尽量为其排忧解难，如与病人进行谈心，让病人听音乐等。④植皮后的理疗：一般采用紫外线照射治疗，术后 3 天植皮区以 2 ~ 3 个生物剂量紫外线照射，尤其是创面愈合缓慢或出现感染迹象时，应每隔 2 ~ 3 天照射 1 次，可改善局部血循环，防止感染，促进创面愈合。⑤拆线：术后 7 ~ 10 天拆除植皮区缝线，睑粘连缝线应酌情推迟拆线，一般在术后 3 ~ 6 个月才剪开粘连部缝线。

3. 心理护理　睑外翻病人因颜面仪容受损，常产生自卑感，应对病人心理状态进行评估。多与病人交谈，进行心理疏导，使病人树立自信心，并恢复正常人际交往。

4. 病情观察　因术中止血不彻底或因术中使用肾上腺素后反应性出血，术后皮片下可能发生水肿，应密切观察。如出现敷料上有进行性渗血、浸透或肿痛逐渐加重，应立即通知医师妥善检查处理。

5. 健康指导　移植皮片愈合稳定后可行局部按摩，以促进软化。植皮区与供皮区可适当涂以抗瘢痕药，预防瘢痕增生。皮片移植术后多有颜色加深表现，日光照射会加重这一变化，应告诉病人注意避免目光直接照射植皮区。指导病人正确擦拭泪液的方法：用洁净手帕由下眼睑往上擦拭泪液，避免向下擦拭泪液加重睑外翻，改善溢泪现象。

第六节　上睑下垂

一、疾病概述

【概念与特点】

上睑下垂是因提上肌或 Muller 肌的功能不全或丧失而造成的上眼睑部分或全部呈现下垂状态，表现为双眼自然睁开情况下上睑睑缘位于角膜 1/3 高度以上（3～3.5mm），并有不同程度遮盖瞳孔。上睑下垂可分为先天性上睑下垂与后天性上睑下垂，前者与遗传有关，多为双侧性；后者可分为麻痹性上睑下垂、肌原性上睑下垂、机械性上睑下垂和癔症性上睑下垂等。上睑下垂可以是单侧或双侧。

【临床特点】

（1）平视位时上睑位置低于正常，重者部分或全部遮挡瞳孔。

（2）皱额、抬眉。为了克服下垂的上睑对视线遮挡障碍，病人常常皱额、抬眉。单侧下垂者可使对侧正常眼的睑裂表现为增宽征象。

（3）除有皱额、抬眉征象外，病人常因仰首视物，形成一种仰视皱眉的特殊外观形态。严重者可导致脊柱后弯等畸形发生。

【辅助检查】

（1）估测提上睑肌的肌力　用大拇指按住眉部抵消额肌收缩力量的前提下，分别测定眼球极度向上、向下注视时的上睑睑缘位置。正常人应相差 8mm 以上。如前后相差不足 4mm 者，表示提上睑肌功能严重不全。

（2）神经系统检查　神经系统疾病所致的上睑下垂，应进行神经系统方面的检查。

【治疗原则】

主要是防止视力减退和改善外貌，应针对原因治疗。先天性上睑下垂应早期手术矫正，尤其单侧下垂遮挡瞳孔者更应争取早期手术，以防形成弱视。肌源性或麻痹性上睑下垂可用三磷腺苷、维生素 B_1 或新斯的明治疗，以提高肌肉的活动功能。久治无效时再慎重考虑手术。

上睑下垂的手术方式有：①增强上睑提肌的力量，如缩短或徙前肌肉。②借助额肌或上直肌的牵引力量，开大睑裂。可根据病情及各肌肉力量的情况选择手术方式。

二、主要护理问题

（1）功能障碍性悲哀　与上睑下垂、影响外貌有关。

（2）知识缺乏　缺乏相关护理、治疗知识。

（3）自我形象紊乱　与上睑下垂遮盖瞳孔影响视功能有关。

（4）有受伤的危险　与视野遮挡有关。

三、护理措施

1. 上睑下垂矫正术术前护理

（1）心理护理　病人因容貌缺陷、视力障碍存在着极强的自卑心理，内心又有强烈的求医欲望。针对病人的心理特点，主动与病人沟通，进行心理疏导，使其正确对待自己的疾病。向病人介绍以往上睑下垂手术病人的资料以及现有住院病人术后情况，让病人亲眼看见术后效果，消除紧张、顾虑、消极悲观心理，使其放心、安心，以轻松愉快的心态配合手术。

（2）用物准备　①器械：血管钳、刀柄、11号刀片、持针器、眼科有齿镊、眼科无齿镊、眼睑拉钩、眼科剪、组织剪、长脚圆规、直尺、睑板托。②布类：包头巾、双眼洞巾。③针线：5-0尼龙线、6-0可吸收线。④麻醉：局部浸润麻醉。

（3）术前常规准备　①术前按医嘱滴抗生素眼液。②协助完善相关术前检查：心电图、出凝血试验、生化、血常规等。③术前进行手术部位医学照相，作为手术前、后的对比资料。④需全身麻醉手术的儿童病人应术前禁食、禁饮6~8小时，需注意预防感冒。

2. 上睑下垂矫正术手术步骤及护理配合

（1）术前准备　术眼皮肤用5%PVP-Ⅰ常规消毒、铺无菌巾；用亚甲蓝（美蓝）标记皮肤切口。

（2）麻醉　协助术者准备麻醉药，以2%利多卡因（内含1：200000盐酸肾上腺素）于上睑皮下及提上睑肌部位皮下做局部浸润麻醉，按压数分钟利于麻醉药的浸润吸收。

（3）额肌腱膜瓣悬吊术　①做皮肤切口：按亚甲蓝设计标志，递11号刀片切开双眼上睑皮肤，切除部分眼轮匝肌。②止血：用0.9%氯化钠溶液纱布压迫止血，或玻璃棒在酒精灯上烧灼后直接点击出血部位。③分离组织：用蚊式钳在皮肤与额肌之间进行潜行分离，直至眉弓；并在额肌与骨膜之间进行潜行剥离，使额肌纤维容易下移。④固定额肌：用组织钳夹住额肌，用6－0可吸收线缝合额肌纤维止点，将其固定在上睑睑板上。⑤用5－0尼龙线缝合皮肤切口。

（4）上睑提肌缩短术　①做皮肤切口和止血步骤同额肌腱膜瓣悬吊术。②做结膜切口：在两侧穹窿结膜各做一切口，并做钝性分离。③固定上睑提肌：用6－0可吸收线缝合上睑提肌，将其固定在上睑板中央部，于缝线下2mm剪去多余的上睑提肌。④缝合：用5－0尼龙线缝合皮肤切口。

3. 上睑下垂矫正术术后护理

（1）体位与活动　注意休息，限制头部活动，取头高位休息，减轻眼睑肿胀。

（2）全身麻醉术后护理　给予病人去枕平卧，头偏向一侧，保持呼吸道通畅，及时清除呼吸道分泌物；全身麻醉病人清醒后禁食、禁饮4~6小时；注意安全，特别是术后烦躁的患儿，防止碰伤及坠床。

（3）基础护理　加强巡视，保持床单元卫生及病人的个人卫生。

（4）饮食护理　饮食宜清淡、易消化，多食蔬菜及水果，保持排便通畅。

（5）用药指导　按医嘱给予全身抗生素，并介绍用药的目的及注意事项；按医嘱滴抗生素滴眼液及重组牛碱性成纤维细胞生长因子滴眼液，睡前涂抗生素眼膏，保护角膜，教会病人正确的滴眼液及涂眼膏方法。

4. 病情观察

（1）伤口观察及护理　术后绷带加压包扎，每天换药，7~10天后拆除皮肤缝线。保持敷料的干燥清洁，预防感染。

（2）眼痛观察及护理　评估病人疼痛性质及程度，及时告知医师给予正确的处置；安慰病人，减轻焦虑情绪；为病人提供安静舒适的环境。

5. 健康指导

（1）嘱病人保护术眼，不要碰撞及揉压术眼。

（2）指导病人涂眼膏和保护角膜的方法，防止眼睑闭合不全引起的角膜并发症。

（3）术后按医嘱定期门诊随访，向病人介绍复查的重要性及复查时间。

第七节　眼睑过敏性炎症

一、疾病概述

【概念与特点】

眼睑过敏性炎症是眼睑皮肤对某些物质产生的过敏反应。眼睑可单独发病，也可能是头面皮肤受累的部分表现。最常见的过敏反应是眼睑湿疹。

【临床特点】

眼睑湿疹起病急，眼睑部烧灼感，极痒，畏光、流泪，眼睑皮肤水肿、充血。局部出现红色丘疹、水疱及渗出物，疱疹破溃后留一粗糙面，覆以痂皮，如有继发感染则发生溃疡。湿疹的范围可由眼睑扩散至额部、面颊部，还可侵及结膜囊，形成结膜炎和角膜浸润。

【辅助检查】

血常规检查常有嗜酸性粒细胞增多。

【治疗原则】

（1）找出致敏物质，停止接触致敏物质，加强营养。

（2）局部用3%硼酸水湿敷，外涂皮质类固醇霜或氧化锌软膏。

（3）口服泼尼松及氯苯那敏、阿司咪唑等抗过敏药，或静脉注射葡萄糖酸钙等。

二、主要护理问题

（1）舒适的改变　与眼睑刺痛及烧灼感有关。

（2）焦虑、恐惧　与担心预后有关。

（3）自我形象紊乱　与担心自我形象被别人歧视有关。

（4）知识缺乏　缺乏眼睑过敏性炎症的自我保健知识。

三、护理措施

1. 心理护理　向病人解释治疗的必要性、方式、注意事项，对病人进行心理疏导，鼓励病人表达自身感受和想法，采取针对性的心理干预措施。

2. 饮食护理　饮食宜清淡易消化，忌食辛辣刺激性食物及可致过敏的食物。

3. 用药指导　按医嘱给予全身及局部抗过敏药物，并介绍用药的目的及注意事项；按医嘱教会病人正确的涂抹药膏方法。

4. 病情观察　用药后观察病人眼睑部烧灼感、痒感、畏光、流泪、眼睑皮肤水肿、充血等病情变化，评估用药效果。

5. 健康指导

（1）平时注意休息，不要过度疲劳，保持良好的情绪，合理锻炼身体，增强体质。

（2）进食清淡饮食，多吃新鲜水果、蔬菜，补充维生素，保持排便通畅。

（3）行过敏试验，避免接触过敏源。

第八节　倒　睫

一、疾病概述

【概念与特点】

倒睫是指睫毛倒向眼球，刺激角膜和球结膜而引起一系列角膜、结膜继发改变的睫毛位置异常。多由于睑缘部瘢痕收缩所致。凡能引起睑内翻的各种原因均能造成倒睫,以沙眼最为常见;其他如睑缘炎、睑腺炎、睑烧伤、睑外伤等。

【临床特点】

病人常有疼痛、流泪和持续性异物感。睫毛长期摩擦角膜,可引起结膜充血、角膜浅层溃疡、血管新生、角膜上皮角化、角膜溃疡。

【辅助检查】

肉眼或裂隙灯显微镜下检查可发现倒睫。

【治疗原则】

(1) 如倒睫的数量较少,可用拔睫镊拔出。

(2) 行电解法破坏毛囊。

(3) 如倒睫数量多,应手术治疗,方法同睑内翻矫正术。

二、主要护理问题

(1) 舒适的改变　与眼痛、异物感有关。

(2) 有感染的危险　角膜炎、角膜溃疡。

(3) 相关知识缺乏　缺乏倒睫的自我保健知识。

三、护理措施

1. 倒睫矫正术术前护理

(1) 用物准备　①器械:血管钳、组织钳、持针器、布巾钳、眼科剪、组织剪、11 号刀片、刀柄、眼科有齿镊、眼科无齿镊、直尺、长脚圆规、输液器头皮针 1 个 (埋线法使用)。②布类:包头巾、双眼洞巾。③针线:5 - 0 尼龙线或 5 - 0 慕丝线 (埋线法使用)。④麻醉:局部浸润麻醉。

(2) 心理护理　①解释手术的必要性、手术方式、注意事项。②行心理疏导,减轻紧张情绪,取得病人的合作。

(3) 术前常规准备　①术前按医嘱滴抗生素滴眼液。②协助完善相关术前检查：心电图、出凝血试验、血生化、血常规等。

2. 倒睫矫正术手术步骤及护理配合

（1）手术配合　①切开法：先用亚甲蓝标记皮肤切口，再注射局部麻醉药，并按压数分钟，使麻醉药充分浸润吸收。切开皮肤，分离组织，根据倒睫的程度切开部分睑板，最后用 5 - 0 带针尼龙线进行皮肤缝合。②埋线法：常用于下睑倒睫矫正术，将头皮针塑料管部分剪成数段，用 5 - 0 慕丝线穿过缝于下眼睑倒睫的皮肤处。

（2）术毕　局部涂眼药膏，用无菌纱布包扎。

3. 倒睫矫正术术后护理

（1）伤口护理　注意个人卫生，防止污水污染伤口。伤口每天换药 1 次，5～7 天后拆线。

（2）眼痛的护理　评估病人疼痛性质及程度，及时告知医师给予正确的处置。安慰病人，为病人提供安静、舒适的环境，减轻其焦虑情绪。

（3）饮食护理　饮食宜清淡、易消化，多食蔬菜及水果，保持排便通畅。

（4）用药指导　按医嘱滴抗生素滴眼液，教会病人正确的滴眼液方法。

4. 病情观察　观察伤口有无渗血、渗液，保持敷料的清洁与干燥，如有污染及时更换。

5. 健康指导　术后按医嘱定期门诊随访，向病人介绍复查的重要性及复查时间。

第九节　眼眶蜂窝织炎

一、疾病概述

【概念与特点】

眼眶蜂窝织炎是一种相当严重的眼眶部急性化脓性炎症，常累及全眶内软组织，具有并发症多、危害性大的特点。如治疗不及时或不充分，则组织坏死溶解，形成脓肿。由于引起永久性视力丧失，并通过颅内蔓延或败血症危及生命，常被视为危症。

【临床特点】

眼眶蜂窝织炎属急性化脓性炎症，多发生于儿童，眼眶急性炎症引起毒血症，出现全身症状，如发热、恶寒、周身不适、食欲不振、嗜中性粒细胞增多等。

【辅助检查】

（1）血常规　外周血白细胞计数增多，中性粒细胞分类比例升高。

（2）细菌培养　切除组织或脓性物质做细菌培养。

（3）影像学检查　B型超声波、CT、MRI检查。

【治疗原则】

（1）尽早全身应用足量抗生素治疗，根据结膜囊细菌培养及药敏试验结果，及时应用最有效的抗生素。酌情使用糖皮质激素治疗；同时眼部用抗生素滴眼液、大量眼药膏保护暴露的角膜；应用脱水剂降低眶内压，保护视神经。

（2）积极处理并发症，如脓肿已局限化，可在波动最明显处切开引流；若并发海绵窦血栓，则立即按败血症的治疗方法处理。

二、主要护理问题

（1）疼痛——头痛、眼眶疼痛　与眶内血管充血、炎症感染、眶内压力增加有关。

（2）焦虑　与全身中毒症状重、担心预后有关。

（3）知识缺乏　缺乏眶蜂窝织炎相关知识有关。

（4）潜在并发症——海绵窦血栓　与炎症扩散有关。

三、护理措施

1. 常规护理

（1）指导病人减轻疼痛的方法，安置病人于舒适体位，保持安静的环境，减少声光刺激，并耐心解释因眼痛、肿胀等引起不适的原因，必要时遵医嘱使用镇痛药物。

（2）做好用药护理，注意药物治疗的反应。因病人需要长时间的静脉输注，而药物对血管刺激性大，要注意保护血管。选择静脉要由远而近、由细到粗，严格执行无菌技术操作。

（3）遵医嘱给予全身足量抗生素治疗以控制炎症。给予广谱抗生素控制感染，同时争取结膜囊细菌培养及药物敏感试验，及时应用最有效的抗生素。用药期间注意观察药物不良反应。

2. 专科护理

（1）病人因炎性渗出出现肿胀，可采取局部热敷或超短波治疗，因温热能促使局部血管扩张，从而改善血液循环，增加血流量，促进炎症的消散和水肿吸收。

（2）注意保护患眼角膜，给予抗生素滴眼液和眼药膏，动作宜轻柔，避免按压眼球。

3. 病情观察　认真观察和记录病情，注意视力变化，了解视神经受累情况；同时观察病人全身情况，如病人出现剧烈头痛、谵妄甚至昏迷，可能出现颅内并发症时，应采取紧急措施挽救病人。

4. 健康指导

（1）嘱病人多进食高蛋白质、富含维生素、高热量食物，以增加抵抗力有利于病情恢复，禁辛辣食物。

（2）指导病人正确应用滴眼液和眼药膏，动作宜轻柔，避免按压眼球。

第十节　眼眶特发性炎性假瘤

一、疾病概述

【概念与特点】

眼眶特发性炎性假瘤是原发于眼眶组织的慢性非特异性炎性改变，组织学表现属于特发性炎症，因其临床表现类似肿瘤，故名炎性假瘤。发病率较高，多见于青壮年，男性较多。单眼或双眼受累。病因至今不明。目前，不少学者认为炎性假瘤是一种免疫反应性疾病，有待进一步证实。组织学上，炎性假瘤可分为淋巴细胞浸润型、纤维增生型和中间型。影像学则根据病变的部位和形态分为泪腺型、肿块型、弥漫型和眼肌型。

【临床特点】

好发于中、老年，多单侧发病。起病急，发展缓慢，反复发作。眼球轴位突出或向一侧移位，常伴复视。眼睑红肿，球结膜充血水肿。眼痛，眼球运动障碍。有的可以在眶缘触及肿块，边界不清，压痛。若视神经受侵犯时伴有不同程度视力障碍。

【辅助检查】

（1）X 线检查　眶密度增高，病程长者眶容积增大及眶壁吸收。

（2）超声波检查　表现为边界清晰的不规则低回声肿块，内回声不均匀，位于眼眶脂肪组织，常伴有眼外肌的炎症和增厚以及眼眶其他组织的炎性水肿。CDFI 可见血流信号。肿物可呈向球内隆起的实质性团块，易误诊为视网膜母细胞瘤，可有典型的"挖空"现象，需与黑色素瘤鉴别。

（3）CT 检查　形态不规则、边界清的块影，常伴眼肌止点处肿大，眼眶增厚及泪腺增大。

（4）MRI 检查　淋巴细胞型及混合型的 T_1WI 为中信号，T_2WI 为高信号。纤维增生型 T_1WI 和 T_2WI 为低信号。

【治疗原则】

1. 全身使用糖皮质激素　有效剂量有个体差异，以炎性细胞浸润为主、特别是嗜酸性粒细胞较多者最为敏感，常在用药后数日内见效，肿块缩小，但如用药不足或减量太快，可引起复发。

2. 眼局部点糖皮质激素　有助于浅表炎症和前房内炎性反应的控制。

3. 免疫抑制剂或放疗　糖皮质激素治疗无效以及有全身疾病禁用者，可采用免疫抑制剂环磷酰胺或小剂量放射治疗，放疗对以淋巴细胞浸润为主的病变甚为敏感。

4. 手术切除　局限的炎性假瘤，尤其是位于泪腺窝或眶前部，糖皮质激素，环磷酰胺和放疗不能控制或反复发作的炎性假瘤，可酌情考虑手术切除治疗。但仍可复发。

二、主要护理问题

(1) 疼痛——眶区疼痛、眼痛　与眶内血管充血、炎性渗出、眶内压力增加有关。

(2) 有暴露性角膜炎的危险　与眼球突出有关。

(3) 自我形象紊乱　与眼球突出有关。

(4) 知识缺乏　缺乏眼眶炎性假瘤的相关知识。

三、护理措施

1. 常规护理

(1) 主动与病人交流，鼓励其讲述心中的感受，给予理解与安慰，以缓解其紧张情绪。鼓励其家属多来探视，给予精神上的支持。

(2) 保持环境清洁及适宜的湿度，避免人员流动过多造成灰尘飞扬，必要时戴眼罩保护角膜。嘱病人勿用手帕及不洁之手揉擦眼部。

(3) 做好激素治疗的护理，在糖皮质激素用药期间应限制钠盐的摄入并每天测血压，每周测体重 1 次。注意消化道反应，观察病人有无胃肠功能紊乱。观察眼部情况，每天测量眼压，观察病人有无激素性青光眼、激素性白内障等。

2. 专科护理

(1) 向病人讲解眼睑闭合不全对角膜的危害性，以引起病人重视。遵医嘱定时使用抗生素眼药水滴眼，预防角膜炎的发生。睡前涂抗生素眼药膏或用湿盐水纱布遮盖双眼，防止角膜干燥。

(2) 护士要向手术治疗的病人讲解进行手术的必要性，帮助其正确对待疾病，树立面对现实的信心。

(3) 进行各项操作检查前先向病人做好解释，操作准确、动作轻柔。

(4) 向病人解释疼痛的原因，缓解其紧张情绪，增强其对疼痛的耐受性。鼓励病人诉说对疼痛的感受，给予安慰与支持。密切注意观察病情变化，遵医嘱及时给予镇痛药，缓解其疼痛。

3. 病情观察　密切观察眼压变化，遵医嘱及时使用降眼压药，以降低眼压，减轻疼痛。

4. 健康指导

（1）当在糖皮质激素治疗时，要注意观察用药的不良反应，如血压及消化道反应，观察有无激素性青光眼或白内障。

（2）做好角膜保护，防止角膜干燥。

（3）做好心理指导，注意定期随诊。

第十一节　泪囊炎

一、疾病概述

【概念与特点】

泪囊炎是指泪囊黏膜的卡他性或化脓性炎症。临床上可分为急性泪囊炎、慢性泪囊炎和新生儿泪囊炎。临床上以慢性泪囊炎较为常见，急性泪囊炎常因慢性泪囊炎急性发作而来。慢性泪囊炎多见于中老年女性。

【临床特点】

（1）急性泪囊炎　起病急，泪囊部红、肿、热、痛明显，可波及眼睑及颜面部，甚至引起蜂窝织炎或脓肿，局部形成的脓肿破溃后可形成泪囊瘘，可伴有发热、畏寒等全身症状。

（2）慢性泪囊炎　主要表现为溢泪，溢泪使泪囊部皮肤潮红、糜烂，出现泪囊区湿疹样表现。鼻侧球结膜充血。挤压泪囊区有黏液脓性分泌物从泪小点溢出。泪囊区可出现囊样隆起。

（3）新生儿泪囊炎　生后6周出现溢泪，眼分泌物增多，挤压泪囊区有黏液或黏液脓性分泌物自泪小点溢出。

【辅助检查】

（1）血常规检查　中性粒细胞计数升高。

（2）X线泪道造影　可了解泪囊的大小及阻塞部位。

（3）分泌物培养　可确定致病菌和选择有效抗生素。

【治疗原则】

（1）急性泪囊炎的治疗 主要是抗炎症治疗，局部、全身应用足量抗生素，待脓肿形成后再做切开排脓或行手术治疗。

（2）慢性泪囊炎的治疗 关键是重建泪液引流路径，阻塞解除后炎症也自然消退，手术是主要治疗手段。

（3）新生儿泪囊炎的治疗 应先行泪囊部按摩，无效者可行泪道冲洗或泪道探通。

二、主要护理问题

（1）疼痛 与泪囊急性感染有关。

（2）舒适受损——溢泪 与慢性泪囊炎有关。

（3）焦虑、恐惧 与急性起病、疼痛及担心预后有关。

（4）潜在并发症 眶蜂窝织炎、角膜炎、眼内炎。

（5）知识缺乏 缺乏泪囊炎相关治疗、护理知识。

三、护理措施

1. 急性泪囊炎的护理

（1）指导正确热敷和超短波物理治疗，以缓解疼痛。注意防止烫伤。

（2）按医嘱应用有效抗生素，注意观察药物的不良反应。

（3）急性期切忌泪道冲洗或泪道探通，以免感染扩散，引起眶蜂窝织炎。

（4）脓肿未形成前切忌挤压，以免脓肿扩散，待脓肿局限后切开排脓或行鼻内镜下开窗引流术。

2. 慢性泪囊炎的护理

（1）指导正确滴眼药 每次滴眼药前，先用手指按压泪囊区或行泪道冲洗，排空泪囊内的分泌物后，再滴抗生素眼药水，每天4～6次。

（2）冲洗泪道 选用生理盐水加抗生素行泪道冲洗，每周1～2次。

3. 新生儿泪囊炎的护理 指导患儿母亲泪囊局部按摩方法：置患儿立位或侧卧位，用一手拇指自下睑眶下线内侧与眼球之间向下压迫，压迫数次后滴用抗生素眼药水，每天进行 3~4 次，坚持数周，促使鼻泪管下端开放。操作时应注意不能让分泌物进入婴儿气管内。如果保守治疗无效，按医嘱做好泪道探通手术准备。

4. 泪囊鼻腔吻合术的护理

（1）手术用物准备　①器械：眼科剪、眼科有齿镊、眼科无齿镊、血管钳、组织钳、持针器、布巾钳、咬骨钳、枪状镊、泪囊撑开器、剥离子、锤子、凿子、探通针、泪点扩张器、刀柄、11 号刀片。②布类：包头巾、洞巾。③针线：5-0 涤纶线、5-0 尼龙线。④麻醉：表面麻醉、浸润麻醉、神经阻滞麻醉。

（2）术前准备　①术前 3 天准备：滴用抗生素眼药水，并进行泪道冲洗。②术前 1 天准备：布地奈德或羟甲唑啉喷雾剂喷鼻，以收缩鼻黏膜，利于术后引流及预防感染。③清洁准备：术前要清洁鼻腔、剪除鼻毛。④讲解手术过程：泪囊鼻腔吻合术是将泪囊和中鼻道黏膜通过一个人造的骨孔吻合起来，使泪液经吻合孔流入中鼻道。

（3）手术步骤及护理配合　①双眼滴表面麻醉剂。②配制表面麻醉剂：1% 丁卡因加 1∶200 000 盐酸肾上腺素配制。③常规消毒、铺无菌巾。④麻醉：表面麻醉剂棉片填塞术侧鼻腔，抽取 1∶1 的 2% 利多卡因和 0.75% 丁哌卡因进行局部浸润或神经阻滞麻醉。⑤做切口：用 11 号手术刀切开皮肤。⑥暴露泪囊：用泪囊撑开器撑开皮肤。眼科剪分离皮下组织和肌肉，切开并分离骨膜。⑦造骨窗：用血管钳在泪囊的前下部将薄的泪骨骨板顶破做一骨孔，用咬骨钳将骨孔扩大。⑧鼻腔泪囊吻合：找到鼻泪管与泪囊，用 5-0 涤纶线吻合。⑨缝合切口：用 5-0 尼龙线缝合皮肤切口。⑩术毕单眼包扎，外加压力绷带。

（4）术后护理　①帮助病人置半坐卧位，利于伤口积血的引流。②手术当天不要进过热饮食，减少出血的可能性。③保持引流通畅，用布地奈德或羟甲唑啉喷雾剂喷鼻，以收缩鼻腔黏膜，利于引流；注意鼻腔填塞物和引流管的正确位置，嘱病人勿牵拉填塞物及用力擤鼻。④术后第 3 天开始连续进行泪道冲洗；鼻内镜术后第 1 天开始行泪道冲洗；并注意保持泪道通畅。⑤术后 7 天拆线，同时拔去引流管；鼻内镜手术者拔除填塞物。

5. 病情观察　观察切口出血，观察切口敷料渗血情况，一般要切口加压包扎 2 天。出血量较多者，可行面颊部冷敷。

6. 健康指导

（1）嘱病人保护术眼，避免搓揉及抓碰术眼。

（2）做好卫生宣教，注意眼部卫生，及时治疗沙眼、鼻炎、鼻中隔偏曲等疾病。

（3）向病人解释泪囊炎的潜在威胁，强调及时治疗的重要性。

（4）嘱病人多食用富含维生素 A、维生素 B 的食物。进食温凉饮食，减少出血。

（5）指导病人正确滴眼药的方法。

第十二节　沙　眼

一、疾病概述

【概念与特点】

沙眼是由沙眼衣原体引起的一种慢性传染性结膜角膜炎，因其睑结膜面粗糙不平，形似沙粒，故名沙眼。沙眼是主要的致盲眼病之一。全世界有 3 亿 ~6 亿人感染沙眼，20 世纪 50 年代以前该病曾在我国广泛流行，是当时致盲的首要原因，20 世纪 70 年代后随着生活水平的提高、卫生常识的普及和医疗条件的改善，其发病率已大大降低，但仍然是常见的结膜病之一。

【临床特点】

潜伏期 5~14 天，双眼患病，多发生于儿童或少年期。轻者可以完全无自觉症状或仅有轻微的瘙痒、异物感和少量分泌物，重者因后遗症和并发症累及角膜，有畏光、流泪、疼痛等刺激症状，自觉视力减退。

【辅助检查】

（1）结膜刮片行 Giemsa 染色可找到包涵体；Diff‑Quik 染色将检测包涵体的时间缩短为数分钟。

（2）应用荧光标记的单克隆抗体试剂盒检测细胞刮片衣原体抗原、酶联免疫测定、聚合酶链反应等，测定沙眼衣原体抗原都有高度敏感性和高度特异性，但要求操作者较熟练地掌握操作技术，费用也较昂贵。

【治疗原则】

（1）局部治疗 用0.1%利福平滴眼液、0.3%氧氟沙星滴眼液等滴眼，睡前涂红霉素类、四环素类眼膏，疗程至少维持10～12周，重症者需要用药半年以上。

（2）全身治疗 急性期或严重的沙眼病人应全身应用抗生素治疗，一般疗程为3～4周。可口服多西环素、阿奇霉素、红霉素和螺旋霉素等。7岁以下儿童和妊娠期妇女禁用四环素，以避免产生牙齿和骨骼损害及对胎儿的危害。

（3）并发症及后遗症的治疗 手术矫正倒睫和睑内翻是防止晚期沙眼瘢痕形成导致失明的关键措施。角膜混浊者可行角膜移植术。

二、主要护理问题

（1）舒适受损——眼部刺激症状 与结膜感染有关。

（2）具有传染性 沙眼有传播感染的危险。

（3）潜在并发症 包括倒睫、睑内翻、上睑下垂、睑球粘连慢性泪囊炎、实质性结膜干燥症、角膜混浊。

（4）知识缺乏 缺乏沙眼的防治知识。

三、护理措施

1. 用药护理 常用0.1%利福平滴眼液、0.3%氧氟沙星滴眼液滴眼，每天4～6次，晚上涂红霉素、四环素眼膏，坚持用药1～3个月，重症需要用药半年以上。口服阿奇霉素、多西环素、红霉素和螺旋霉素等药物，注意胃肠道反应。

2. 手术护理 给予眼科手术护理常规和角膜移植护理常规，并向病人解释手术目的、方法，使病人缓解紧张心理，积极配合治疗。

3. 病情观察 观察病人症状消失情况，症状消失后未经医师认定，不可随意停药。

4. 健康指导

（1）告诉病人及家属沙眼的防治重要性，做到早发现、早诊断、早治疗，尽量在疾病早期治愈；同时积极治疗并发症和坚持用药。

（2）指导病人和家属做好消毒隔离，接触病人分泌物的物品通常选用煮沸和75%酒精消毒方法。

（3）培养良好的卫生习惯，不与他人共用毛巾、脸盆；不用手揉眼，防止交叉感染。

第十三节 翼状胬肉

一、疾病概述

【概念与特点】

翼状胬肉为增殖的球结膜呈三角形向角膜侵入，形似翼状，是一种慢性炎症性病变，多双眼患病，以鼻侧多见。

【临床特点】

早期病人多无自觉症状，但当胬肉向角膜中央扩展时可引起散光；若遮盖瞳孔，则将严重影响视力。

【辅助检查】

采用 Westerwblot 方法检测翼状胬肉上皮细胞 P53 蛋白的表达状况。组织病理学检查，在光学显微镜下，翼状胬肉在球结膜和角巩膜缘皮下呈现出不同厚度的区域，其间有不定形的嗜酸性、透明的或颗粒状物质积蓄，类似变性的胶原，夹杂有圈状或破碎的纤维，像一种异常的弹性组织，基质的纤维细胞数量往往很多，似乎损伤引起的反应。

【治疗原则】

胬肉小而静止时一般不需要手术治疗，但应尽可能避免风沙、阳光等刺激。进行性发展侵及瞳孔区影响视力时，或因外观容貌需要可行手术治疗，但有一定复发率。常用手术方法：①胬肉单纯切除术。②胬肉切除合并结膜瓣转移术。③胬肉切除联合角膜缘干细胞移植或羊膜移植术。④自体结膜移植术。β射线照射、局部使用丝裂霉素可以减少复发率。

二、主要护理问题

（1）知识缺乏　缺乏翼状胬肉的预防、治疗和防止复发的知识。

（2）感知紊乱——视力障碍　与胬肉侵袭瞳孔区有关。

三、护理措施

1. 术前护理

（1）做好心理护理　对待病人热情，态度和蔼，有问必答，言谈举止稳重，消除病人的恐惧、焦虑心情，取得其信任。翼状胬肉使病人眼部产生不适感，且影响美观，进展到瞳孔区则影响视力，加之应用眼药的效果不佳，单纯翼状胬肉切除术后复发率高达5%~20%。因此，病人对局部注射存在顾虑，尤其是术后复发者更加忧心忡忡，针对这些情况，要耐心解释治疗方法、注意事项，介绍成功的病例，告知病人此方法痛苦小，但一定要密切配合，以免发生意外，使病人满怀信心积极配合治疗。

（2）术前准备及用药指导　做好各项检查，如血糖、乙肝表面抗原、心电图、HIV等。术前3天用抗生素滴眼液滴眼，并教会病人和家属滴眼药水的正确方法和注意事项。术前1天剪去术眼睫毛，并用2000U/ml庆大霉素平衡盐溶液冲洗泪道和结膜囊，如果泪道不通或冲洗时有脓性分泌物时应及时告知主管医师，以便采取相应的措施。训练病人按指令熟练向各个方向转动眼球，每个方向坚持至少1分钟，便于术中配合医师的动作。告知病人术中及术后可能出现的不适及应对方法，使其以正确心态积极配合治疗与护理。

2. 术后护理

（1）一般护理　加强生活护理，满足生活中的各种需求。应多卧床休息，不要挤眼或频繁转动眼球，以免影响植片上皮修复和植片生长；避免碰撞术眼导致切口裂开、出血或植片移位。反复叮嘱病人，勿将植片当成眼部分泌物擦掉。

（2）眼部护理　术后局部加压包扎，注意观察局部有无渗血及疼痛性质的变化，严防压迫过度而致组织血液循环不良。术后第 2 天打开眼敷料，局部用氧氟沙星滴眼液 + 地塞米松 5mg 滴眼，滴药时使病人面部处于水平稍偏健眼位置，有利于药液聚集在泪眦部，促进局部炎症的消退。多数病人眼睑肿胀，在分开上下眼睑时手法要轻，不可单独牵拉下眼睑或上眼睑，以免引起疼痛和羊膜植片移位。对眼角的分泌物用湿棉签轻轻拭去。因结膜植片尚未上皮化，病人会感到疼痛、畏光、流泪，应调节好病房的光线，可戴墨镜避免光线刺激。每天观察眼球运动情况，为防眼睑球粘连，每天应分离眼睑球 1 次。因结膜植片易移位，滴药时避免对眼球施加压力。

3. 病情观察

（1）结膜植片观察　密切观察结膜植片的生长情况及透明度，植片良好时呈透明状。应注意植片的颜色、光泽，有无脱落、移位、溶解、感染和排斥现象。若植片下方积血，量少可自行吸收，量多时放出积血或取出血块，查找原因，控制血压，改善凝血功能。

（2）角膜观察　每天裂隙灯显微镜下观察角膜情况。角膜表面应光滑透明，胬肉头部附着处角膜变透明或较原来透明，无新生血管向角膜生长。

4. 健康指导

（1）注意休息，避免过度劳累和剧烈运动，保持充足睡眠。注意眼部卫生，勿用手擦眼，防止感染；外出带防护眼镜，避免烟尘、风沙及强光如阳光等刺激，如出现眼部不适症状（眼痛、眼痒、眼部分泌物增多）应及时到医院复查。

（2）避免用力揉搓及碰撞术眼，以防植片脱落。

第十四节　角结膜干燥症

一、疾病概述

【概念与特点】

角结膜干燥症又称为眼干燥症，指任何原因引起的泪液质和量异常或动力学异常导致的泪膜稳定性下降，并伴有眼部不适，导致眼表组织病变为特征的多种疾病的总称。有干眼症状但无干眼的各种体征，且为一过性，只需短期使用人工泪液或经过休息即可恢复正常的称为眼干燥症，既有症状也有体征者称为眼干燥症，合并全身免疫性疾病者称为干眼综合征。

【临床特点】

常见的症状有视疲劳、异物感、干涩感，其他症状有烧灼感、眼胀感、眼痛、眼红、畏光等。体征可有球结膜血管扩张、球结膜失去光泽、增厚、水肿、褶皱、角膜上皮不同程度点状脱落等。随着病情发展可出现丝状角膜炎，晚期可出现角膜溃疡、穿孔等，严重影响视力。

【辅助检查】

（1）泪河宽度　泪河高度正常 > 0.3mm，≤0.3mm 提示结膜囊内泪液可能不足。

（2）泪液分泌试验　正常 10 ~ 15mm，< 10mm 为低分泌，< 5mm 为眼干燥症。

（3）泪膜稳定性检查　泪膜破裂时间 < 小于 10 秒为泪膜不稳定。

（4）角膜荧光素染色、角结膜虎红染色　可观察角膜上皮缺损和判断泪河的高度，观察干燥失活的上皮细胞。

（5）泪液溶菌酶含量测定　如溶菌区 < 21.5mm^2，或含量 < 1200μg/ml，则提示眼干燥症。

（6）泪液的渗透压测定　有一定特异性，如 > 312mOsm/L，可诊断眼干燥症。

（7）泪液成分检查　包括乳铁蛋白测定、溶菌酶测定、泪液蛋白测定等。

【治疗原则】

积极消除病因，根据临床类型给予及时补充泪液、及时治疗睑板腺功能障碍及对症治疗。严重的眼干燥症而颌下腺功能正常者，可行颌下腺导管移植手术。

二、主要护理问题

（1）舒适的改变　与角结膜缺乏泪液引起的视疲劳、异物感、干涩感等有关。

（2）焦虑　与病情迁延及担心预后有关。

（3）潜在并发症　角膜炎、角膜溃疡、感染、出血等。

（4）知识缺乏　与缺乏眼干燥症的自我保健知识有关。

三、护理措施

1. 生活起居护理

（1）保持良好的生活环境　通过使用室内加湿器、湿房镜来减少泪液的蒸发。在无中央空调或暖气的房间，嘱病人定时开窗通风，保持房间湿度在40%～60%。若环境干燥或长期使用空调，都会使眼睛里的水分蒸发得更快，加重泪液流失，这样角膜就得不到湿润，整个眼球干燥无光，角膜上皮角化。外出戴防护眼镜或太阳镜。

（2）保持良好的生活习惯　睡眠充足，保证睡眠质量，不熬夜。注意劳逸结合，工作1～2小时休息15分钟，将目光望向远方的物体并做眼保健操。经常眨眼，可以减少眼球暴露于空气中的时间，避免泪液蒸发。

（3）饮食指导　注意饮食调理，摄入易消化、清淡、富含维生素C的食物，多吃豆制品、鱼、牛奶、核桃、青菜、大白菜、空心菜、西红柿及新鲜水果等。嘱病人早餐应吃好，以保证旺盛的精力；中餐应多食入蛋白质含量较高的食物，如精猪肉、牛奶、羊肉、动物内脏、鱼及豆类等；晚餐宜清淡，多食入富含维生素的食物，如各种新鲜蔬菜及水果，特别是柑橘类水果。

2. 用药指导

（1）慎用药物　许多药物可引起眼干燥症，如镇静剂、安眠药、镇咳药、胃药、降压药物、避孕药等。如需要服药则必须告知医师病史。

（2）正确使用眼药水　如果戴隐形眼镜，可用隐形眼镜专用的润湿液。滴眼药水时取坐位或仰卧位，头略后仰，眼向上看。用手指或棉签拉开下睑，暴露下结膜囊，持眼药瓶滴入结膜囊内，将上睑轻提，使药液充盈整个结膜囊。在眉头部位接近眼球的地方用指头轻轻按摩 1~2 分钟，这样既可加快眼睛吸收药水的速度，也可避免药水堆积后流向鼻泪器官。勿将眼药水直接滴在角膜上，以避免角膜敏感所引起的闭眼反射，把眼药水挤出来。使用眼药水时，最好采取少量多次的方法，每次 1~2 滴。

3. 心理护理 初次就诊的病人因出现眼干涩、异物感及眼痛等症状，加之对该病缺乏认识，往往产生恐惧感，因此应耐心向病人解释本病的发病机制，帮助病人消除恐惧感。治疗时间较长的病人可出现焦虑心理，因此应多关心、体贴并安慰病人，引导病人在良好的心理状态下接受治疗。

4. 健康指导

（1）注意用眼卫生，避免用眼疲劳和避免接触烟雾、风尘和空调环境。

（2）屈光不正者，佩戴眼镜时要验光配镜准确、度数适合。如选戴角膜接触镜，避免使用质量低劣的护理液。

（3）保留泪液，减少蒸发，指导病人使用硅胶眼罩、湿房镜，用泪小点栓塞等方法。

（4）睑板腺功能障碍病人要注意眼睑部清洁，可选择生理盐水或硼酸水清洗眼睑缘和睫毛。睑板腺阻塞病人可以先热敷眼睑 10 分钟，再用棉签在睑结膜面上向睑缘方向推压分泌物，使其排出；为减轻疼痛也可在操作前眼表面滴用表面麻醉药。

（5）指导科学用眼。对长期使用电脑工作者，指导病人选择合适的距离和环境亮度。室内调整灯光应以眼部舒适为原则；要保持正确的姿势，视线稍向下，眼与屏幕距离 40~70cm；一般在用电脑 1~2 小时后休息 10~15 分钟，并向远处眺望；电脑尽量不要放置在窗边，不要让光源直接照射在电脑屏幕上，容易有眩光，而导致眼疲劳酸痛。

第十五节　急性细菌性结膜炎

一、疾病概述

【概念与特点】

急性细菌性结膜炎是由多种细菌所致的急性结膜炎症的总称，包括超急性化脓性结膜炎和急性卡他性结膜炎。前者潜伏期短（10 小时至 3 天），发展快、传染性强、破坏性大。后者常见于春秋季节，可为散发或流行，传染性强。

【临床特点】

（1）潜伏期为 10 小时~3 天，两眼同时或间隔 1~2 天发病。

（2）发病 3~4 天时病情达到高峰，以后逐渐减轻。

（3）流泪、异物感、灼热感或刺痛感等。

（4）眼睑肿胀，结膜充血，以穹窿部和眼结膜最为显著。

（5）结膜表面分泌物，先为黏液性，以后呈脓性分泌物。因分泌物多，早晨起床时睁眼困难。

（6）偶可并发卡他性边缘性角膜浸润或溃疡。

【辅助检查】

（1）结膜分泌物涂片及结膜刮片通过 Gram 和 Giemsa 染色可见大量中性粒细胞及细菌，必要时还可行细菌培养及药物敏感试验，以明确致病菌和抗生素的选择。

（2）有全身症状者还应进行血培养。脑膜炎球菌性结膜炎的特异性诊断为分泌物细菌培养和糖发酵试验。

【治疗原则】

去除病因，抗感染治疗。选择有效抗生素药物。①革兰阳性菌感染：青霉素眼液、磺胺醋酰钠眼液、利福平眼液、红霉素眼药膏等。②革兰阴性菌感染：氨基糖苷类，如妥布霉素、妥布霉素地塞米松滴眼液；喹诺酮类，如诺氟沙星、氧氟沙星、左氧氟沙星等滴眼液。③耐葡萄球菌性结膜炎：万古霉素滴眼液等。

二、主要护理问题

（1）舒适的改变　与眼痛、异物感、分泌物多有关。

（2）急性疼痛　与结膜炎症累及角膜有关。

（3）有传播感染的危险　传播感染与细菌性结膜炎的传染性有关。

（4）焦虑、恐惧　与担心预后有关。

（5）潜在并发症　角膜炎症、角膜溃疡。

（6）知识缺乏　与缺乏结膜炎的预防知识有关。

三、护理措施

1. 常规护理

（1）一般护理　遵医嘱正确采集结膜分泌物，检查细菌培养及药物敏感试验。应及时送检，避免污染。

（2）心理护理　耐心向病人介绍急性细菌性结膜炎的发生、发展以及转归过程，讲解隔离措施的重要性，使其消除烦躁、焦虑心理，树立信心，配合治疗。

（3）急性传染期实行接触性隔离　①安置病人于单人间或同病种同一房间，注意不要与眼科无菌性手术术后病人同一房间。②医务人员接触病人前后要及时洗手、消毒，防止交叉感染。③病人的用具、物品专人专用，接触过眼分泌物和患眼的仪器、用具等都要及时消毒，用过的敷料要及时装入专用医疗垃圾袋。接触病人前后的手要立即彻底冲洗与消毒。④做眼部检查时，应遵循先查健眼，后查患眼的原则。⑤双眼患病者实行一人一瓶眼液；单眼患病者实行一眼一瓶眼液，专眼专用，以免交叉感染。

2. 专科护理

（1）疼痛的护理　①按医嘱正确使用药物，缓解眼部疼痛，注意药物过敏反应及其他不良反应，可选择0.3%妥布霉素滴眼剂、0.3%～0.5%左氧氟沙星滴眼剂或眼膏。如为淋球菌感染则局部和全身用药并重，局部用药有5000～10000U/ml青霉素溶液；青霉素过敏者可选用左氧氟沙星、环丙沙星、妥布霉素或杆菌肽滴眼液；常用全身药物有大剂量青霉素、头孢曲松钠（菌必治）或阿奇霉素等；青霉素过敏者可以口服环丙沙星或氧氟沙星。孕妇和婴幼儿禁用氟喹诺酮类药物。②炎症严重时可用眼部冷敷，以减轻充血水肿、灼热等不适。③减少眼部的光线刺激，建议佩戴太阳镜；同时保持室内光线柔和。④健眼可用透明眼罩保护；禁忌包扎患眼，因包盖患眼可使分泌物排出不畅，不利于结膜囊清洁，反而有利于细菌生长繁殖，使炎症加剧。

⑤提供安静、舒适的休息环境；同时帮助病人放松，分散病人注意力。

（2）结膜囊冲洗护理　患眼分泌物多时可进行结膜囊冲洗。常用的冲洗液有生理盐水、3%硼酸液。淋球菌性结膜炎选用1∶5000的青霉素溶液冲洗。冲洗时，注意帮助病人取患侧卧位，以免冲洗液流入健眼引起交叉感染。冲洗动作应轻柔，以免损伤角膜。如有假膜形成，应先除去假膜再冲洗。加强卫生指导，嘱病人不可用不洁毛巾、纸巾等揉擦眼部。

3. 病情观察　观察病人异物感、灼热感、畏光、眼痛、眼部分泌物等症状、体征的变化，警惕角膜炎症、角膜溃疡症状的出现。如果出现眼部分泌物突然增多或眼痛、不适感加剧，应立即就医。

4. 健康指导

（1）注意个人卫生，勤洗手，提倡一人一巾一盆；不能在传染期进入公共场所和游泳池，以免引起交叉感染；同时向病人和家属传授结膜炎预防知识和接触性隔离的方法。

（2）指导病人正确用药。白天滴眼药水，睡觉时涂眼药膏。使用眼药要注意一人一瓶；单眼患病病人实行一眼一瓶眼药。

（3）定期复查，如果自觉症状加重，立即就医。

（4）饮食要清淡，富含营养，戒辛辣、烈酒、油煎等刺激性食物，多饮水，注意休息。

（5）患有淋球菌性尿道炎的病人，要注意每次便后立即洗手。如患有淋球菌性尿道炎的孕妇，须在产前治愈；对未愈产妇的婴儿出生后应常规滴用1%硝酸银滴眼液1次或涂0.5%四环素眼药膏，严密观察病情，以及时预防、治疗新生儿淋球菌性结膜炎。

第十六节　病毒性结膜炎

一、疾病概述

【概念与特点】

病毒性结膜炎是一种常见的感染性眼病，是最常见的"红眼"原因之一，可由多种病毒引起，病变程度因个体免疫情况、病毒毒力的大小不同而存在差异，通常有自限性。临床上按病程分为急性和慢性两组，第一组包括流行性角结膜炎、流行性出血性结膜炎、咽结膜热、单纯疱疹病毒性结膜炎等；第二组包括传染性软疣性睑结膜炎、水痘－带状疱疹性睑结膜炎、麻疹性结膜炎等。

【临床特点】

（1）流行性角结膜炎 眼部刺激症状明显，如异物感、刺痒、烧灼感，并有水样分泌物。病变累及角膜时可有明显畏光、流泪、视物模糊。结膜炎症最长持续 3～4 周。全身症状常出现耳前淋巴结肿大和压痛，且眼部开始受累侧较为明显。儿童可有全身症状，如发热、咽痛、中耳炎、腹泻等。

（2）流行性出血性结膜炎 ①潜伏期短 18～48 小时，常为一眼先发病，1～2 天后累及另眼。②起病急剧，表现为剧烈眼痛、畏光、流泪、异物感、眼睑水肿、结膜下出血等。结膜下出血呈片状或点状。从上方球结膜向下方球结膜蔓延。多数病人有滤泡显著增生，有浆液性分泌物。可伴角膜上皮下浸润，少数人伴前葡萄膜炎。③伴耳前淋巴结肿大。部分病人还有发热不适及肌肉痛等全身症状。④本病有自限性，一般持续 10 天或更短。婴幼儿一般不患此病，即使感染，症状也较轻微。

（3）咽结膜炎 ①前驱症状：全身无力、体温升高、头痛、咽痛、肌肉痛及胃肠系统症状，咽部充血，淋巴组织增生，颌下及颈部淋巴结增大。②眼部表现：急性滤泡性结膜炎，单眼发病，2～5 天后累及另眼。通常无角膜并发症，少数病例伴有角膜上皮下浸润。③病程：2 天至 3 周，平均 7～10 天，预后尚佳。

【辅助检查】

结膜刮片镜检可见大量单核细胞；有假膜形成时中性粒细胞数量增加。病毒培养、聚合酶链反应（PCR）检测、血清学检查可协助病原学诊断。

【治疗原则】

尽可能避免人群之间的接触。急性期可使用抗病毒药物，抑制病毒复制，如干扰素滴眼液、0.1% 阿昔洛韦、0.15% 更昔洛韦滴眼液，每小时 1 次；合并细菌感染，再加用抗生素眼药。出现严重的膜或假膜、上皮或上皮下角膜炎时可适当少量应用糖皮质激素，注意逐渐减量。

二、主要护理问题

（1）急性疼痛　与病毒侵犯角膜有关。

（2）有传播感染的危险　与病毒性结膜炎的传染性有关。

（3）知识缺乏　缺乏病毒性结膜炎的防治知识。

（4）自我形象紊乱　与结膜充血、结膜水肿有关。

三、护理措施

1. 常规护理

（1）心理护理　认真倾听病人疼痛的主诉，做好心理疏导工作。

（2）预防感染的护理　①一旦发现本病，应及时按丙类传染病要求向当地疾病预防控制中心报告。注意做好传染性眼病的消毒隔离，禁止病人进入公共浴池及游泳池，避免生活用品混用等情况，防止交叉感染。②指导病人养成健康的个人卫生习惯。

2. 专科护理

（1）眼部护理　①患眼分泌物多时，可用生理盐水或无刺激性的冲洗液如3%硼酸溶液冲洗结膜囊，冲洗时应小心操作，避免损伤角膜上皮，冲洗液勿流入健眼，以免交叉感染。②眼局部冷敷以减轻充血和疼痛。

（2）用药护理　根据医嘱选择药物，抗病毒滴眼液每小时滴眼1次；合并角膜炎、混合感染者，可配合使用抗生素滴眼液；角膜基质浸润者可酌情使用糖皮质激素，如0.02%氟米龙滴眼液，并注意逐渐减量。角膜上皮病变可选择人工泪液及促进上皮细胞修复物。

3. 病情观察

（1）观察病人眼红、异物感、咽痛等症状消失情况。

（2）如病人出现头痛、发热、咽痛等全身症状，应给予及时处理。

4. 健康指导

（1）预防交叉感染　注意做好传染性眼病的消毒隔离，指导病人及家属做好接触性隔离，禁止进入公共浴池及游泳池，防止交叉感染。

（2）日常饮食　饮食以清淡为主，避免辛辣食物和饮酒。

第十七节　免疫性结膜炎

一、疾病概述

【概念与特点】

免疫性结膜炎是结膜对外界过敏源的一种超敏性免疫反应，以前又称变态反应性结膜炎。由体液免疫介导的免疫性结膜炎呈速发型，临床上常见春季角结膜炎、枯草热和异位性结膜炎；由细胞介导的则呈慢性过程，常见的有疱性角结膜炎。也有因长期眼部用药引起的医源性结膜接触性或过敏性结膜炎；还有一类自身免疫性疾病，包括干燥性角结膜炎、结膜类天疱疮、Stevens – Johnson 综合征等。

【临床特点】

眼部奇痒，可有异物感，伴有结膜分泌物。眼部周围皮肤可有红肿或湿疹样改变。有的可伴有全身过敏表现。

【辅助检查】

（1）结膜刮片中发现嗜酸性粒细胞或嗜酸性颗粒，提示局部有过敏反应发生。

（2）泪液中嗜酸性粒细胞、中性粒细胞或淋巴细胞数量增加；IgE 的水平高于正常值（7.90 ±0.32）mg/ml，可达到（80.48 ±3.35）mg/ml。

【治疗原则】

（1）春季角结膜炎　因疾病的自限性，以短期对症治疗为主，可选择局部应用抗组胺药物和肥大细胞稳定剂；严重者可结合应用糖皮质激素或环孢素滴眼液或 FK506（他克莫司）；顽固性春季角结膜炎可选用地塞米松（4mg/ml）或长效激素曲安西龙奈德（40mg/ml）于睑板上方注射，可以提高疗效。

（2）疱性角膜炎　积极消除诱发因素，局部滴用糖皮质激素眼药水，严重者可进行地塞米松球结膜下注射治疗。如合并感染要选用抗感染药物治疗。

二、主要护理问题

(1) 舒适受损　与患眼痒、异物感及过敏反应有关。

(2) 潜在并发症　青光眼、角膜炎。

三、护理措施

1. 常规护理

(1) 心理护理　大部分属于自限性疾病，但往往反复发作，迁延多年，严重影响病人身心健康。护理人员应耐心细致地讲解有关疾病知识，使其对本病有正确的认识，增强战胜疾病的信心，从而消除病人恐慌情绪，使之主动配合治疗和护理。

(2) 积极寻找过敏原，并脱离过敏因素　切断过敏原，避免接触过敏原，停止过敏物的刺激；过敏性结膜炎病人在发病季节戴有色保护镜以遮阳光，防止阳光及空气中灰尘及花粉刺激，脱离变应原是最为理想有效的治疗手段，但有时很难办到，应尽量避免与可能的变应原接触，如清除房间的破布及毛毯，注意床上卫生，使用杀虫剂消灭房间的虫螨，在花粉传播季节避免到农村，尽量避免接触草地，停戴或更换优质的接触镜与护理液等。

2. 专科护理

(1) 眼部冷敷　热敷使局部温度升高，血管扩张，促进血液循环，致使分泌物增多，症状加重，所以不能做热敷，可用凉毛巾或冷水袋做眼部冷敷。

(2) 用药护理　①激素间歇疗法，如0.1%地塞米松、0.5%可的松眼药水，一般24小时可缓解症状，48小时病灶可以消失。急性期病人开始时眼部滴药每2小时1次，症状减轻后迅速降低滴药频率，提醒病人及家属不能随意停药。②对于有强烈畏光病人，经使用抗组胺药物如色甘酸二钠、奈多罗米等和缩血管药后，仍然无法正常生活者，根据医嘱局部应用2%环孢素或0.05%他克莫司。③对顽固性春季角结膜炎症状明显改善后，应根据医嘱减少糖皮质激素的使用量。④根据春季角结膜炎发病的季节性和规律性，在发病前1个月提早应用抗组胺药物和肥大细胞稳定剂，如色甘酸钠、奈多罗米，可以预防疾病发作或减轻症状。⑤使用不含防腐剂的人工泪液可以稀释炎性递质，改善因角膜缺损引起的异物感。

（3）预防角膜炎护理　指导病人正确用药，密切观察病人畏光、眼痛、流泪、异物感等症状，注意眼部分泌物的量及性质，并告诉病人按时门诊随访。

3. 病情观察　观察药物不良反应：①长期应用糖皮质激素的病人应严密观察眼痛、头痛、眼压及视力变化，警惕青光眼和白内障等并发症的发生。②局部应用抗组胺药物和肥大细胞稳定剂，要观察眼部痒、结膜充血、流泪等症状和体征改善情况。

4. 健康指导

（1）避免诱发因素　通过讲解让病人明白疾病发作的诱因，避免接触致敏原，保持空气流通，外出戴有色眼镜，减少与光线、花粉的接触及刺激等。

（2）饮食护理　选择清淡、易消化饮食，多补充维生素，加强营养，改善体质。不宜食用鱼、虾、蟹、蛋类、牛奶等易过敏食物和辛辣、酒类食品。

（3）提早防护　根据春季角结膜炎发病的季节性和规律性，在发病前1个月提早应用抗组胺药物和肥大细胞稳定剂（如色甘酸钠、奈多罗米等），以预防疾病发作或减轻症状。

第十八节　细菌性角膜炎

一、疾病概述

【概念与特点】

细菌性角膜炎是由细菌感染引起的、角膜上皮缺损及缺损区下角膜基质坏死的化脓性角膜炎，又称为细菌性角膜溃疡。

【临床特点】

（1）症状　发病急，常在角膜外伤后24～48小时内发病。病人有明显的眼痛、畏光、流泪、眼睑痉挛、异物感、视力下降等症状，伴较多的脓性分泌物。

（2）体征　常见体征为眼睑肿胀、球结膜水肿、睫状充血或混合性充血。角膜上有黄白色浸润灶，周围组织水肿，很快形成溃疡。毒素渗入前房导致虹膜睫状体炎时，表现为角膜后沉着物、瞳孔缩小、虹膜后粘连及前房积脓等。

【辅助检查】

角膜溃疡刮片镜检和细胞培养可进一步明确病因学诊断。

【治疗原则】

细菌性角膜炎的治疗原则是积极控制感染，减轻炎性反应，促进溃疡愈合，减少瘢痕形成。

二、主要护理问题

（1）眼痛　与角膜炎症刺激有关。

（2）感知改变——视力障碍　与角膜溃疡有关。

（3）潜在并发症　角膜溃疡穿孔、化脓性眼内炎及全眼球炎，与严重角膜溃疡有关。

（4）焦虑　与病情反复、担心预后有关。

（5）有外伤的危险　与视力障碍有关。

（6）知识缺乏　缺乏细菌性角膜炎相关的防治知识；缺乏致病菌可能引起传播感染危险的预防知识。

三、护理措施

1. 常规护理

（1）心理护理　鼓励病人表达自己的感受，及时给予安慰和理解，消除其焦虑心理，指导病人听喜爱的音乐，想开心的事情，与病人聊感兴趣的话题，分散其注意力。

（2）疼痛护理　①向病人解释眼痛的原因，帮助病人转移注意力。指导促进睡眠的自我护理方法，如睡前热水泡脚、喝热牛奶、听轻音乐等，避免病人情绪波动。②角膜炎早期，可用50℃热湿毛巾进行患眼局部热敷，促进局部血液循环，减轻刺激症状，促进炎症吸收。一旦出现前房积脓禁用热敷，避免感染扩散。③为病人提供安静、舒适的环境，病房要适当遮光以避免眼受光线刺激。④病人可戴有色镜或遮盖眼垫，以保护溃疡面，避免光线刺激，减轻畏光、流泪症状。

2. 专科护理

（1）用药护理　①眼部用药：常选用0.3%氧氟沙星、0.3%妥布霉素等滴眼液。急性期选择高浓度的抗生素滴眼液频繁滴眼，每15~30分钟滴眼1次。严重病例，可在开始30分钟内每5分钟滴药1次，病情控制后，逐渐减少滴眼次数。白天滴眼液，睡前涂眼药膏。不同药物要交替使用。②严重者可球结膜下注射抗生素，但要先向病人解释清楚，并充分麻醉后进行，以免加重局部疼痛。③全身应用抗生素，革兰阳性球菌常选用头孢唑林钠、万古霉素；革兰阴性杆菌常选用妥布霉素、头孢他啶类等，并注意观察药物不良反应。④角膜溃疡病人局部使用半胱氨酸等胶原酶抑制剂，可以延缓角膜溃疡的进一步发展；口服维生素C、维生素B，有助于溃疡愈合。炎症明显控制后，可全身或局部应用激素治疗，以减轻疼痛和促进愈合。⑤并发虹膜睫状体炎时可应用散瞳剂，以防止虹膜后粘连及解除瞳孔括约肌痉挛和睫状肌痉挛，减轻疼痛。

（2）隔离护理　①告知病人床边隔离和手卫生的相关知识，严格执行消毒隔离制度。②检查、换药、滴眼药等操作要遵守隔离技术和无菌技术操作原则。③保持患眼清洁，用生理盐水清洁睑缘和眼睑皮肤。④滴眼剂、眼膏及器械应采取专人专眼专用。

（3）视力障碍病人的护理　①鼓励病人表达自己的感受，及时给予安慰和理解，提高自我护理意识。②按方便病人使用的原则，将常用物品固定摆放，病人活动空间不留障碍物，避免跌倒。③教会病人使用传呼系统，鼓励其寻求帮助。④厕所必须安置方便设施，如坐便器、扶手等，并教会病人如何使用。

（4）预防角膜穿孔的护理　①滴眼药时动作要轻柔，勿压迫眼球。②勿用力咳嗽、打喷嚏，避免腹压升高；饮食清淡易消化，保持大便通畅，避免便秘，以防增加腹压。③告诫病人勿用手擦眼球。④球结膜下注射时，避免在同一部位反复注射，尽量避开溃疡面。⑤深部角膜溃疡、后弹力层膨出者可加压包扎，配合局部及全身应用降低眼压药物。⑥按医嘱使用散瞳剂，防止虹膜后粘连而导致眼压升高。⑦可用眼罩保护患眼，避免外物撞击。

3. 病情观察 注意病人自觉症状，如眼痛、畏光、流泪等以及视力、角膜病灶和分泌物的变化，并注意有无角膜穿孔症状。如角膜穿孔，房水从穿孔处急剧涌出，虹膜被冲至穿孔处，可出现眼压降低、前房变浅或消失、疼痛突然变轻等临床表现。

4. 健康指导

（1）用药指导，遵医嘱积极给予抗感染治疗，急性期用高效滴眼液强化局部给药模式，频繁滴眼（每 5~15 分钟滴药 1 次），病情控制后逐渐减少滴眼次数。夜间可使用抗生素眼膏和凝胶剂。频繁滴眼时向病人做好解释工作。

（2）帮助病人了解疾病有关知识，树立战胜疾病的信心，保持乐观的心理状态。

（3）养成良好的卫生习惯，不用手或不洁手帕揉眼。

（4）教会病人及其家属滴眼液、涂眼膏的正确方法。

（5）注意保护眼睛，避免角膜受伤，外出时要戴防护眼镜。

（6）积极预防角膜外伤，及时治疗慢性泪囊炎、眼睑位置异常、倒睫等眼局部疾病。

（7）长期佩戴角膜接触镜者，务必严格按照正规要求和方法进行佩戴，如出现眼痛症状，应立即停止戴镜并及时就诊。

第十九节　真菌性角膜炎

一、疾病概述

【概念与特点】

真菌性角膜炎是一种由真菌感染引起的角膜炎症性病变。多发生于温热潮湿的气候环境，常见于植物性角膜创伤后，也可发生于其他角膜上皮缺损后，如角膜接触镜及眼部手术后，也可发生于局部或全身免疫功能失调状态下，如全身或局部长期使用广谱抗生素、糖皮质激素和免疫抑制剂等。

【临床特点】

（1）起病缓慢、病程长，常在伤后数天内出现角膜溃疡，病程可持续达2~3个月。刺激症状较轻。

（2）角膜溃疡因致病菌种不同，其形态不一致。早期溃疡为浅在性，表层有点状结节样浸润，呈灰白色或乳白色混浊；形状不规则，表面粗糙不平，有干性感，与健康角膜界限清楚。坏死组织无黏性，易取掉。深在型溃疡，除自觉症状较重外，表现形似"匐行性角膜溃疡"，溃疡面平而粗糙，呈"舌苔"或"牙膏"状，高起于角膜表面。基质有菌丝繁殖，浸润较为致密。因菌丝伸入溃疡四周而形成伪足，或在溃疡外围呈现出所谓"卫星"病灶。有时在溃疡边界处可出现浅沟。在溃疡向深部发展时，坏死组织脱落，角膜穿孔，或出现"露水"现象，可推测前房已消失。有时在坏死的角膜中，夹杂有虹膜组织，表示溃疡已穿孔。

（3）前房积脓特别是在早期，常为本病的特征之一。早期积脓呈白色，发展至严重阶段时，则呈淡黄色，质地黏稠不易移动，很难分清溃疡、脓肿或积脓，脓液内常含真菌。角膜后沉降物常为棕灰色粉末状、颗粒状或淡黄色浆糊状。

【辅助检查】

根据角膜植物损伤史，结合角膜病灶的特征，可作出初步诊断。实验室检查找到真菌和菌丝可以确诊。常用方法有角膜刮片 Gram 和 Giemsa 染色、10%~20%氢氧化钾湿片刮片及培养均为阴性，而临床有高度怀疑者，可考虑作角膜组织活检。此外，免疫荧光染色、电子显微镜检查和 PCR 技术也用于真菌角膜炎的诊断。角膜共焦显微镜作为非侵入性检查，可直接发现病灶内的真菌病原体。

【治疗原则】

一旦确诊，应立即进行抗真菌治疗。抗真菌药物全身应用毒性较大，一般采用局部用药，辅以口服维生素类药物，严重病例应全身应用抗真菌药物。必要时行病源切除及结膜瓣遮盖或角膜移植以抢救眼球。

二、主要护理问题

(1) 舒适受损——眼痛、畏光、流泪 与角膜炎症刺激有关。

(2) 感知受损——视力障碍 与角膜溃疡有关。

(3) 潜在并发症 角膜溃疡、穿孔、眼内炎。

(4) 焦虑 与担心疾病预后不良有关。

(5) 有传播感染的危险 与真菌的传染性及病人缺乏预防知识有关。

(6) 感知紊乱 与角膜真菌感染引起角膜混浊有关。

(7) 知识缺乏 缺乏真菌性角膜炎相关的防治和保健知识。

三、护理措施

1. 常规护理

(1) 一般护理 ①床边隔离：严禁与内眼手术病人同住一室，房间、家具定期消毒；个人用物及眼药水专用；医疗操作前后消毒双手，避免交叉感染。②为病人提供清洁、安静、舒适的病室环境，保证病人充足的睡眠，光线宜暗，以减轻畏光、流泪症状。③告知病人保持排便通畅，勿用力咳嗽及打喷嚏，避免腹压增高。④嘱病人饮食上宜多进食含有丰富蛋白质、维生素类和易消化食物。

(2) 用药护理 ①遵医嘱正确应用抗真菌药物。白天滴眼液，每0.5~1小时滴眼1次，睡前涂眼膏。抗真菌药物联合应用，有协同作用时可减少药量以降低不良反应。临床治愈后仍要坚持用药1~2周，以防复发。②有虹膜睫状体炎时应用散瞳剂，散瞳后可防止虹膜后粘连及解除瞳孔括约肌痉挛和睫状肌痉挛，减轻疼痛。滴眼液后应压迫泪囊部2~3分钟，防止通过鼻黏膜吸收引起不良反应。有穿孔危险者不宜散瞳。③按医嘱用药，角膜溃疡病人应用眼药种类多时应合理安排用药的时间、次序。

2. 专科护理

(1) 保持眼部及周围皮肤清洁，每天早晨用生理盐水棉签清洁眼部及周围皮肤，如结膜囊脓性分泌物较多时可行结膜囊冲洗。

（2）检查、治疗及护理操作动作要轻巧，切忌不能向眼球加压，不能翻转眼睑以免溃疡穿孔。

（3）滴眼后嘱病人不要用力闭眼及用手揉眼，以防挤压眼球，引起溃疡穿孔。

（4）角膜后弹力层膨出时要用绷带包扎，防止穿孔。

（5）眼部疼痛者，根据病情适当使用镇痛药。

3. 病情观察

（1）密切观察病人病情变化。如视力、角膜刺激征以及有无角膜穿孔发生，发现异常，及时通知医师给予处理。

（2）注意观察药物的眼表不良反应，如结膜充血水肿、点状角膜上皮脱落等。

4. 健康指导

（1）嘱病人应注意眼部卫生，不用脏手或脏毛巾擦眼睛。

（2）饮食宜进清淡、高营养、易消化食物，多食水果、蔬菜，忌食刺激性食物。

（3）避免揉眼、碰撞眼球或俯身用力等动作。如眼中进入异物，勿用手揉眼，立即点抗生素眼药水或眼膏预防感染。

（4）告知病人眼外伤后及长期使用糖皮质激素眼药水、眼膏者，应注意眼部病情变化，避免真菌性角膜炎的发生。

（5）生活用品专用，以免交叉感染。

（6）保持情绪稳定，建立良好的生活方式，避免熬夜、饮酒、暴饮暴食、感冒发热、日光曝晒等诱因。

（7）出院指导　告知病人真菌性角膜炎有复发的可能，治愈后眼部要继续用药一段时间，定期复诊，如患眼有畏光、流泪、眼痛、视力下降，应立即就诊。

第二十节　单纯疱疹病毒性角膜炎

一、疾病概述

【概念与特点】

单纯疱疹病毒（HSV）引起的角膜感染，称为单纯疱疹病毒性角膜炎

（HSK），简称"单疱角膜炎"。此病为最常见的角膜溃疡，在角膜病中致盲率中占第一位。

【临床特点】

单纯疱疹病毒性角膜炎在临床上可以分为浅层型和深层型两种，浅层型包括树枝状角膜炎和地图状角膜炎，深层型包括盘状角膜炎和基质坏死性角膜炎。浅层的发病是由于病毒直接感染角膜上皮细胞导致细胞坏死脱落，深层型主要是宿主对病毒抗原的迟发性免疫反应所致。

【辅助检查】

实验室检查，如角膜上皮刮片可见多核巨细胞、病毒包涵体或活化性淋巴细胞；角膜病灶分离培养出单纯疱疹病毒；酶联免疫法发现病毒抗原；分子生物学方法如 PCR 查到病毒核酸等，有助于病原学诊断。

【治疗原则】

治疗原则为抑制病毒在角膜内的复制，减轻炎性反应引起的角膜损害。

二、主要护理问题

（1）感知紊乱——视力下降　与角膜炎症引起角膜透明度受损有关。

（2）知识缺乏　缺乏疾病相关预防治疗知识。

（3）潜在并发症　角膜穿孔、眼内炎。

（4）舒适受损　与眼痛、畏光、流泪及角膜炎症刺激有关。

（5）焦虑　与病情反复发作，病程持续时间长有关。

（6）预感性悲哀　与疾病反复发作、担心预后有关。

三、护理措施

1. 常规护理

（1）一般护理　①加强生活护理。避免病人外伤，物品放置合理，便于病人取用。②为病人提供清洁、安静、舒适的病室环境，保证病人睡眠充足，必要时，病人可戴有色镜或遮盖眼垫，以保护溃疡面，减轻畏光、流泪症状。③告知病人勿用手擦眼球，保持排便通畅，勿用力咳嗽及打喷嚏。

（2）心理护理　加强与病人的沟通，进行细致的心理护理，向病人解释疾病的诱因、复发原因、治疗方法及预后，解除其恐惧、悲观情绪，能积极配合治疗、护理工作。

2. 专科护理

（1）使用抗单纯疱疹病毒眼药水及眼膏，常用的有更昔洛韦、三氧胸腺嘧啶、安西他滨，要注意观察肝、肾功能。

（2）有虹膜睫状体炎时，应用散瞳剂，散瞳后可防止虹膜后粘连及解除瞳孔括约肌痉挛和睫状肌痉挛，减轻疼痛。滴眼后应压迫泪囊部 2～3 分钟，防止通过鼻黏膜吸收，引起不良反应。外出可戴有色眼镜，以减少光线刺激。

（3）遵医嘱使用糖皮质激素眼药水者，要告知病人配合使用抗单纯疱疹病毒眼药水，停药时，要逐渐减量，注意激素类药物的并发症，如细菌和真菌的继发感染、角膜溶解、青光眼等。

（4）对于树枝状、地图状上皮性角膜炎或有角膜溃疡者，禁用糖皮质激素药物。

3. 病情观察　密切观察病人病情变化。如视力、角膜刺激征、结膜充血以及角膜病灶和分泌物变化，有无角膜穿孔发生，发现异常，及时通知医师给予处理。

4. 健康指导

（1）使用糖皮质激素眼药水者，要告知病人按医嘱及时用药。停用时，要逐渐减量，不能随意增加使用次数和随意停用，并告知其危害性。

（2）散瞳药滴用后，外出应戴有色眼镜，以减少光线刺激。

（3）注意休息，避免疲劳和精神过度紧张，适当参加体育锻炼，增强体质，预防感冒。注意饮食，避免刺激性食物和饮酒。

（4）单纯疱疹病毒性角膜炎有复发的可能，指导病人坚持用药，定期复查。如感觉眼痛、畏光、流泪等不适马上到医院就诊。

第二十一节　年龄相关性白内障

一、疾病概述

【概念与特点】

年龄相关性白内障过去称为老年性白内障，是晶状体老化过程中逐渐出现的退行性改变。我国年龄相关性白内障的患病率为6%左右，女性略多于男性。年龄相关性白内障的病因复杂，是多种因素共同作用的结果。年龄、性别、职业、紫外线辐射及地理纬度均可能是相关的危险因素，但年龄的影响作用更为突出。此外，全身其他系统疾病如高血压、糖尿病等也是发生年龄相关性白内障的重要危险因素。目前认为，氧化损伤是白内障形成的最初因素。

【临床特点】

常见双侧性，但两眼发病可有先后，严重程度也不一致。无痛性视力进行性减退，有时在光亮的背景下可以看到固定的黑点。由于晶状体不同部位屈光力变化，可有多视、单眼复视、近视度增加。临床上将老年性白内障分为皮质性、核性和囊下三种类型。

【辅助检查】

（1）角膜曲率及眼轴长度检查可计算手术植入的人工晶状体的度数。

（2）角膜内皮细胞数和眼压测定。

（3）眼电生理检查可了解视网膜、视神经的功能。

（4）相关全身术前检查及检验。

【治疗原则】

目前尚无疗效肯定的药物，主要以手术治疗为主，常选用的手术方法有白内障囊外摘除联合人工晶体植入术、白内障超声乳化吸除联合人工晶体植入术、激光乳化白内障吸除联合人工晶体植入术。白内障早期可试用谷胱甘肽滴眼液、口服维生素C等药物，以延缓白内障进展。

二、主要护理问题

（1）感知紊乱——视力下降 与晶状体混浊有关。

（2）有受伤的危险 与视力障碍有关。

（3）潜在并发症 包括急性闭角型青光眼、晶状体溶解性青光眼和葡萄膜炎、术中并发视网膜脱离、脉络膜脱离及术后眼内炎等。

（4）知识缺乏 缺乏有关白内障防治和自我保健的相关知识。

三、护理措施

1. 早期非手术护理

（1）安全护理 ①向病人介绍医院环境。②浴池、厕所等安置方便设施，如扶手、坐便器等，并教会病人使用。③医院常用物品固定摆放，活动空间不设障碍物，以免病人跌倒。④教会病人使用床旁传呼系统，鼓励其寻求帮助。

（2）根据医嘱指导用药 应用谷胱甘肽滴眼液、法可林眼液、吡诺克辛钠滴眼液（白内停）等滴眼，口服维生素 C、维生素 E 等药物，以延缓白内障进展。

2. 手术护理

（1）心理护理 了解病人对手术的心理接受程度，耐心解答病人的疑问，安慰病人，给予心理疏导，减轻对手术的恐惧心理。对于老年病人，因感觉器官和神经功能的衰退，不能迅速正确地接受和理解语言信息，护理人员要注意沟通技巧，交流时放慢语速，耐心细致。

（2）生活护理 ①主动巡视病房，为病人提供不能自理部分的帮助。②将常用物品放在病人易于取放的位置，尽量定位放置。

（3）安全管理 ①结合病人的年龄、视力、肢体活动度、有无全身疾病等因素，评估病人的自理能力和安全状况。②行安全指导，防跌倒和坠床。③告知病人床旁传呼系统的使用方法，有困难寻求帮助。④睡觉时床档保护，夜间休息时打开夜灯。⑤下床前先坐床上休息 5～10 分钟再下床，如厕久蹲后拉好扶手。⑥规范病室环境，活动空间不留障碍物。

（4）眼部准备 ①术前滴用抗生素眼液，可用氧氟沙星滴眼液、左氧氟沙星滴眼液、妥布霉素滴眼液滴眼，每天4次。②协助病人完成眼部检查，包括视力、眼压、角膜内皮细胞计数等，排除眼部炎症。如患有结膜炎、慢性泪囊炎，必须在炎症彻底治愈后方能手术。③术前半小时用复方托吡卡胺滴眼液散瞳。④按医嘱术前半小时静脉快速滴注20%甘露醇注射液。

（5）术前常规准备 ①训练病人固视，每天1~2次，每次10~15分钟。②因术中无菌铺巾可导致部分病人出现憋气感，术前嘱咐病人用毛巾遮住口鼻提前感受手术过程，每次10~15分钟。③协助完善相关术前检查：心电图、出凝血试验、血生化、血常规等。④术晨更换清洁病人服，排空大、小便。⑤嘱咐病人取下眼镜、手表、活动性义齿、金属饰物等。⑥术晨建立静脉通道。⑦与手术室工作人员进行交接。

（6）手术后护理 按眼科手术后护理常规，换药、滴眼药时要严格执行无菌操作，保持创口干燥。

3. 病情观察 注意视力、眼压、血糖、血压等变化，观察术后并发症。

（1）出血 多见于切口或虹膜血管出血；糖尿病、视网膜裂孔或低眼压等可引起玻璃体积血。前房积血多见于1周内。

（2）眼压升高 一般术后可有短暂升高，24小时可恢复。病人自觉头痛、眼部胀痛，测量时发现眼压值升高等，根据医嘱给予降低眼压药。

（3）眼内炎 表现为眼痛、视力下降、球结膜水肿、睫状充血、局部创口分泌物增加、前房积脓、玻璃体混浊，是白内障术后最严重并发症，应立即报告医师处理。

（4）其他 出院后继续观察后发性白内障、角膜散光、慢性葡萄膜炎等。

4. 健康指导

（1）手术后注意休息，适当活动，避免低头弯腰，避免提重物。

（2）注意保暖，预防感冒，避免咳嗽、打喷嚏、擤鼻涕。

（3）饮食清淡，易消化，多进食富含蛋白质、维生素、纤维素的食物，保持大便通畅，不要屏气。

（4）不要穿领口过紧的衣服。

（5）按时用药，定期门诊随访。

（6）向病人及家属讲解有关的护理常识，要保持个人卫生，勤洗手，禁止用手揉眼；避免负重与剧烈运动；保持大便通畅；洗头洗澡时，不要让脏水流入眼内，避免引发感染。

（7）术后配镜指导 白内障摘除术后，无晶状体眼呈高度远视状态。未植入人工晶状体者，可指导其矫正方法：框架眼镜、角膜接触镜。植入人工晶状体者，若为单焦人工晶状体，3 个月后屈光状态稳定时，可予以验光佩戴近用或远用镜。

（8）白内障早期非手术病人，要告诉病人定期门诊随访。如果自觉头痛、眼痛、视力下降等，应立即到医院诊治，警惕急性青光眼先兆。

第二十二节　先天性白内障

一、疾病概述

【概念与特点】

先天性白内障又称儿童白内障，是在胎儿发育过程中晶状体发育障碍而形成的混浊或出生后第 1 年内发生的晶状体混浊。可为家族性或散发性，伴有或不伴有其他眼部异常或遗传性、先天性疾病。

【临床特点】

（1）全白内障 晶状体完全混浊。

（2）极性白内障 分前极和后极两种。分别位于视轴区前后囊，为局限性混浊，静止性、后极性混浊对视力影响较大。

（3）绕核白内障 围绕晶状体胎儿核的板层或带状混浊，对视力的影响取决于混浊区的大小及密度。

（4）花冠状白内障 为双侧、对称性的周边皮质混浊。散瞳后可见晶状体周边部皮质层内有许多大小不一、短棒状混浊，呈放射状排列形如花冠，静止性多不影响视力。

【辅助检查】

（1）裂隙灯显微镜检查示晶状体混浊，眼底窥不进。

（2）眼部 A/B 超、CT 或视觉电生理检查可排除其他眼部疾患。

（3）染色体、血糖等检查，便于了解病因。

【治疗原则】

治疗目标是恢复视力，减少弱视和盲的发生。

（1）对视力影响不大者一般不需治疗，定期随访。

（2）对明显影响视力者，应尽早选择晶状体切除、晶状体吸出、白内障囊外摘除等手术治疗。一般宜在 3~6 个月手术，最迟不超过 2 岁，以免发生形觉剥夺性弱视。

（3）感染风疹病毒者不宜过早手术，以免因手术使潜伏在晶状体内的病毒释放而引起虹膜睫状体炎、眼球萎缩。

（4）白内障摘除后无晶状体眼，需进行及时验光矫正和视力训练以防止弱视，促进融合功能的发育。屈光矫正包括框架眼镜、角膜接触镜、人工晶状体植入（考虑到婴幼儿眼球发育情况，一般认为在 2 岁左右施行人工晶状体植入术），并观察术后是否发生了后发性白内障，如有则择期行 YAG 激光治疗。

二、主要护理问题

（1）感知紊乱——视力下降　与晶状体混浊有关。

（2）潜在并发症　弱视、斜视。

（3）无能性家庭应对　家庭照顾者掌握照顾患儿的相关知识和技能不足。

（4）有外伤的危险　与年幼及视力下降有关。

三、护理措施

1. 术前护理

（1）心理护理　先天性白内障患儿的理想治疗时间是出生 6 个月内，患儿家属对手术治疗的时间通常存有顾虑。采用通俗易懂的语言介绍先天性白内障的有关知识，讲解手术经过及预后，尤其是早期手术的重要性，消除或减轻患儿家属的忧虑。

（2）生活护理　①主动巡视病房，尽量满足患儿生活上的合理需求。②协助患儿家长做好患儿的生活护理。

（3）安全管理　①结合患儿的年龄、肢体活动度、有无全身疾病等因素，评估患儿的安全状况。②做好安全指导，防止坠床和跌碰伤。③保证患儿能触及的环境的安全，避免患儿接触锐器、腐蚀性物品等。④告知患儿家长床旁传呼系统的使用方法，有困难要寻求帮助。⑤睡觉时床档保护，夜间休息时打开夜灯。⑥加强巡视，防止意外情况的发生。

（4）眼部准备　①术前滴用抗生素滴眼液，每天 4 次。②协助患儿完成眼部的各项检查，排除眼部炎症。③术前半小时用复方托吡卡胺滴眼液散瞳。

（5）术前常规准备　①协助完善相关术前检查：心电图、出凝血试验、血生化、血常规、胸片检查等。②全身麻醉术前禁饮、禁食 6~8 小时。③术晨建立静脉通道，并按医嘱予 5% 葡萄糖静脉补液。④取下患儿身上的金属饰物等。⑤与手术室工作人员进行交接。

2. 术后护理

（1）麻醉恢复期护理　全身麻醉后药物对机体仍有一定的影响，在恢复过程中可能会出现呼吸、循环等方面的异常，需要定期监测病人的生命体征。评估病人麻醉苏醒情况，待病人意识清醒，呼吸、血压和脉搏平稳 30 分钟以上、心电图示无心律失常，可转回病房。

（2）麻醉后护理　①一般护理：安置合理体位，全身麻醉术后未清醒病人应去枕平卧，头偏向一侧，以保持呼吸道通畅，防止呕吐物误吸引起窒息；安装好各种监测仪器；保持各种管道和引流物的通畅，观察及记录引流量。②吸氧：全身麻醉病人应吸氧至血氧饱和度在自主呼吸下达到正常为止。③维持重要器官功能：由于麻醉影响，病人重要组织器官常受到不同影响，护理中应注意维护重要器官功能，遵医嘱合理用药并注意观察疗效。④保持正常体温：术中长时间的暴露和大量输液均可使体温过低，术后应注意保暖。⑤防止意外损伤：麻醉恢复期的病人需有专人守护，防止因躁动而使各种导管脱落及坠床事故的发生。

3. 病情观察

（1）麻醉期间护理　密切观察病人的呼吸系统、循环系统和中枢神经系统的功能，判断麻醉深度；注意监测麻醉机的工作状况。

（2）术后护理　全身麻醉病人未清醒前，应密切观察血压、脉搏、呼吸直至稳定，同时观察意识、皮肤色泽、末梢循环等。

4. 健康指导

（1）注意术眼的保护，指导家长修剪好患儿指甲，防止抓伤眼睛；加强安全防护，避免碰伤等意外发生。

（2）指导家长带患儿定期随诊，及时进行屈光矫正和正确的弱视训练。

（3）未植入人工晶状体的患儿一般在 2 岁时可施行人工晶状体植入术；并发后发性白内障者，需择期行 YAG 激光治疗。

（4）内源性先天性白内障具有遗传性，注意优生优育。

（5）外源性先天性白内障应做好孕妇的早期保健，特别是孕期前 3 个月的保健护理。

第二十三节　原发性急性闭角型青光眼

一、疾病概述

【概念与特点】

原发性闭角型青光眼（PACG）是由于周边虹膜堵塞了前房角或与小梁网发生了永久性粘连，房水流出受阻，导致眼压升高的一类青光眼。本病与遗传有关，可双眼同时或先后发病。多见于女性，发病率为男性的 2~4 倍，40 岁以上的发病率为 1%~2%。原发性闭角型青光眼根据眼压是骤然发生或是逐渐发展，可分为急性闭角型青光眼和慢性闭角型青光眼。急性闭角型青光眼起病急、症状明显、对视功能影响大。本节主要介绍原发性急性闭角型青光眼及其护理。

【临床特点】

典型的原发性急性闭角型青光眼有以下几个不同的临床阶段（分期）。

（1）临床前期　急性闭角型青光眼为双侧性眼病，当一眼急性发作被确诊后，另一眼即使无任何临床症状也可以诊断为急性闭角型青光眼临床前期。另外部分闭角型青光眼在急性发作以前可以无自觉症状，但具有前房浅、虹膜膨隆、房角狭窄等解剖特征，在一定的诱因条件下，如暗室激发试验后眼压明显升高者，也可以诊断为本病的临床前期。

（2）先兆期　病人有轻度眼痛、视力减退，虹视并伴有轻度同侧偏头痛，鼻根和眼眶部酸痛和恶心。眼部检查可有轻度睫状充血、角膜透明度稍减退、前房稍变浅、瞳孔略开大和眼压轻度增高。上述症状多发生于疲劳或情绪波动后，常于傍晚或夜间瞳孔散大的情况下发作，经睡眠或到光亮处瞳孔缩小，症状常可自行缓解。发作持续时间一般短暂而间隔时间较长，通常在 1~2 小时或数小时后，症状可完全消退。

（3）急性发作期　病人表现为剧烈头痛、眼痛、畏光、流泪，视力急剧下降，可伴有恶心、呕吐等全身症状。多为单侧，也可双眼同时发作。由于房角突然大部分或全部关闭，眼压急剧升高，多在 50mmHg 以上，也可超过 80mmHg；症状剧烈，视力严重减退，或仅存光感。眼部检查可见球结膜水肿、睫状充血或混合充血，角膜水肿，呈雾状混浊、角膜后色素性颗粒沉着（KP）、前房浅、房水闪辉阳性、虹膜水肿、隐窝消失、瞳孔散大或偏向一侧、对光反射消失及眼部刺激征等。眼底常看不清，如能看到可见视网膜动脉搏动。发病过后，尚可见虹膜脱色素或节段萎缩，呈白色斑点状、粥斑样混浊，称为青光眼斑。临床上凡见到上述改变者，即可证明曾有过急性闭角型青光眼大发作。

（4）间歇期　青光眼急性发作后，经药物治疗或自然缓解，房角重新开放，眼压和房水流畅系数恢复正常，使病情得到暂时的缓解，称为间歇期。在间歇期检查，除前房浅、房角窄以外，无任何其他阳性所见。只能根据病史及激发试验来确定诊断。

（5）慢性期　是急性发作期症状未全部缓解迁延而来，常因房角关闭过久，周边部虹膜与小梁发生了永久性粘连。当房角圆周 1/2 以上发生粘连时，房水排出仍然受阻，眼压则继续升高。慢性期的早期视盘尚正常，当病情发展到一定阶段时，视盘逐渐出现病理性陷凹和萎缩，视野可出现类似单纯性青光眼的改变，最后完全失明而进入绝对期。

（6）绝对期　指高眼压持续过久，眼组织特别是视神经遭到严重破坏，视力已降至无光感且无法挽救的晚期病例，偶尔可因眼压过高或角膜变性而出现剧烈疼痛。

【辅助检查】

（1）房角镜、眼前段超声生物显微镜（UBM）检查　可观察和评价前房角的结构，对明确诊断、用药以及手术方式的选择有重要意义。

（2）暗室试验　可疑病人可进行暗室试验，即在暗室内，病人清醒状态下，静坐 60~120 分钟，然后在暗光下测眼压，如测得的眼压比试验前升

高 >8mmHg，则为阳性。

（3）暗室俯卧试验　在暗室内，测量双眼眼压后给病人戴上眼罩俯卧于诊查床上，俯卧时要求背部平衡，眼球不能受压，1.5 小时后尽快测量眼压，如果眼压较俯卧前增高≥8mmHg 为阳性。

（4）视野检查　视野缺损情况反映病变的严重程度。

（5）眼底彩超　可观察眼底视神经盘凹陷、出血等情况。

【治疗原则】

（1）缩瞳剂　通过兴奋瞳孔括约肌使瞳孔缩小，虹膜张力增加，解除虹膜对周边房角的堵塞，开放房角，从而降低眼压。常用 1% 毛果芸香碱滴眼液，每 5 ~ 10 分钟 1 次，根据病情决定持续用药时间，加用盐酸左布诺洛尔滴眼液等。

（2）β 受体拮抗剂　常用 0.25% ~ 0.5% 的噻吗洛尔、盐酸左旋布诺洛尔和倍他洛尔等滴眼液，通过抑制房水生成降低眼压，对有房室传导阻滞、窦房结病变、支气管哮喘者禁用。

（3）碳酸酐酶抑制剂　通过减少房水生成来降低眼压。常用醋甲唑胺（尼目克司）每次 25 ~ 50mg（首次加倍），每天 2 次口服；局部用药有 1% 布林佐胺滴眼液，其降眼压效果略小于全身用药，但全身不良反应也较少。

（4）高渗剂　常用 50% 甘油、20% 甘露醇和异山梨醇，这类药物可在短期内提高血浆渗透压，使眼组织特别是玻璃体中水分进入血液，从而减少眼内容量，迅速降低眼压，但降压作用在 2 ~ 3 小时后消失。主要用于治疗闭角型青光眼急性发作和某些有急性眼压增高的继发性青光眼。高渗剂不宜长期应用，用药期间应注意电解质情况。

二、主要护理问题

（1）疼痛——眼痛伴偏头痛　与眼压升高有关。

（2）感知紊乱——视力障碍　与眼压升高致角膜水肿、视网膜及视神经损害有关。

（3）焦虑　与视力下降和担心疾病的预后有关。

（4）有外伤的危险　与视野缺损、视力下降或绝对期青光眼视力完全丧失有关。

（5）知识缺乏　缺乏原发性急性闭角型青光眼的防治及护理知识。

（6）睡眠形态改变　与舒适的改变有关。

三、护理措施

1. 常规护理

（1）用药护理　遵医嘱应用降眼压药物和缩瞳剂，密切观察药物不良反应。使用 β 肾上腺素受体阻断药应注意询问病史、观察心率变化，心率小于 55 次/分者要报告医师停药。

（2）布置舒适的环境　提供安静、整洁、舒适、安全的休息环境，并帮助病人学习放松疗法，分散病人对病痛的注意力。

（3）心理护理　根据青光眼病人性情急躁、易激动的特点，做好耐心细致的心理疏导工作。鼓励病人表达自己的感受，教会病人控制情绪和自我放松的方法，保持良好的心态；帮助病人结识其他病友，与性格开朗的病友交流感受，获得支持与鼓励。

2. 专科护理

（1）视力障碍病人的护理　①教会病人使用床旁传呼系统，并鼓励病人寻求帮助。②卫生间、浴池等必须安置方便的设施，如坐便器、扶手等，并教会病人使用方法。③按照方便病人使用的原则，将常用的物品固定位置摆放，活动的空间不设置障碍物，避免病人绊倒。

（2）术前护理　①按内眼手术护理常规做好术前准备。②眼压高者使用降眼压药物（缩瞳剂），严禁使用散瞳剂。③保证充足睡眠，保持心情愉快。

（3）术后护理　①保证病人休息：术后提供安静舒适的休息环境有利于病人康复，对于前房积血的病人给予半坐卧位。②术后第 1 天开始换药，观察术眼切口情况。③遵医嘱进行眼球按摩，并指导病人眼球按摩方法。如病人感觉眼胀、眼痛，可按摩眼部以降低眼压。

3. 病情观察

（1）观察药物不良反应　用药后可引起眉弓疼痛、视物发暗；若用高浓度制剂频繁滴眼，还可能产生胃肠道反应、头痛、出汗等全身中毒症状。

（2）术眼观察　定时监测眼压，观察滤过泡的形成情况，注意病人视力变化、眼痛等情况。避免眼压过低，以免增加前房积血的机会。

（3）非手术眼的观察　注意视力、眼压、前房变化，了解眼痛等情况，遵医嘱继续用药。

4. 健康指导

（1）自我护理指导　①向病人及家属讲解青光眼是一种不能完全根治的疾病，一旦确诊需长期用药、定期复查，手术后也是一样。②指导病人遵医嘱按时用药，不得随意自行停药、换药，教会病人正确滴眼药水、涂眼药膏，注意观察药物不良反应。③指导病人及家属识别急性闭角型青光眼发作的征象，如头痛、眼痛、恶心、呕吐等，并应及时就诊。④指导滤过手术后病人注意保护滤过泡，避免用力揉捏或碰撞术眼，如有眼部胀痛感可行眼部按摩（在医务人员教会的情况下）。

（2）避免促发因素　根据病人及家属提出的问题，讲解本病的相关知识，尤其是发病诱因：①作息有规律，保证充足的睡眠，避免情绪激动（如过度兴奋、忧郁等）。②避免黑暗环境中停留时间太久（不宜看电影，晚上看电视要开灯）。③避免短时间内饮水过多（一次饮水量＜300ml 为宜），以少量多次饮水为宜。④选择清淡易消化的饮食，不宜暴饮暴食，保持大便通畅。⑤不宜烟酒、浓茶、咖啡和辛辣等刺激性食物。⑥不宜长时间阅读。

第二十四节　原发性开角型青光眼

一、疾病概述

【概念与特点】

原发性开角型青光眼（POAG）又称慢性开角型青光眼、慢性单纯性青光眼等。这一类青光眼有以下特征：①两眼中至少一只眼的眼压持续≥21mmHg。②房角是开放的，具有正常外观。③眼底存在青光眼特征性视神经损害和（或）视野缺损。这类青光眼的病程进展较为缓慢，多数无明显症状，因此不易被早期发现。我国原发性青光眼中开角型发病率低于闭角型，但近年有上升趋势。

年龄多分布在 20 ~ 60 岁,随着年龄增高,发病率增高。具有种族(白种人较多)和家族倾向性。糖尿病、甲状腺功能低下、心血管疾病和血液流变学异常、近视眼以及视网膜静脉阻塞等病人是原发性开角型青光眼的高危人群。

【临床特点】

(1)症状　单纯性青光眼为双眼疾病,发病隐蔽、进展缓慢。早期一般无任何症状。当病变进展到一定程度时,可有轻度眼胀、视力疲劳和头痛。中心视力一般不受影响,而视野逐渐缩小。

(2)眼部体征　在发病早期眼前部可无任何改变,球结膜不充血,前房深度正常。晚期眼压升高时可有角膜水肿,瞳孔稍开大,对光反应迟缓。

(3)眼压　主要表现为眼压不稳定,眼压波动幅度大,眼压可有昼夜波动和季节波动。随着病情发展,眼压水平逐步升高,一般在 60mmHg 以下。

(4)视功能　视功能的改变是青光眼诊断和病情评估的重要指标之一。青光眼的视功能改变主要为视野缺损。

【辅助检查】

(1)24 小时眼压测定　在 24 小时内,每隔 2 ~ 4 小时测眼压 1 次,并记录。正常眼压 < 21mmHg,> 21mmHg 为异常;眼压波动应 < 5mmHg;若 ≥ 8mmHg 者为病理状态;双眼眼压相差≥5mmHg 为异常。

(2)饮水试验　早晨空腹或禁饮食 4 小时以上测眼压,再在 5 分钟内喝完 1000ml 温开水,然后每隔 15 分钟测一次眼压,共测 4 次。如果眼压升高≥ 8mmHg 或单次眼压达 30mmHg,即为阳性。高血压、心脏病、肝肾功能不良、消化性溃疡出血及穿孔史者禁忌做此试验。

(3)前房角、眼前段超声生物显微镜检查　观察和评价前房角的结构,对明确诊断、用药以及手术方式的选择有重要意义。

(4)视野、光学相干断层成像(OCT)检查　了解视神经的损害情况,反映病变的损害程度。

【治疗原则】

治疗的目的是尽可能阻止青光眼的病情进展,减少视网膜神经节细胞的丧失,保持视功能。单纯性青光眼原则上以药物治疗为主,药物不能控制眼压或视盘和视野损害继续进展时,则应考虑手术。

二、主要护理问题

(1) 感知紊乱——视力下降 与眼压升高、视神经纤维受损有关。

(2) 自理能力缺陷 与视神经损害导致视力和视野改变有关。

(3) 知识缺乏 缺乏原发性开角型青光眼的防治及护理知识。

(4) 焦虑 与担心本病预后不良有关。

(5) 有受伤的危险 与原发性开角型青光眼晚期视野缺损、视物模糊有关。

三、护理措施

1. 常规护理

(1) 对于视野缺损明显的病人给予生活上的帮助，注意房内的物品固定放置；活动的空间尽量宽敞，不设置障碍物，以免绊倒。

(2) 评估病人对疾病知识的了解程度，有针对性地进行讲解和心理疏导，增强治疗信心。强调遵医嘱坚持用药和按时复诊的重要性。

2. 病情观察 密切观察眼压、视功能变化及青光眼症状。

3. 健康指导

(1) 有支气管哮喘或心动过缓的病人禁用噻吗洛尔滴眼液。

(2) 饮食宜清淡、易消化、多食蔬菜及水果，不宜烟酒和辛辣刺激性食物。

第二十五节 急性虹膜睫状体炎

一、疾病概述

【概念与特点】

葡萄膜炎是一类由多种原因引起的葡萄膜的炎症。目前国际上通常将发生于葡萄膜、视网膜、视网膜血管以及玻璃体的炎症通称为葡萄膜炎。多发生于青壮年，易合并全身性自身免疫性疾病，常反复发作，可引起一些严重并发症，是一类常见而又重要的致盲性眼病。葡萄膜炎按其发病部位可分为前葡萄膜炎（临床常见的有虹膜炎、虹膜睫状体炎和前部睫状体炎）、中间葡萄膜炎、后葡萄膜炎和全葡萄膜炎。病程＜3 个月为急性，＞3 个月为慢性。本节以急性虹膜睫状体炎为例进行介绍。

【临床特点】

（1）自觉怕光、流泪、眼痛、视物模糊、头痛。其原因是虹膜睫状体的感觉神经末梢受炎症刺激，有时可反射性地引起三叉神经分布区的疼痛。

（2）视力减退多因角膜内皮水肿、沉降物、房水浑浊或渗出物遮挡瞳孔，影响光线透入。

【辅助检查】

虹膜睫状体炎的常见实验室检查有血常规、血沉、HLA – B27 抗原分型、抗核抗体测定等。对怀疑病原体感染所致者，应进行相应的病原学检查。血清学检查、眼内液病原体直接涂片检查、聚合酶链反应（PCR）测定感染因素的 DNA、病原体培养、抗体测定等，有助于病因学诊断。

【治疗原则】

立即扩瞳以防止虹膜后粘连，迅速抗感染以防止眼组织破坏和并发症的发生。通常应用散瞳剂、糖皮质激素、非甾体抗炎药和抗感染药。

二、主要护理问题

（1）急性疼痛　与睫状肌收缩、组织肿胀、毒性物质刺激睫状神经末梢有关。

（2）感知紊乱——视力下降　与房水混浊、角膜后沉着物、晶状体色素沉着、继发性青光眼，并发白内障及黄斑水肿等有关。

（3）焦虑　与视功能障碍、病程长、易反复发作有关。

（4）潜在并发症　继发性青光眼，并发性白内障、低眼压及眼球萎缩等。

（5）知识缺乏　缺乏葡萄膜炎的防治知识。

三、护理措施

1. 药物治疗的护理

（1）睫状肌麻痹和散瞳剂 作用原理是预防虹膜后粘连和解除睫状肌痉挛，减轻疼痛。根据医嘱选用阿托品、去氧肾上腺素（新福林）、后马托品、氢溴酸东莨菪碱滴眼液，或混合散瞳剂（阿托品＋肾上腺素＋可卡因）等。使用时要注意药物浓度，滴用后按压泪囊区 3～5 分钟。

（2）糖皮质激素滴眼液 常用有 1%、0.5%、0.25% 的醋酸泼尼松龙，0.1% 氟米龙。注意观察角膜上皮情况，如出现上皮损伤，容易引发感染。根据炎症严重程度选择眼药浓度及频率，严重者 15 分钟 1 次，以后改为 1 小时、2 小时 1 次，炎症控制后逐渐减量和减频率。

（3）糖皮质激素结膜下注射或全身给药 对于很严重的病人，为了使房水中药物达到一定浓度，进行糖皮质激素结膜下注射治疗，但一般不要重复注射。特殊情况根据医嘱短时间给予泼尼松口服治疗。

（4）非甾体抗炎药 因阻断前列腺素、白三烯等代谢产物而发挥抗炎作用。常用吲哚美辛、双氯芬酸钠滴眼液，注意药物反应。

2. 热敷指导 局部热敷能扩张血管促进血液循环，消除毒素和炎症产物，从而减轻炎性反应，并有镇痛作用。

3. 心理护理 虹膜睫状体炎易合并全身免疫性疾病，病程长，病情易反复，病人常情绪低落，甚至烦躁；应向病人介绍本病特点及坚持用药的重要性，多关心病人，提供心理支持，帮助病人掌握疾病的保健知识，树立战胜疾病的信心。

4. 病情观察 观察药物不良反应。如出现口干、心跳加快、面色潮红、烦躁不安、胡言乱语等症状要立即停药，同时通知医师，让病人卧床，多饮水，静脉补液。心脏病病人要特别观察病情变化。

5. 健康指导

（1）指导病人正确的眼部护理方法，如热敷、滴眼药水等。

（2）本病易反复发作，应告知病人戒烟酒，锻炼身体，提高机体的抵抗力。

（3）散瞳期间外出可佩戴有色眼镜，避免强光刺激。

（4）出院后按医嘱用药，切忌自行停药。应用激素者注意监测不良反应，如有不适及时就诊。

第二十六节　先天性青光眼

一、疾病概述

【概念与特点】

先天性青光眼是由于胚胎发育时期前房角发育异常，影响了小梁网及 Schlemm 管系统的房水引流功能，导致眼压升高。根据发病年龄的早晚分为婴幼儿型青光眼和青少年型青光眼。

【临床特点】

（1）婴幼儿型青光眼　畏光、流泪和眼睑痉挛是最主要的症状。这些症状在角膜发雾、眼球变大前数周即出现，是由于角膜水肿，感觉神经末梢受刺激所致。随着病情发展，会逐渐出现角膜水肿、角膜扩大、前房变深、眼压升高、视盘凹陷及萎缩等。晚期角膜浑浊，虹膜震颤，眼球受压力的作用而扩张，致使眼球不断增大，这种大眼球易受外伤，可发生前房积血甚至眼球破裂。

（2）青少年型青光眼　一般在 3 岁后高眼压不使眼球再扩大。目前国内暂时将 30 岁以下发病而不引起眼球扩大的青光眼定为青少年型。临床过程与慢性单纯性青光眼相似，但眼压变化较大，有时可迅速升高，合并虹视。因高眼压使眼轴加长，故高眼压可加重近视。

【辅助检查】

（1）眼压测量、前房角检查和眼内情况。

（2）超声检查和随访眼轴长度对判断青光眼有无发展有一定帮助。

【治疗原则】

由于药物的不良反应，长期药物治疗的价值有限，手术是治疗婴幼儿型青光眼的主要措施。一旦确诊，应及早手术。常用的术式有小梁切开术或房角切开术。抗青光眼药物仅用作短期的过渡治疗，或用于不能手术的患儿。

二、主要护理问题

(1) 感知受损——视力障碍　与视神经受损有关。

(2) 无能性家庭应对　与家庭主要成员缺乏该病的防治知识有关。

(3) 潜在并发症　视神经萎缩、前房积血、眼球破裂、失明等。

(4) 自理能力缺陷　与视力障碍有关。

三、护理措施

1. 心理护理　小儿患病对患儿家属来说是一种负性生活事件，有较强的心理应激。孩子一旦患病，对家庭、工作、生活造成极大的影响，甚至有些家属失去对生活的信心。特别是先天性青光眼疾病，如果不及时治疗会导致患儿失明，这对家属来说是更大的精神负担。科学地测定患儿家属的心理状况，给予针对性的心理护理，营造温馨良好的住院环境，与病人家属进行交流，了解家属的困难和需要，给予精神上、生活上支持帮助，减轻患儿家属的负性情绪。

2. 取得患儿的信任与合作，减轻患儿的不良心理刺激　从患儿入院开始对他们主动亲近、关心和体贴，在进行各项护理技术操作时，动作要轻柔准确，使患儿家属心灵与精神得到安慰，从而减轻由于患儿不合作给家属带来的不良心理刺激。

3. 耐心细致的健康教育　先天性青光眼是一种终身性疾病，患儿家属会产生一种紧张、焦虑、恐惧心理。增强信心可减轻患儿家属的紧张、焦虑心理。护士一定要耐心做好解释工作，根据患儿家属的心理特征、文化程度、家庭成员的态度以及家庭经济状况等因人施护。

4. 争取社会支持　由于患儿所患的是一种先天性疾病，患儿家属总感到自责与愧疚。护士向他们讲述发病的原因，使他们能正确认识先天性青光眼这种疾病。家属是最好的社会支持系统之一。护理人员要多与患儿家属沟通，站在亲人的角度给予他们更多的理解、同情与帮助。已有研究表明，社会支持越多，心理障碍的症状就越少。

5. 围手术期护理指导　注意保护患眼，防止意外伤。术后为防止碰撞，术眼加盖保护眼罩，防止患眼抓伤和碰伤。

6. 健康指导

（1）教会家长正确为患儿滴眼液、涂眼膏的方法，定期门诊随访。

（2）帮助患儿家长了解相关知识，必要时进行遗传基因的相关检查。

（3）婴幼儿出现畏光、流泪和不愿睁眼时，应尽早到医院检查。如果遇到眼球和角膜明显增大的患儿，应特别注意是先天性青光眼的可能，并注意保护眼，避免受到意外的伤害而出现眼球破裂。对于年龄较大的患儿要正确引导，做好患儿心理护理，消除患儿自卑情绪，使患儿保持天真乐观的心态。

第二十七节　Vogt - 小柳原田综合征

一、疾病概述

【概念与特点】

Vogt - 小柳原田综合征是一种累及全身多系统的炎症性疾病，主要表现为肉芽肿性全葡萄膜炎、脑膜炎，可伴有听功能障碍、皮肤和毛发的色素改变。

【临床特点】

（1）前驱期（葡萄膜炎发病前约 1 周内）　病人可有颈项强直、头痛、耳鸣、听力下降和头皮过敏等改变。

（2）后葡萄膜炎期（葡萄膜炎发生后 2 周）　典型表现为双侧弥漫性脉络膜炎、脉络膜视网膜炎、视盘炎、神经上皮浅脱离等。

（3）前葡萄膜受累期（发病后 2 周~2 个月）　除后葡萄膜炎期的表现外，往往伴有渗出性视网膜脱离，并出现非肉芽肿性前葡萄膜炎的改变。

（4）前葡萄膜炎反复发作期（约于发病 2 个月）　典型表现为复发性肉芽肿性前葡萄膜炎，常有晚霞状眼底改变、Dalen - Fuchs 结节和眼部并发症。

【辅助检查】

眼底荧光素血管造影检查，早期出现多发性细小的荧光素渗漏点，以后扩大融合，对诊断有很大帮助。

【治疗原则】

（1）初发者早期应用大剂量糖皮质激素，口服泼尼松，连续治疗 8 个月以上，同时眼部滴用糖皮质激素滴眼液。

（2）复发者常用免疫抑制剂，有环磷酰胺、苯丁酸氮芥、硫唑嘌呤、环孢素等；也可与糖皮质激素联合应用。

（3）积极治疗并发症，如继发性青光眼和白内障等。

二、主要护理问题

（1）感知改变——视力下降或眼前黑影飘动　与葡萄膜炎玻璃体混浊有关。

（2）潜在并发症　并发性白内障、继发性青光眼或渗出性视网膜脱离。

三、护理措施

1. 心理护理　鼓励病人表达自己的感受，并给予安慰与理解，帮助病人结识其他病友，与性格开朗的病友交流感受，获得支持与鼓励。

2. 用药护理

（1）使用糖皮质激素者，护士要告诉病人规律用药、逐渐停药的重要性。

（2）对于复发的病人，一般应给予其他免疫抑制剂，如苯丁酸氮芥、环磷酰胺、环孢素、硫唑嘌呤等，通常联合小剂量糖皮质激素治疗。使用免疫抑制剂者，要告诉病人应定期监测肝、肾功能，血、尿常规；注意观察消化道症状：恶心、呕吐、厌食等；骨髓抑制症状；还可能出现继发性感染、出血性膀胱炎、月经不调等情况。

（3）注意骨质疏松及椎骨压迫性骨折，神经精神异常和白内障、青光眼等，护理上注意预防跌倒，监测视力和眼压变化。

3. 病情观察

（1）评估病人身体情况，注意视力变化，监测眼压，及时发现并发症，如继发性青光眼和并发性白内障。

（2）用药后注意严密观察药物不良反应。

4. 健康指导　告知病人治疗一般需要持续 1 年以上，需定期门诊随访，按医嘱配合治疗，根据病情变化调整用药。

第二十八节　视网膜静脉阻塞

一、疾病概述

【概念与特点】

视网膜静脉阻塞（RVO）是比较常见的眼底血管病，临床上根据阻塞部位的不同分为视网膜中央静脉阻塞（CRVO）和视网膜分支静脉阻塞（BRVO）两种类型。本病的特点是静脉扩张、迂曲，沿静脉分布区域的视网膜有出血、水肿和渗出。大部分病例发生在中年以上，常为单眼发病，双眼发病者少，且常先后发病，较少同时受累。

【临床特点】

（1）视网膜中央静脉阻塞　①轻型：早期视盘正常或边界轻度模糊、水肿；黄斑区正常或有轻度水肿、出血；晚期出血逐渐吸收，黄斑区恢复正常或留有轻度色素紊乱。②重型：早期视盘明显水肿、出血，边界模糊或被出血掩盖；黄斑区明显水肿、出血，可呈弥漫水肿或囊样水肿；动脉管径正常或变细，静脉高度扩张、迂曲如腊肠状，或呈环状，静脉血呈暗红色，严重者可呈颗粒状血流；沿静脉分布有大量片状或点状出血，严重者围绕视盘形成大片花瓣状出血，可见多量棉絮斑。一般在发病 6～12 个月后进入晚期，视盘水肿消退，侧支血管形成。

（2）视网膜分支静脉阻塞　多见于视网膜颞侧，尤其是颞上支。阻塞常位于动静脉交叉处。临床上可分为缺血型与非缺血型，缺血型的病变及预后较非缺血型严重。视力正常或轻度减退，与黄斑水肿、出血有关。眼底可见阻塞点远端视网膜静脉扩张、迂曲，视网膜水肿、出血、渗出等；阻塞严重者可见棉絮斑。

【辅助检查】

眼底荧光素血管造影检查，阻塞区毛细血管扩张渗漏，在阻塞支静脉近端与远端之间侧支形成；有的出现大片毛细血管无灌注区。

【治疗原则】

目前尚无有效的药物治疗，重要的是预防和治疗并发症。临床上主要从病因治疗和抗血栓治疗入手，运用纤溶酶、抗血小板凝集剂、尿激酶等，降低血液黏度，降血脂，扩张血管，改善视网膜微循环，提高视网膜供氧。

二、主要护理问题

（1）感知受损——视力下降　与视网膜出血、渗出等因素有关。

（2）焦虑　与视力下降、预后不良有关。

（3）潜在并发症　玻璃体积血、增殖性玻璃体视网膜病变、视网膜脱离、新生血管性青光眼。

（4）部分生活自理能力缺乏　与视力突然下降致生活自理困难有关。

（5）有外伤的危险　与视力下降有关。

（6）知识缺乏　缺乏视网膜静脉阻塞防护知识。

三、护理措施

1. 心理护理　病人突然视力下降，悲观、郁闷，医护人员应关心、安慰病人，消除焦虑悲伤的心情，鼓励病人树立战胜疾病的信心。告知病人基本的治疗过程及预后情况，并取得配合。主动巡视，关心病人的需求，及时予以满足。

2. 用药护理　应用抗凝血药物时应检查纤维蛋白原及凝血酶原时间，如果检验指标低于正常时，及时通知医师停药。

3. 激光治疗护理　治疗前应测眼压、散瞳，向病人解释和说明治疗目的和配合方法，消除病人的紧张心理，适应暗室环境。

4. 手术治疗护理　玻璃体积血可考虑行玻璃体切割手术，术后给予玻璃体切割术后护理常规。

5. 基础护理　主动巡视，关心病人的需求，及时予以满足。保持床单元卫生及病人的个人卫生。

6. 病情观察　用药期间注意观察药物的不良反应。

7. 健康指导

（1）嘱病人严格按医嘱用药，定期复查，及早发现视网膜缺血和新生血管，以便早期治疗。

（2）积极治疗高血压、糖尿病、动脉硬化等全身性疾病。

（3）饮食注意低脂肪、低胆固醇、清淡易消化，保持大便通畅。

第二十九节　视网膜动脉阻塞

一、疾病概述

【概念与特点】

视网膜动脉阻塞（RAO）是指视网膜中央动脉或其分支阻塞。视网膜中央血管为终末血管，当动脉阻塞后，该血管供应的视网膜营养中断，引起视网膜的功能障碍，严重者将失明。

【临床特点】

（1）视网膜中央动脉主干阻塞　表现为突然发生一眼无痛性完全失明，患眼瞳孔直接光反射消失，间接光反射存在。眼底典型表现：后极部视网膜灰白水肿，而在黄斑中心凹可透见脉络膜血管的橘红色反光，即"樱桃红"点。眼底荧光素血管造影可见阻塞动脉和相应静脉充盈迟缓，严重者无灌注。受累的动静脉血流变细，视网膜循环时间延长。

（2）视网膜动脉分支阻塞　表现为视野相应区域突然出现阴影；视力受损程度与眼底表现取决于视网膜动脉阻塞的部位和程度。眼底检查可见部分视网膜灰白水肿。眼底荧光血管造影：早期动静脉充盈时间延长，阻塞远端静脉渗漏荧光素，管壁及周围组织着染。

（3）视网膜毛细血管前小动脉阻塞　一般无视力下降，可因阻塞部位和影响范围而表现视力或视野改变。眼底检查可见阻塞处视网膜出现小片状混浊，即棉絮斑，于数周或数月后消退。眼底荧光血管造影（FFA）显示毛细血管前小动脉阻塞区呈现斑片状无灌注，邻近毛细血管扩张，晚期可见荧光素渗漏。

【辅助检查】

（1）眼底荧光素血管造影（FFA）可显示视网膜动脉充盈时间明显延迟或可见视网膜动脉充盈前锋。视网膜动脉管腔内荧光素流变细，呈节段状或搏动性充盈；视野检查可提示病变程度和范围。

（2）血脂、血液黏稠度、血糖等检验可能有助于诊断。

【治疗原则】

应尽早、尽快予以抢救性治疗，包括降低眼压、吸高压氧或高浓度氧、扩张血管和溶解栓子，务求使视力恢复到最好，同时应积极治疗原发病。

二、主要护理问题

（1）感知受损——突然视力丧失或视野缺损　与视网膜动脉阻塞有关。

（2）自理缺陷　与视功能障碍有关。

（3）焦虑　与视力突然下降或视野遮挡有关。

（4）有外伤的危险　与视力下降有关。

（5）知识缺乏　缺乏视网膜动脉阻塞的防治知识。

三、护理措施

1. 急救护理　视网膜动脉阻塞是眼科致盲急症，阻塞在 1 小时解除，视功能多可恢复；阻塞在 3～4 小时，中心视力多数不能恢复。因此，一经确诊，必须分秒必争配合医师进行抢救，立即舌下喷硝酸甘油喷雾剂（一喷相当于 0.4mg 硝酸甘油），喷药时嘱病人屏住呼吸，避免将药吸入，每隔 1 小时喷 1 次，连续喷 2 次，以扩张视网膜中央动脉及解除痉挛，同时监测血压。压迫按摩眼球，扩张血管，降低眼压，减轻视网膜动脉灌注的阻力，使栓子冲到周边，减少阻塞范围。按摩眼球的方法：闭眼后用手掌大鱼际肌在上眼睑压迫眼球 5～10 秒，压力不要太大，然后立即松手 10～15 秒，重复 5～10

次。吸氧：急救期（12 小时内）给予中流量吸氧 1 小时，每天 2 次；急救期后予低流量吸氧 2 小时，每天 2 次，以缓解视网膜缺氧状态。建立静脉通道，遵医嘱予静脉滴注低分子右旋糖酐，改善微循环。

2. 心理护理　病人因突然视物不清甚至黑矇以及入院后一系列抢救治疗措施，产生不同程度的恐惧、紧张、焦虑心理，而这些不良的心理应激反应会引起血管活性物质分泌增加、小动脉痉挛，从而加重视网膜缺血、缺氧，加重病情。医护人员需保持镇静，在快速抢救的同时安抚病人、稳定情绪，让病人明白不良心理会直接影响治疗效果，取得病人的主动配合。

3. 病情观察

（1）注意观察视力变化　视网膜动脉阻塞如果能在视网膜缺血、坏死等不可逆损害之前恢复血液循环、改善缺氧状况，视力有望迅速提高。注意观察视力变化，急救期（12 小时）应 1~2 小时检查 1 次，急救期后每天检查 2 次。视力改变及时报告医师做好相应的处理。

（2）注意观察药物反应　视网膜动脉阻塞的治疗重点是扩张血管，增加血流灌注，减少视网膜缺氧缺血。硝酸甘油喷雾剂与其他降压药相互作用，会大大增强降压效果，可出现低血压、晕厥、心肌梗死等。因此，治疗过程中要注意观察药物不良反应，特别要监测血压变化情况。嘱病人卧床休息，避免低头、突然站起等动作，以防直立性低血压。

4. 健康指导

（1）指导病人积极治疗动脉硬化、高血压、糖尿病等危害身体健康的慢性疾病，避免情绪紧张、劳累、精神压力过大等。

（2）讲解本病的特点，教会病人预防和自救的方法。告诉病人视网膜动脉阻塞发病后，1 小时内阻塞得到缓解，视力可以恢复；超过 4 小时则很难恢复。因此，一旦出现相关症状，应立即就诊。

（3）合并全身疾病的病人，出院后要继续内科系统治疗。糖尿病、高血压病人，定期检查血糖、血压，控制血糖、血压在正常范围，戒烟、戒酒，养成良好的生活习惯。教会病人自行按摩眼球的方法。指导病人如果复发或另一眼发病时，应保持镇静，并尽快到医院就诊的同时自行按摩眼球。

第三十节 视网膜血管炎

一、疾病概述

【概念与特点】

视网膜血管炎是多种原因引起，可同时有眼内其他部分的炎症，是非特异性的血管周围浸润、血管壁增厚形成白鞘。常伴有中间葡萄膜炎、病毒性视网膜炎、Behcet病、系统性红斑狼疮、多发性硬化、结节病等。

特发性视网膜血管炎即Eales病（曾称为视网膜静脉周围炎），病因不明，多发于20～40岁的男性，易复发。

【临床特点】

初期多不自觉，常于视网膜出血后开始引起病人注意，如少量出血侵入玻璃体时，病人眼前常有条索状黑影，随眼球转动而飘动，出现飞蚊症；出血多时，视力极度下降，甚至仅辨指数、手动或光感。

【辅助检查】

（1）眼底荧光血管造影　活动期病变的小静脉迂曲有渗漏斑，附近有无灌注区，新生血管部位有广泛渗漏，水肿区有荧光素染色，出血斑遮盖荧光成暗斑。在静止期病变，小静脉壁荧光染色，附近的血管吻合及新生血管明显扭曲伴有渗漏。如累及视网膜中央静脉主干，造影可出现视网膜中央静脉阻塞。

（2）全身检查　胸部X线检查、结核菌素试验、血液检查、免疫学检查，由于本病大多为结核变态反应所致，临床常做结核菌素试验。

【治疗原则】

（1）一般治疗　卧床休息、包扎双眼或戴针孔眼镜以限制眼球活动，应用止血药。

（2）病因治疗　增强全身抵抗力；试用抗结核治疗；有局部病灶者应去除。

（3）糖皮质激素　对抑制炎症和减少机化物的形成可能有一定作用。可口服泼尼松 30mg，隔天 1 次，以后逐渐减量，维持数月。

（4）激光光凝治疗 封闭病变血管以预防出血，光凝无灌注区以预防新生血管。

（5）玻璃体切除手术 严重玻璃体积血在 3 个月内不见消退，并有机化膜形成，有发生牵拉性视网膜脱离危险者可行玻璃体切除手术，联合激光光凝。

（6）其他辅助治疗 内服卡巴克洛（安特诺新）、维生素 K、维生素 C、芦丁、钙剂及活血止血中药等。

二、主要护理问题

（1）感知紊乱 与视力下降、玻璃体积血有关。

（2）部分生活自理能力缺乏 与视力下降、生活自理困难有关。

（3）焦虑、恐惧 与视力下降、担心预后不良有关。

（4）有外伤的危险 与视力下降有关。

（5）知识缺乏 缺乏视网膜静脉周围炎防护知识。

（6）感知改变——视力下降 与视网膜出血、渗出等因素有关。

（7）潜在并发症 继发出血性青光眼、增生性视网膜病变、牵拉性视网膜脱离。

三、护理措施

1. 常规护理

（1）心理护理 病人系青壮年，是家庭的经济支柱，视力逐渐下降，悲观、郁闷，医护人员应关心、安慰病人，消除焦虑悲伤的心情，鼓励病人树立战胜疾病的信心。

（2）体位 玻璃体积血时应卧床休息，包扎双眼，半卧位休息，让血液沉积于玻璃体下部。

（3）基础护理 加强巡视，保持床单元卫生及病人的个人卫生。

2. 手术治疗 玻璃体积血经用药等治疗 3~6 个月后无好转者，或有牵引性视网膜脱离，应行玻璃体切割术。玻璃体切割手术后按玻璃体切割术后护理常规护理。

3. 病情观察 根据全身情况应用抗生素，注意观察用药后反应。

4. 健康指导

（1）饮食 多食富含维生素、蛋白质的食物，禁食辛辣刺激性食物，保持排便通畅。

（2）活动 玻璃体活动期出血应卧床休息，限制活动，手术期应避免剧烈活动，适度即可，避免疲劳、精神紧张及各种不良刺激。

（3）用药 指导正确用药，如抗结核药物的注意事项。

（4）检查 早期玻璃体积血3~6个月期间应2周复查1次，手术后第1周、半个月、1个月、3个月定期门诊随访，检查视力，如出现视力下降应立即就医。

第三十一节 糖尿病性视网膜病变

一、疾病概述

【概念与特点】

糖尿病性视网膜病变常见于糖尿病病人的视网膜血管疾病，其最早可见的眼底改变包括微血管瘤和出血，进而发展为视网膜毛细血管无灌注，导致出血数量增加、棉絮斑和视网膜内微血管异常，持续的无灌注最终可以导致视网膜血管的闭塞和病理性增殖，表现为视盘或视网膜其他部位的新生血管。导致视力严重下降的原因主要是黄斑水肿、黄斑部毛细血管无灌注、玻璃体积血或牵拉性视网膜脱离等。

【临床特点】

视网膜毛细血管的病变表现为动脉瘤、出血斑点、硬性渗出、棉絮斑、静脉串珠状、视网膜内微血管异常（IRMA）以及黄斑水肿等。广泛缺血会引起视网膜或视盘新生血管、视网膜前出血及牵拉性视网膜脱离。病人有严重的视力障碍。

【辅助检查】

眼底荧光素血管造影检查：视网膜动脉变窄，毛细血管出现微血管瘤、渗漏，在阻塞支静脉近端与远端之间侧支形成，出现新生血管和纤维增殖，有的出现大片毛细血管无灌注区。

【治疗原则】

（1）积极控制高血糖　长期控制血糖在正常范围可减少视网膜病变的发生和发展。

（2）积极控制血压和血脂　高血压和高血脂均可使血管发生病理改变，加上血糖增高更易使病变恶化，故应积极控制血压和血脂至正常水平。

（3）眼部治疗　非增生期早期可口服具有调节微血管壁的生理功能、降低血浆黏稠度、调节微循环功能的药物，如羟苯磺酸钙胶囊（导升明）、递法明等。对黄斑水肿和黄斑囊样水肿者可行氩黄激光局灶或格栅光凝术，减轻水肿。进入高危期或有新生血管时应做全视网膜光凝术。对于玻璃体大量出血或增生膜形成者可行玻璃体切割术和（或）膜剥离术。

二、主要护理问题

（1）感知受损——视力下降　与视网膜出血及渗出等因素有关。

（2）潜在并发症　新生血管性青光眼、牵引性视网膜脱离等。

（3）知识缺乏　缺乏糖尿病性视网膜病变防治知识。

（4）有外伤的危险　与严重视力下降有关。

（5）部分生活自理能力缺乏　与双眼视力下降、生活自理困难有关。

（6）焦虑、恐惧　与长期患糖尿病及严重视功能障碍、担心预后有关。

三、护理措施

1. 心理疏导　病人因突然出现视物模糊、视力下降，而显现出过分恐惧、焦虑，担心术眼视力能否恢复，针对病人的思想动态，护理人员应用温暖的语言安慰病人，稳定病人的情绪，鼓励其积极配合治疗，并向病人介绍以往治疗成功的病例，增加病人治愈的信心。护理人员在为病人做处置时多与病人交谈，多沟通，用朴实的语言、亲切的眼神和病人交流，使之感受到被尊重、被关心，最终取得病人的信任，使病人树立信心，有一个最佳的心态接受治疗。

2. 指导病人保持充足的睡眠 激光治疗时要配合医师保持稳定的姿势，眼睛不能随意转动，以免意外灼伤黄斑中心或大血管，严重影响视力，激光治疗后当天最好避免看电视或过度用眼，避免做低头运动及用力运动。

3. 饮食指导 积极有效地控制血糖，使血糖降至正常或接近正常。病人尽量少用或不用糖类点心、甜饮料、油炸等高热能食品，少吃酱菜等盐腌制食品，少吃动物油脂，尽量选用植物油，多吃蔬菜，尤其是深色蔬菜、胡萝卜，适当增加海产品的摄入，如海带、紫菜、海鱼等。伴低镁血症的糖尿病病人容易并发视网膜病变，适当地补充镁是防止视网膜病变的有效措施。含镁丰富的食品有绿叶蔬菜、小米、荞麦面、豆类及豆制品等。

4. 积极治疗高血压 高血压会促使糖尿病视网膜病变的发生，且加速其发展。

5. 早期发现眼部并发症

（1）对无视网膜病变的糖尿病病人，要每年检查 1 次眼底。有糖尿病性视网膜病变的病人，应每隔 2~4 个月查 1 次眼底，并及时行眼底造影检查，行激光光凝治疗，以维持良好的视力，保证病人的生活质量和工作能力。

（2）糖尿病妇女在计划怀孕前 12 个月内及确定怀孕时应查眼底，以后按照医师要求定期复查。

（3）眼压增高，视力下降。已发现视网膜病变，不能解释的眼部症状、增殖性视网膜病变、黄斑水肿，都要请眼科医师全面检查。

6. 健康指导

（1）告知病人控制血糖的意义，指导病人进食糖尿病饮食，并向病人介绍饮食治疗的目的、意义及其具体措施，并监督落实。

（2）指导病人遵医嘱用药和检查眼底，以便能早期发现糖尿病视网膜病变。

（3）向病人或家属传授糖尿病和糖尿病视网膜病变的预防和治疗知识，

强调控制血糖的意义。向病人介绍饮食治疗的目的、意义及具体措施并监督落实。

（4）指导病人按医嘱用药，并定期复查眼底。

（5）告知病人发现异常及时就诊，如出现眼痛、头痛、雾视、虹视、视力突然下降，可能是新生血管性青光眼的发生。

第三十二节 高血压性视网膜病变

一、疾病概述

【概念与特点】

高血压性视网膜病变（HRP）是由于高血压导致视网膜血管内壁损害的总称。高血压是以体循环动脉压增高为主要表现的临床综合征，70%病人可导致高血压性视网膜病变。高血压导致的眼底改变与病人年龄、血压升高程度、病程长短有关。年龄愈大、病程愈长，眼底改变的发生率愈高。

【临床特点】

（1）慢性高血压性视网膜病变 视网膜动脉对高血压的反应是血管痉挛、变窄，血管壁增厚，严重时出现渗出、出血和棉絮斑。临床上可有不同程度的视力下降，与视网膜损害的程度、部位有关。

（2）急进型高血压性视网膜病变 多见于40岁以下青年。最主要的改变是视盘水肿和视网膜水肿，称为高血压性视神经视网膜病变。同时可见视网膜火焰状出血、棉絮斑、硬性渗出及脉络膜梗死灶。

【辅助检查】

眼底荧光素血管造影检查：视网膜动脉变窄，静脉充盈、迂曲。毛细血管渗漏；一些毛细血管闭塞，形成小的无灌注区，周围毛细血管扩张，有微血管瘤形成。

【治疗原则】

（1）积极治疗高血压，将血压控制在理想范围之内。进低盐、低脂饮食。

眼部病变给予对症治疗，如渗出或出血可使用吸收剂、维生素 C、维生素 E、路丁、碘剂及血管扩张剂。

（2）对视网膜发生大面积毛细血管无灌注区或已产生新生血管者，应采用激光进行视网膜光凝治疗。

二、主要护理问题

（1）感知受损——视力下降　与视网膜及视神经损害有关。

（2）焦虑　与视力下降、病程长、反复发作等因素有关。

（3）潜在并发症　玻璃体积血、增殖性玻璃体视网膜病变、视网膜脱离。

三、护理措施

1. 基础护理　指导病人进低盐、低脂、低胆固醇饮食；改变不良的生活习惯，如戒烟、戒酒；遵医嘱服用降血压药物并监测血压，定期检查眼底。

2. 生活护理　协助病人制订合理的生活习惯，指导其保证充足的睡眠，适当运动，并保持乐观的情绪。

3. 心理护理　通过与病人的交流，了解病人的焦虑程度，给予心理安慰；介绍疾病的有关知识，帮助病人树立信心。

4. 眼底血管造影护理

（1）治疗前护理　①向病人解释操作目的、方法、注意事项，取得配合，并协助医师签署知情同意书。②评估病人全身情况，了解病人是否有过敏史、高血压、心脏病、支气管哮喘等全身病史。测量血压、脉搏，如果 BP > 160/100mmHg，要报告医师处理或暂缓造影检查。③滴用复方托吡卡胺滴眼液散瞳剂，充分散瞳。④准备过敏试验的荧光素钠或吲哚菁绿稀释液：用 5ml 注射器抽取 0.05ml 荧光素钠或吲哚菁绿原液，再抽取 5ml 附带的灭菌注射用水稀释成 0.2% 荧光素钠或吲哚菁绿皮肤敏感试验液，换上 7# 头皮针，做好标记，放于无菌盘内备用。⑤开放静脉，确保静脉注射不外渗。

（2）治疗中护理　①遵医嘱备好造影剂，成人常用量 5ml（10%）或 3ml

（25％），也可按照体重15～30ml/kg。②帮助病人安置舒适的头位，调整好所需的扫描部位，并先拍摄双眼眼底照片。③观察进针局部有无渗漏，确认针头在静脉内。遵医嘱于4～5秒内快速静脉推注造影剂。④启动计时器并记录时间，于图像监视器上观察造影过程，储存所需图像，打印出具有代表性的造影图像。

（3）治疗后护理　①造影完毕后保留静脉注射针10～15分钟，注意病人的不良反应。如无明显不适再拔针，并嘱病人局部按压3～5分钟。②嘱病人多饮水，以加快造影剂排泄。③告知病人造影剂静脉注射后皮肤和尿液暂时染色，视物有黄色或粉红色感觉，不需要特殊处理。

5. 病情观察　检查过程中密切观察病人病情变化和造影剂的不良反应：①如发现造影剂外渗，应立即停止注射；局部用50％硫酸镁溶液湿敷，24小时后改热敷。②造影剂常见不良反应有口麻、气短、胸闷、眼结膜充血、恶心、呕吐、眩晕等，常在注射后30秒内发生，不良反应发生率和严重程度与注射剂浓度和注入量有关。告知病人有恶心感时，要做深呼吸，如可耐受者继续检查。③如出现荨麻疹需继续观察，待荨麻疹消退后再离开。严重者口服氯苯那敏（扑尔敏）。④如出现过敏性休克，应立即进行抢救。

6. 健康指导

（1）指导病人进低盐、低脂、低胆固醇饮食。改变不良的生活方式，如戒烟、限酒，保证充足的睡眠，适当运动，并保持乐观的情绪。

（2）指导病人按医嘱服用降血压药物，定期测量血压、检查眼底，注意药物不良反应。

第三十三节　年龄相关性黄斑变性

一、疾病概述

【概念与特点】

年龄相关性黄斑变性（AMD）是发达地区50岁以上人群常见的致盲眼病。病人可双眼先后或同时发病，视力出现进行性损害。该病发病率随年龄增长而增加，是 60 岁以上老人视力不可逆性损害的首要原因。临床表现具有下述一个或多个特点：玻璃膜疣形成；视网膜色素上皮层异常，如脱色素或色素增生；累及黄斑中心凹的视网膜色素上皮和脉络膜毛细血管地图样萎缩；新生血管（渗出）性黄斑病变。

【临床特点】

（1）干性年龄相关性黄斑变性 起病缓慢，双眼视力逐渐减退，可有视物变形。该型病人后极部视网膜外层、色素上皮层、玻璃膜及脉络膜毛细血管呈缓慢进行性变性萎缩，其特征性表现为黄斑区玻璃膜疣、色素紊乱及地图样萎缩。此外，色素上皮的变性萎缩还表现为色素紊乱、脱色素或地图样萎缩。深面的脉络膜毛细血管萎缩，可显露脉络膜大中血管。

（2）湿性年龄相关性黄斑变性 玻璃膜的变性损害可诱发脉络膜新生血管膜（CNV）形成，长入色素上皮层下或感觉层视网膜下，引发渗出性或出血性脱离。临床上患眼视力突然下降、视物变形或中央暗点。眼底可见后极部感觉层视网膜下或色素上皮下暗红甚至暗黑色出血，病变区可隆起。病变区大小不一，大的可超越上下血管弓。病变区内或边缘有黄白色脂性渗出及玻璃膜疣。大量出血时，出血可突破视网膜进入玻璃体，产生玻璃体积血。病程晚期黄斑下出血机化，形成盘状瘢痕，中心视力完全丧失。

【辅助检查】

（1）眼底检查 玻璃膜疣、小的出血区、硬性渗出、视网膜下积液、色素上皮隆起等。

（2）荧光素眼底血管造影 为 AMD 临床诊断所必需。

（3）吲哚菁绿脉络膜血管造影 对评价某些类型的 AMD，如色素上皮脱离、边界不清的 CNV、视网膜血管瘤样增殖的病变，此项检查有意义。

（4）光学相干断层扫描（OCT） 可以确定视网膜下积液和视网膜增殖的厚度，提供一些造影的补充信息，可酌情选择。

【治疗原则】

目前尚无有效治疗和根本性预防措施。

二、主要护理问题

（1）感知受损——视力下降　与视网膜色素上皮变性、出血、渗血、瘢痕改变等因素有关。

（2）焦虑　与本病治疗效果不佳、担心预后有关。

（3）知识缺乏　缺乏年龄相关性黄斑变性防治知识。

（4）感知障碍　与视力下降有关。

（5）有外伤的危险　与视力下降、视物模糊有关。

（6）自理能力缺陷　与视力下降及视物变形有关。

三、护理措施

1. 心理护理　主动了解病人的心理状态和心理感受，对其不良的情绪进行心理干预。鼓励病人以积极乐观的心态面对疾病，并增强其战胜疾病的信心。

2. 安全护理　将日常生活用品放在病人触手可及之处，合理安排病房内设施摆放，走廊保持通畅。

3. 玻璃体腔内注射 Avaslin 围手术期护理

（1）术前护理　做好各种术前检查，如血常规、心电图、凝血功能等；术前 30 分钟冲洗病人患眼泪道和结膜囊，以排除慢性泪囊炎和防止眼内感染；充分扩瞳至直径不小于 7mm，以便玻璃体腔内注射的顺利完成。

（2）术后护理　①加盖无菌纱布，保护术眼，避免感染和碰伤。②严密观察病人眼压变化，注射后 3 天内每天测眼压 2~3 次，维持眼压 22mmHg 以下。③注意休息，保持头高位。

4. 光动力疗法的护理

（1）治疗前准备　①测量身高、体重，计算体表面积，计算光敏剂的用量。②治疗前 30 分钟用复方托吡卡胺滴眼液散大瞳孔。③告知治疗中的注意事项，取得病人的配合。④药液现配现用，只能用 5% 葡萄糖溶液配制光敏剂，不能使用生理盐水。⑤嘱咐病人准备好深色长袖衣裤、遮阳伞和遮光眼镜。

（2）治疗中配合 ①选用留置针建立静脉通道，先推注 5% 葡萄糖溶液以确保留置针在血管内，然后再推入药液。应确保药液全部注入血管内，保证剂量准确。②保持病人头部位置固定及治疗眼固视，避免头部移动。③配制好的药液如不能立即使用，应放在避光袋内保存。④推药过程中注意观察病情变化，了解病人有无不良反应。⑤防止药液渗入皮下，如出现渗漏时应立即停止注射，局部冷敷及避光，外涂消炎药。

（3）治疗后护理 ①嘱咐病人治疗结束后立即戴上太阳镜、着长袖衣裤，避免光线照射。②强调避光的重要性，要避免日光、白炽灯光、紫外线等，涂防晒霜不能防止光线的影响。③避光时间：48 小时内严格避光，5 天后可户外活动。

5. 健康指导

（1）指导病人进食含维生素 C、维生素 A、维生素 E 丰富的食物，注意微量元素锌的补充，保证饮食营养均衡。

（2）坚持锻炼身体，保持愉快的心情和平和的心态，防止疾病侵扰。

（3）避免过强太阳光直射眼睛，夏季外出可佩戴太阳镜。

（4）病人在做光动力治疗期间要注意避光。

（5）帮助病人了解疾病的发生、发展和转归，鼓励病人配合治疗。

（6）告知病人定期复查眼底，增强自我保健意识。

第三十四节 视网膜脱离

一、疾病概述

【概念与特点】

视网膜脱离是指视网膜本身组织中的神经上皮和色素上皮层分离；并非视网膜与脉络膜分离，分为原发性视网膜脱离和继发性视网膜脱离，原发性视网膜脱离男多于女，30 岁以上多见，双眼患病率约为 15%，2/3 为近视眼（高度近视为多）或有外伤史。

【临床特点】

（1）早期症状 初发时有飞蚊症、眼前闪光感和眼前黑影飘动。

（2）视力减退　如果黄斑区受到影响则有中心视力明显减退。

（3）视野缺损　与视网膜脱离区相对应的视野缺损。

（4）眼压　早期脱离面积不大时，眼压正常或稍偏低，以后眼压随脱离范围的扩大而下降。

（5）眼底检查　脱离的视网膜失去正常的红色反光而呈灰白色隆起，大范围的视网膜脱离区呈波浪状起伏不平。严重者视网膜表面增殖，可见固定皱褶。

【辅助检查】

（1）常规检查　血、尿、粪便常规均正常（WBC 计数 $8.5 \times 10^9/L$），肝、肾功能检查正常，乙肝表面抗原（-），艾滋病抗原（-），凝血四项检查正常，X 线胸片及心电图检查未见异常。

（2）专科检查　①间接检眼镜：主要做眼底病变检查。②三面镜检查：主要是检查视网膜病变。③眼压检测：眼压一般均低于正常，若眼压 < 1.3kPa 须注意有无脉络膜脱离。

【治疗原则】

原发性视网膜脱离行手术治疗以封闭裂孔和创造脱离的视网膜和脉络膜接触的条件。继发性视网膜脱离应针对各种不同的原发疾病加以治疗。

二、主要护理问题

（1）视力下降　与视野缺损和视网膜脱离有关。

（2）潜在并发症　术后眼内出血、眼压升高，视网膜再脱离。

（3）焦虑　与视功能损害及担心预后有关。

（4）知识缺乏　缺乏对视网膜脱离的防治知识和围手术期的护理知识。

三、护理措施

1. 术前护理措施

（1）基础护理　保持病房的安静和整齐，病人生活用品放置在触手可及的地方，经常巡视病房、询问病人的情况，满足病人的生活需求。并且根据病情适当限制病人活动量，特别是新鲜的上方脱离时，病人必须卧床休息，并覆盖眼垫或包扎双眼，以减少眼球运动，防止视网膜脱离加重。

（2）卧位　如病人视网膜下部脱离应采取半卧位，上方脱离应采取仰卧头低位。

（3）术前宣传教育　对手术和预后及可能出现的严重后果要有充分的了解，并指导病人在手术过程中的配合，以期达到手术的最佳效果。

（4）饮食护理　视网膜脱离手术病人痛苦较大，术后1~2天多不能正常进食。叮嘱病人术前适当食用富有营养的食物，以备术后体力的消耗。

（5）术前准备　执行内眼手术常规检查及准备，术前做好全身清洁，长发女病人梳两条辫子，以利术后卧床。术前常规滴眼药消炎、剪睫毛、清洁手术区，术前1天晚给予镇静药。

2. 术后护理措施

（1）眼部敷料包扎　术后需加压包扎至少1天，往往使病人感到面部不适和疼痛，要向病人做好解释并取得合作，嘱病人不要自行拆解敷料。如敷料松动、移位、渗血或污染，应更换敷料，重新包扎。

（2）体位宣传教育　根据病情不同，术后遵医嘱严格执行特殊体位，如黄斑裂孔，术后注入空气后，取俯卧位。护理人员需向病人宣传体位的重要性和必要性，使病人理解并给予很好的配合。

（3）饮食护理　术后进半流质饮食3天，适当吃些水果，术后24小时打开绷带，每天换药并滴、涂散瞳及消炎眼药水和眼膏。

（4）生活护理　嘱病人不做剧烈活动，适当卧床休息，避免碰撞，保持大便通畅。

（5）健康宣传教育　预防上呼吸道感染及感冒，鼓励病人多饮水；减少病室探视人员，保证病人充分休息；出汗后及时更换病号服，保持衣服清洁干燥；协助病人搞好个人卫生。

3. 病情观察

（1）密切观察眼部情况，如敷料有无松脱及渗出、术眼疼痛程度等；并监测体温变化，注意有无其他全身症状，必要时遵医嘱应用镇静药或镇痛药镇痛。

（2）严密观察全身情况，术后病人多有恶心、呕吐等症状，可遵医嘱给予止吐药，如出现伤口疼痛，可给予口服镇痛药或肌内注射镇痛、镇静药。

4. 健康指导

（1）术后恢复期遵医嘱继续坚持适当体位。

（2）避免眼压升高因素，在恢复期避免用力大便、咳嗽、剧烈运动或重体力劳动等，以防视网膜再次脱离。

（3）教会病人正确滴眼药水的方法，按时用药，按时复查，如有异常，随时就诊。

（4）继续戴小孔镜 3 个月。

第三十五节　视网膜黄斑裂孔

一、疾病概述

【概念与特点】

视网膜黄斑裂孔一般指黄斑部视神经上皮层局限性全层缺损。常见原因是严重眼部外伤、黄斑部囊样变性和水肿、高度近视、玻璃体牵拉等。其中老年人无明显病因引起的黄斑裂孔，称为特发性黄斑裂孔，常见于 60 ~ 80 岁老年人。

【临床特点】

病人自觉视力有不同程度下降，视力障碍严重程度与视网膜组织损伤程度和裂孔大小有关。黄斑部受累会引起中心视力明显下降，视物色暗、变形等。眼底检查可发现黄斑区有圆形或椭圆形边界清晰的暗红色孔，孔底可见黄色颗粒。

【辅助检查】

（1）黄斑裂孔病人的光学相干断层扫描（OCT）检查可直观显示玻璃体后皮质与黄斑裂孔的关系。

（2）视网膜脱离病人通过眼底荧光血管造影和眼部 B 超检查可协助诊断。

【治疗原则】

黄斑裂孔无明显进展可门诊随访观察。对于 Ⅱ ~ Ⅳ 期的特发性黄斑裂孔，出现明显视力下降或视网膜脱离可以选择玻璃体手术治疗，包括玻璃体注射气体、玻璃体切除联合玻璃体腔填充等。

二、主要护理问题

(1) 感知改变——视力下降、视物变形 与黄斑的神经上皮层缺损有关。

(2) 知识缺乏 缺乏视网膜黄斑裂孔的防治知识、围手术期护理知识。

(3) 疼痛——眼痛 与手术眼肌牵拉或高眼压症有关。

(4) 焦虑 与视功能损害及担心预后有关。

(5) 潜在并发症 术后眼内出血、眼压升高、视网膜再脱离。

(6) 自理能力缺陷 与视力下降及年老活动能力下降有关。

三、护理措施

1. 视力障碍的护理

(1) 安静卧床,减少头部移动,使裂孔区处于最低位。

(2) 术眼散瞳的病人做好生活护理。

(3) 病人卧床期间协助病人生活护理,满足病人各项生活所需。

2. 心理护理 术前向病人讲述手术的大概过程以及手术前后的注意事项,鼓励病人密切配合治疗,争取早日康复。

3. 手术前护理

(1) 术眼充分散瞳,协助医师查明视网膜脱离区及裂孔是关键。若病程短并且视网膜下积液较多、不易查找裂孔时应卧床休息,戴小孔眼镜,使眼球处于绝对安静状态,2~3天后再检查眼底。

(2) 安静卧床,减少头部移动使裂孔区处于最低位,减少视网膜脱离范围扩大的机会。

4. 手术后护理

(1) 体位护理 ①包扎双眼,安静卧床休息1周。②玻璃体注气或注油病人应使裂孔处于最高位,12~16h/d,以帮助视网膜复位和防止晶状体混浊,待气体吸收后行正常卧位。③指导病人正确卧位方法,并告知病人及家属保持正确体位的重要性,提高病人的依从性,保证治疗效果。④同时做好舒适护理，根据其卧位给予额、颈、肩、胸、腰、腿垫，并指导其定时变换体位，如俯卧位病人可轮流采取俯卧位、面向下坐位、面向下步行位，减少单一俯卧位引起的不适，使病人能较舒适、长时间地保持体位。

（2）眼部疼痛护理　①评估疼痛原因，术后病人有不同程度的眼痛，可伴有恶心、呕吐。术后当天疼痛多为手术眼肌牵拉或高眼压症；手术注入气体、硅油也可侧眼压升高、眼部疼痛；巩膜环扎手术病人也会明显眼痛。②玻璃体注入气体多为惰性气体，它有膨胀性，48～72小时膨胀至最大，术后可能使得眼压升高、眼痛。③眼痛病人可及时给予镇痛药或降眼压药，必要时适当放气。

（3）药物治疗的护理　术后患眼散瞳至少持续1个月，做好散瞳期间病人生活护理。

5. 病情观察

（1）疼痛观察　了解疼痛性质、程度、伴随症状，监测眼压。

（2）并发症观察　注意观察眼部创口；了解头痛、眼痛等症状；监测视力、眼压情况，及时发现眼内出血、眼压升高、视网膜再脱离等情况。

6. 健康指导

（1）术后恢复期遵医嘱继续坚持适当体位。

（2）避免眼压升高因素，在恢复期避免用力大便、咳嗽、剧烈运动或重体力劳动等，以防视网膜再次脱离。

（3）教会病人正确滴眼药水的方法，嘱按时用药，按时复查，如有异常，随时就诊。

（4）继续戴小孔镜3个月。

（5）玻璃体腔注气病人术后避免高空旅行，以免眼压增高。

第三十六节　玻璃体积血

一、疾病概述

【概念与特点】

玻璃体无血管，不发生出血。玻璃体积血通常来自视网膜或脉络膜血管或新生血管出血，因此，玻璃体积血是许多眼病引起的一种玻璃体病变，也是临床上导致视力丧失的常见原因。

【临床特点】

（1）少量积血时，有飞蚊症，眼底检查可见玻璃体内有细小混浊点或漂浮物，视力多不受影响。常可吸收。

（2）大量积血时，玻璃体高度混浊，视力急剧减退，或仅有光感。眼底检查无红光或仅见微弱的红光反射。裂隙灯检查，可见前玻璃体内有大量红细胞，或鲜红色血块。时间较长可形成机化条索、片或团块状，可牵拉视网膜。

（3）有引起玻璃体积血的原发疾病的表现。若一眼出血致密，应检查另一眼眼底。做超声检查排除视网膜肿瘤等。

【辅助检查】

裂隙灯显微镜检查示新鲜的出血呈鲜红色，比较陈旧性的出血呈棕黄色。部分病例如积血量多，不能完全吸收，最后形成结缔组织膜或条索，有时还见到附有新生血管。另外超声检查也有助于病情判断。

【治疗原则】

主要治疗方法有药物治疗和手术治疗，并积极治疗原发病。

二、主要护理问题

（1）感知改变——视力下降　与玻璃体腔积血有关。

（2）潜在并发症　视网膜脱离、继发性青光眼等。

（3）焦虑、恐惧　与对手术的恐惧，对预后的担忧有关。

（4）知识缺乏　缺乏对玻璃体积血的了解。

三、护理措施

1. 常规护理

（1）休息与卧位　指导病人绝对安静卧床休息，安置半卧位，给予双眼包扎以限制眼球运动，减少继续出血。

（2）饮食护理 给予易消化、富含纤维素的食物，保持大便通畅，以免腹压增加，加重出血。

（3）心理护理 讲解玻璃体积血的相关知识，消除因对疾病的无知导致的心理压力。与病人积极沟通，鼓励病人表达自身感受和想法，采取针对性的心理干预措施。

2. 专科护理

（1）遵医嘱给药，如病人有新鲜出血可给予云南白药、蝮蛇血凝酶（立止血、巴曲酶）、卡巴克络等；如为陈旧出血给予碘剂如碘化钾、普罗碘铵注射液（安妥碘）、纤溶酶（纤维蛋白溶解酶）和透明质酸酶等，同时指导病人眼部热敷方法，促进积血吸收。

（2）需要手术治疗的病人，按玻璃体切割术护理。

（3）保护眼部免受外伤，室内常用的物品固定位置摆放，鼓励病人使用床旁传呼系统寻求帮助。

（4）出血期可使用止血药，积极治疗原发疾病。

3. 病情观察 观察玻璃体积血进展，了解病人视力、眼压等情况。

4. 健康指导

（1）根据病情要求病人卧床或适当下床活动，减少头部活动，避免损害眼球组织影响手术后视力恢复。

（2）按时滴抗生素眼药水，以免感染。避免碰撞术眼，以免伤口愈合不良而裂开。不可过度用眼，注意用眼卫生，勿用力揉擦双眼，不在暗处逗留过久。

（3）少吃辛辣食物，忌酒，饮食要清淡，常吃新鲜的蔬菜，多吃含粗纤维素的食物，保持大便通畅，预防便秘。

（4）眼内注入硅油的病人，在硅油未取出前保持俯卧位（脸朝下即可），也可根据医师要求改变卧位。眼内注入气体或硅油的病人尽量避免坐飞机。

（5）糖尿病病人应注意监测血糖的变化。

（6）告知病人复诊时间，利于了解病情，便于随访。出院后如发现剧烈的眼胀痛，请立即到就近的医院测眼压。

（7）在公共场合时注意保护术眼。洗澡及洗漱时应遮挡术眼。

第三十七节　视神经炎

一、疾病概述

【概念与特点】

根据解剖部位，视神经的炎症在球内称视神经乳头炎，在球后段的炎症称为球后视神经炎。本病多见于青壮年和儿童，大多为单侧性，无明显性别差异，其病因、临床表现、病程及愈后大致相同，仅由于开始发病部位不同而眼底改变不同。

【临床特点】

（1）一眼或两眼视力模糊，尤其在运动或洗热水澡以后。

（2）视力变昏暗，好像灯光调弱一般。

（3）物体的颜色看起来变得阴暗褪色。

（4）眼球后方可能会有疼痛的感觉，特别是眼球转动时。

【辅助检查】

（1）视野检查　可出现各种类型的视野损害，但较为典型的是视野中心暗点或视野向心性缩小。

（2）视觉诱发电位（VEP）　可表现为 P100 波（P1 波）潜伏期延长、振幅降低。

（3）颅脑磁共振成像（MRI）　通过了解脑白质有无脱髓鞘斑，对早期诊断、选择治疗方案以及病人的预后判断有参考意义。

【治疗原则】

1. 病因治疗　应尽力找到病因，除去病灶。

2. 对症疗法　急性发作时采用大剂量肾上腺糖皮质激素（以下简称糖皮质激素或皮质激素、激素）冲击疗法。

3. 支持疗法　B 族维生素制剂，如维生素 B_1、维生素 B_6、维生素 B_{12} 等。血管扩张剂如烟酸、地巴唑等。

4. 中药治疗　早期可用丹栀逍遥饮。晚期视神经出现萎缩时，可用益气聪明汤。

二、主要护理问题

（1）感知改变——视力急剧下降、无光感　与视神经炎症有关。

（2）知识缺乏　缺乏视神经炎的相关防治知识。

（3）焦虑　与担心病情预后不良有关。

（4）有受伤的危险　与视力急剧下降有关。

（5）疼痛　与疾病累及神经产生疼痛有关。

三、护理措施

1. 激素治疗的护理　大剂量糖皮质激素如甲泼尼松龙冲击治疗，它可引起一系列药物不良反应，应密切观察病人全身情况，如发现异常情况及时处理。病人需要长时间、大剂量的静脉输注，对血管刺激性大，要注意保护血管，由远而近、由细到粗地选择静脉，严格执行无菌技术操作。

2. 颞浅动脉旁皮下注射护理　遵医嘱使用复方樟柳碱做颞浅动脉旁皮下注射时注意避开颞浅动脉，选择正确的注射部位，呈 45°角进针，注射方向应避开眼球。注射后会有皮丘隆起，稍后会逐渐消失，嘱病人勿用力按压。

3. 疼痛护理　给予疼痛评估，做好解释工作，指导分散疼痛注意力方法。遵医嘱给药，观察药效，做好评价工作。

4. 安全护理　将日常生活用品放在病人触手可及之处，合理安排病房内设施摆放，走道畅通，无障碍物摆放。

5. 心理护理　因起病急，视力突然下降且伴眼球转动痛，病人感到焦虑不安甚至惊恐。护士应加强与病人的沟通，解释病情，帮助病人正确认识疾病发生机制及可治愈性，说明坚持长期治疗的必要性，使病人对治疗充满信心。所有治疗操作前做好解释工作，动作要熟练、准确、轻巧。

6. 病情观察

（1）用药期间应限制钠盐的摄入并每天测血压，每周测体重 1 次，定期复查肝功能、血生化，了解血钾、血钠的变化。

（2）注意消化道反应　观察病人有无腹部不适，有无腹泻、腹痛、便秘、胃痛等胃肠功能紊乱。重视病人的自觉症状，观察病人大便颜色。

（3）观察眼部情况　用药期间每天测量眼压，观察病人有无激素性青光眼、激素性白内障、激素性葡萄膜炎、视神经损伤、角膜巩膜变薄甚至穿孔发生。

7. 健康指导

（1）介绍激素药理作用，注意不良反应的出现。

（2）提高自我保健知识，预防全身性疾病。

（3）积极锻炼身体，养成积极向上的健康行为。

第三十八节　前部缺血性视神经病变

一、疾病概述

【概念与特点】

前部缺血性视神经病变（AION）为供应视盘筛板区及筛板区的睫状后血管的小分支发生缺血，致使视盘发生局部梗死。它是以视力突然减退、视盘水肿及特征性视野缺损（与生理盲点相连的扇形缺损）为特点的一组综合征。

【临床特点】

病人年龄多在中年以上，一般发病较快，常累及双眼，亦可先后发病，其相隔数周或数年。视力突然下降，出现暂时性黑矇，但不太严重，无眼球转动痛和颅内压力升高所伴随的头痛、呕吐等症状。视野出现扇形型、水平型、象限型和垂直型缺损，但不以视野内的水平和垂直中线为界，常见于下半部视野从生理盲点伸出一弧形缺损与偏盲区相连为其特征。眼底检查：视盘稍隆起、颜色稍浅或正常，有时略有充血，边缘模糊，呈灰白色局限水肿，视盘附近视网膜可有少数出血点。视网膜血管无改变，黄斑部正常。晚期（1~2 个月后）视盘隆起消退，边缘清楚，颜色局限性变浅，视盘也可上（下）半或全部苍白，呈原发性视神经萎缩。

【辅助检查】

视野生理盲点相连的弓形或扇形暗点，与视盘的改变部位相对应。

【治疗原则】

（1）病因治疗 根据病因做相应治疗。

（2）皮质激素治疗 早期给予激素治疗对本病有良好的效果，方法同视神经炎。

（3）血管扩张剂及低分子右旋糖酐滴注 以改善血液循环。

（4）中药治疗 早期以清热凉血为主，兼以活血化瘀，以后以活血化瘀为主，兼以清热明目。

（5）口服乙酰唑胺 降低眼压，相对提高灌注压，但对其作用尚有争议。

二、主要护理问题

（1）感知改变——视力减退、视野缺损 与睫状后血管发生缺血有关。

（2）焦虑 与视力突然下降、担心疾病预后不良有关。

（3）知识缺乏 缺乏前部缺血性视神经病变相关防治知识。

三、护理措施

1. 常规护理

（1）做好激素治疗的护理。用药期间应限制钠盐的摄入，每天测量血压，每周测体重1次，注意消化道反应，观察病人有无胃肠功能紊乱。观察眼部情况，每天测量眼压，观察病人有无激素性青光眼、激素性白内障等。

（2）遵医嘱静脉滴注血管扩张药，改善微循环。并做好静脉注射部位的保护。

（3）口服乙酰唑胺，以降低眼压，相对提高眼灌注压。用药期间，嘱病人多次少量饮水。

（4）加强营养摄入，避免辛辣刺激食物。

（5）积极做好病人的心理护理，增强病人战胜疾病的自信心。

2. 病情观察

（1）密切监测血压变化，预防直立性低血压等并发症的发生，做好安全护理。

（2）密切观察病人有无手足麻痹、腰部疼痛、排尿困难、血尿等情况发生。

3. 健康指导　对于可导致动脉粥样硬化性血管病的危险因素，如高血压、高血脂、糖尿病等积极治疗。对于突然发生的视力减退、视野缺损要及时就诊。

第三十九节　视神经萎缩

一、疾病概述

【概念与特点】

视神经萎缩不是一种单独的疾病，而是视神经各种病变及其髓鞘或视网膜神经节细胞及其轴突等的损害，致使神经纤维丧失，神经胶质增生的最终结局。一般发生于视网膜至外侧膝状体之间的神经节细胞轴突变性。临床上根据视神经损害的部位而将视神经萎缩分为 3 种：原发性视神经萎缩、继发性视神经萎缩和上行性视神经萎缩。

【临床特点】

主要表现为视力不同程度减退，严重者可完全失明。并可有色觉障碍。

【辅助检查】

视野检查应注意适用小的红色视标，可见中心暗点，鼻侧缺损、颞侧岛状视野、向心性视野缩小至管状视野双颞侧偏盲等。色觉障碍多为后天获得性，红绿色障碍多见，色相排列检查法优于一般检查法。眼底荧光血管造影早期意义不大，晚期可见视盘荧光减弱和后期强荧光。视觉电生理检测包括视网膜电图、眼电图和视觉诱发电位等对诊断病情及预后等均有一定的辅助意义。

【治疗原则】

积极治疗其原发疾病，绝大多数脑垂体肿瘤压迫所致的视神经萎缩，术后常可获得惊人的视力恢复。视神经管骨折如能及时手术也可收到较好的效果。其他原因所致的视神经萎缩可试用神经营养及血管扩张等药物治疗。早期采用大量 B 族维生素、血管扩张剂、能量合剂等药物以加强神经营养。中药可用逍遥散加减和补中益气汤等。新针疗养法，主穴为风池、睛明和球后，配穴为瞳子髎、丝竹空、光明、合谷、肾俞和肝俞等。理疗可用碘离子透入等。

二、主要护理问题

（1）感知改变——视力下降　与视神经萎缩有关。

（2）自理缺陷　与视力丧失有关。

（3）焦虑　与视功能障碍、病程长、恢复慢有关。

（4）有受伤的危险　与视力下降有关。

三、护理措施

1. 治疗护理

（1）遵医嘱给予糖皮质激素等药物治疗，观察药物不良反应。

（2）行视神经减压术的病人，护士要做好手术前后护理。术前做好解释及各项检查。术后用无菌生理盐水浸湿的纱布覆盖口腔，保持呼吸道湿润。

2. 安全护理　合理安排病房内设施摆放，畅通走道。将日常生活用品放在病人触手可及之处，加强巡视，及时了解病人需求并提供帮助，嘱家属做好陪护工作。

3. 心理护理　鼓励病人树立治疗信心，保持轻松舒畅心情。

4. 病情观察

（1）术后严密观察病情变化，观察病人是否有高热、头痛、脑膜刺激征等颅内感染症状；是否有呕吐、抽搐，及时清除口鼻腔分泌物，保持呼吸道通畅。

（2）定时观察病人视力、视野及眼球运动情况。

（3）观察血压变化，尤其是高血压病人，要保持血压稍高于正常人，不宜将血压降至过低。

5. 健康指导　积极检查治疗原发病，发现视力下降、视野缺损要及时到医院就诊。

第四十节　共同性斜视

一、疾病概述

【概念与特点】

共同性斜视是指双眼轴分离，并且在向各方向注视时偏斜度均相同的一类斜视。

【临床特点】

（1）眼位偏斜，一眼注视目标，另一眼发生偏斜。

（2）遮盖健眼，眼球运动基本正常。

（3）双眼向各方向注视时斜视角皆相等，即第一斜视角（健眼固视时斜视眼的偏斜角度）与第二斜视角（斜视眼固视时健眼偏斜的角度）相等。

（4）无复视、无代偿头位。

（5）进行屈光检查，常发现斜视病人有异常视网膜对应、屈光不正和弱视。

【辅助检查】

可用遮盖法、角膜映光法、三棱镜法、同视机法等进行检查，以确定病人是否存在斜视，斜视角是变化的还是稳定的。

【治疗原则】

治疗的目的是恢复双眼的视功能和获得正常眼位，以达到功能治愈。因此必须提高斜视眼的视力，恢复正常视网膜对应，矫正眼位偏斜，增强融合能力。否则只能是外貌上的改善。

二、主要护理问题

（1）感知改变——视力下降　与眼位偏斜伴有屈光不正有关。

（2）知识缺乏　缺乏斜视康复、治疗相关知识。

（3）自我形象紊乱　与眼位偏斜、面容受影响有关。

三、护理措施

1. 心理护理

（1）鼓励病人表达形象改变的心理感受和生活影响。通过沟通交流，使病人感受到护士对他的关心、尊重的态度，并及时提供或使其家属同时提供支持。

（2）帮助病人及家属正确认识疾病带来的形象改变，教授相关技能，提高病人及家属适应自我形象改变的能力。

（3）详细介绍视功能训练和有关治疗、手术知识，增强病人及家属治疗信心。

2. 手术前护理

（1）按外眼手术和全身麻醉手术护理常规进行护理，教会家长全身麻醉术前准备工作，配合手术顺利进行。

（2）为估计术后发生复视的可能性，需做三棱镜耐受试验或角膜缘牵引缝线试验。如可能发生融合无力性复视者，一般不宜手术。

（3）成人共同性斜视只能手术改善外观，要做好耐心细致的解释工作。

3. 手术后护理

（1）做好全身麻醉手术后护理，注意观察病人的生命体征。

（2）指导病人自我减轻恶心感的方法：用舌尖抵着硬腭等可以缓解症状。严重者遵医嘱给予肌内注射止吐药物。

（3）术后病人双眼包扎，使手术眼充分休息，防止肌肉缝线因眼球转动而被撕脱。告诉患儿及家属不要自行去除健眼敷料或自行观察矫正情况。

（4）嘱病人自行控制眼球运动，以防缝线撕开。

（5）术后眼位训练指导，根据医嘱继续进行弱视及正位视训练，以巩固和提高视功能。

4. 病情观察

（1）观察术后有无恶心、呕吐，向病人及家属解释手术牵拉眼肌容易引起恶心感。

（2）密切观察术后感染症状，如发现分泌物增多，应报告医师，去除敷料，戴针孔镜。

（3）注意观察病人有无复视现象，加强生活护理，防止意外受伤。

5. 健康指导

（1）向患儿家属介绍斜视知识，斜视治疗效果和治疗年龄直接有关。斜视手术不只为了矫正眼位、改善外观，更重要的是建立双眼视功能。手术时机应不晚于 6～7 岁。

（2）指导患儿及家属配合训练，力争早日建立正常的双眼视功能。①矫正屈光不正：内斜伴远视、外斜伴近视或散光应全部矫正。②配合弱视治疗或正位视训练。

（3）做好散瞳检查解释和护理，如果使用阿托品散瞳，病人在用药后会感觉畏光、视近物模糊，约 3 周后视力恢复。

第四十一节　麻痹性斜视

一、疾病概述

【概念与特点】

麻痹性斜视是由于病变累及眼外肌运动神经核、神经或肌肉等结构而致的眼位偏斜，又称为非共同性斜视。它与共同性斜视的主要鉴别点在于是否有眼球运动障碍，即眼外肌是否有麻痹或部分麻痹。

【临床特点】

一般是突然起病，主要症状有复视、眼位偏斜、第二斜视角大于第一斜视角、眼球运动障碍、头位偏斜等。

【辅助检查】

（1）眼球运动试验　让病人的眼球分别向左、右、颞上、颞下、鼻上、鼻下方转动，观察哪只眼睛运动落后或过度。

（2）牵拉试验　分为主动牵拉和被动牵拉试验，主要用于鉴别眼球运动障碍是机械性限制还是神经－肌肉麻痹。

（3）Parks 三步法　用于在垂直斜视中鉴别原发麻痹肌是一眼上斜肌还是另一眼上直肌。

【治疗原则】

（1）查找病因　必要时行影像学检查。

（2）支持疗法　口服或肌内注射维生素 B_1、维生素 B_{12} 及 ATP 等，以助神经功能恢复。

（3）局部理疗　如超声波、音频电疗，以防麻痹肌萎缩。也可试行针刺疗法。

（4）复视困扰明显者，治疗中一般都应持续遮盖单眼，可以遮盖健眼，促进麻痹肌的锻炼及恢复。

（5）矫正治疗　病因已消除，或确知病变已不再恢复或进行者（一般是在病情稳定 6~12 个月以上），可行三棱镜矫治或手术矫正。

二、主要护理问题

（1）感知受损——视力下降　与复视有关。

（2）自我形象紊乱　与视功能障碍、外观改变有关。

（3）舒适改变——复视、眩晕　与眼外肌麻痹有关。

（4）长期自我贬低　眼位偏斜、容貌受影响导致。

（5）知识缺乏　对麻痹性斜视的病因及治疗方法不了解。

三、护理措施

1. 常规护理　向病人及其家属解释疾病有关知识、治疗方法和预后的信息，增强治疗信心。应告知病人术后复视仍有可能存在，使病人和家属对手术有客观认识。

2. 专科护理

（1）指导遮盖疗法　告诉病人遮盖一眼（最好健眼），可消除因复视引起的全身不适和预防拮抗肌的挛缩。严密观察，在挛缩发生前施行手术。

（2）支持疗法护理　遵医嘱肌内注射维生素 B_1、维生素 B_{12}，针灸及理疗，以促进麻痹肌的恢复。

（3）术后护理　手术治疗后应再次仔细检查病人的双眼视功能情况，指导双眼视功能训练。

3. 病情观察 术后早期监测生命体征，密切观察病人是否有眩晕、复视等症状。

4. 健康指导

（1）清除引起麻痹性斜视的病因，积极治疗感冒、脑炎、颅骨内肿瘤、高血压、糖尿病或外伤等疾病。

（2）对于有弱视的病人，应向病人及其家长详细讲解弱视治疗的措施和注意事项，鼓励其坚持规范训练。

（3）保持身心健康，生活有规律，锻炼身体，增强体质。

第四十二节　弱　视

一、疾病概述

【概念与特点】

儿童视力是逐步发育成熟的，儿童视觉发育的关键期为 0~3 岁，敏感期为 0~12 岁，双眼视觉发育 6~8 岁成熟。弱视是指在视觉发育期间，由于各种原因引起的视觉细胞有效刺激不足，导致单眼或双眼最佳矫正视力低于其年龄段正常值，而眼部无明显器质性病变的一种视觉状态。

【临床特点】

（1）视力减退，矫正视力低于该年龄段正常值。

（2）视力检查时发现拥挤现象（分辨排列成行视标的能力较分辨单个视标的能力差）、异常固视和双眼单视功能障碍。眼底检查可以排除眼底病变。

【辅助检查】

（1）视力检查　建议散瞳后检查，结果会更准确。

（2）视觉皮层诱发电位（VEP）　视觉皮质诱发电位（VEP）对弱视早期诊断很有意义，并对弱视的鉴别诊断和治疗预后的评估有一定参考价值。

【治疗原则】

消除抑制，提高视力，矫正眼位，训练黄斑固视和融合功能，以达到恢复两眼视功能。弱视的治疗效果与年龄及固视性质有关，5~6岁以前较佳，8岁后较差；中心固视者较佳，旁中心固视者较差。

二、主要护理问题

（1）潜在并发症　视觉剥夺性弱视。

（2）知识缺乏　缺乏弱视的防治知识。

（3）感知改变　视力减退与弱视有关。

三、护理措施

1. 常规遮盖疗法　适合中心注视性弱视。利用遮盖视力较好一眼，即优势眼，消除双眼相互竞争中优势眼对弱视眼的抑制作用，强迫弱视眼注视，同时让大脑使用被抑制眼，提高弱视眼的视力和固视能力。这是治疗弱视患儿最有效、最常用的方法。遮盖期间鼓励患儿用弱视眼做描画、写字、编织、穿珠子等精细目力的作业。具体遮盖比例遵照医嘱，遮盖健眼必须严格和彻底，同时警惕发生健眼遮盖性弱视。定期随访，每次复诊都要检查健眼视力及注视性质。

2. 后像疗法　适合旁中心注视性弱视早期治疗。用强光照射旁中心弱视眼的周边视网膜，使之产生抑制，同时用黑影遮盖保护黄斑，再在闪烁的灯光下训练，以提高弱视眼黄斑功能。

3. 压抑疗法　是利用过矫或欠矫镜片或睫状肌麻痹药抑制健眼看远和（或）看近的视力。

4. 综合治疗　目前弱视常采用以上多种治疗方法，此外还有视觉刺激疗法（光栅疗法）和红色滤光胶片疗法等，以提高疗效，缩短疗程。

5. 心理护理　对有心理压力的家长和患儿进行心理疏导。

6. 健康指导

（1）向患儿和家属详细解释弱视的危害性、可逆性、治疗方法及可能发生的情况、注意点等，取得他们的信任和合作。

（2）解释可能出现的复视现象。随着弱视眼视力的提高，受抑制的黄斑中心凹开始注视，但由于双眼视轴不平行（如斜视），打开双眼后可出现复视，这是治疗有效的现象，应及时解释清楚。只要健眼视力不下降，就应继续用遮盖疗法。

（3）向病人及家属介绍病情，说明治疗的长期性，增加治疗的依从性。

（4）调节性内斜视经镜片全矫后，每半年至 1 年检眼 1 次，及时更换镜片，避免长期戴远视镜片而引起调节麻痹。

（5）定期随访。为巩固疗效、防止弱视复发，所有治愈者均应定期随访观察，一直到视觉成熟期，随访时间一般为 3 年。

第四十三节　近　视

一、疾病概述

【概念与特点】

近视指眼在调节静止状态下，平行光线经眼的屈光系统屈折后，焦点聚集在视网膜前。近视眼按度数可分为：轻度为 < -3.00D，中度为 -3.00D ～ -6.00D，高度为 > -6.00D。近视按屈光成分可分为屈光性近视、轴性近视、混合性近视。调节作用是否参与分为假性近视、真性近视、混合性近视。D 是用来表示屈光作用的单位，称屈光度。

【临床特点】

（1）远视力减退　表现为看远模糊，看近清楚。

（2）眼疲劳症状　可出现因调节与辐辏不协调而引起的眼疲劳症状，病人表现为眼胀、头痛、恶心等。

（3）飞蚊症　中度以上的近视，常有不同程度的玻璃体变性、液化及混浊，自觉眼前有黑点飘动似飞蚊症。

（4）外斜视　儿童病人可产生外斜视，这主要是由于患眼在阅读时不用或少用调节，造成平衡紊乱即产生眼位变化，表现为外隐斜和外斜视，斜视眼为近视度数较高的眼。

（5）眼底改变　高度近视可引起眼底退行性变化，表现为豹纹状眼底、近视弧形斑、脉络膜萎缩，甚至巩膜后葡萄肿、黄斑出血等，周边部视网膜可出现格子样变性、囊样变性等，严重者可出现视网膜裂孔，导致视网膜脱离。

【辅助检查】

（1）综合验光，需要散瞳检查，明确屈光不正的性质和程度。

（2）检眼镜检查或眼底照相，明确眼底有无其他病变。

（3）必要时可行眼 A 超或 B 超检查，以了解眼球总体变化情况。

【治疗原则】

近视治疗包括非手术治疗和手术治疗。

二、主要护理问题

（1）视力下降　近视力下降与屈光介质屈光力过强有关。

（2）舒适的改变　眼干涩感、眉弓部胀痛，与近视引起的眼疲劳有关。

（3）知识缺乏　缺乏近视有关的自我保健知识以及近视眼手术的有关知识。

三、护理措施

1. 指导病人和家属做好框架眼镜护理

（1）坚持用双手摘戴眼镜。

（2）眼镜应戴在脸部的正确位置。

（3）镜片沾上灰尘时应用流水冲洗，再以眼镜专用布或软纸擦干。

（4）参加剧烈运动时不要戴眼镜，以免眼镜受到碰撞。

（5）眼镜摘下后不要镜面朝下摆放，以免磨损镜片中心部分。应放入眼镜盒内，避免挤压和磨损。

2. 指导病人和家属做好角膜接触镜护理

（1）养成良好的卫生习惯，取、戴前均应仔细洗手。

（2）避免超时佩戴和过夜佩戴。

（3）戴镜后如感觉刺激症状强烈，应摘下镜片重新清洗后再戴。

（4）眼部有炎症时应停戴，并到眼科检查治疗。

（5）游泳时不能戴镜片。

（6）佩戴硬性透氧性角膜接触镜（RGP）者须经严格规范验配。佩戴者需要一定的适应期，初次戴镜第 1 天戴 5～6 小时，每天延长 1～2 小时，至 1 周后每天可戴镜 12～16 小时。

（7）角膜塑形镜（OK 镜）需严格选择病人、规范的验配、密切随访。

（8）定期复查，定时更换镜片。

3. 做好角膜屈光手术护理

（1）角膜屈光手术前护理　①向病人详细解释不同手术方法的优缺点和适应证，使病人对手术效果有客观的认识，帮助病人选择合适的术式，提高病人满意度。②对选择激光性角膜屈光手术治疗的病人，要告知其手术当天可能疼痛较为明显，但 24 小时后会逐渐减轻，指导减轻疼痛的技巧。③告知病人术后短期内视力可能不稳定，或因调节适应问题出现看近物时有重影，均属于正常情况。④平时戴隐形眼镜者，须在停戴 48～72 小时后方可进行手术前眼部检查；长期戴者须停戴 1～2 周；戴硬镜者须停戴 4～6 周。⑤指导病人进行全面的眼部检查，包括视力、屈光度、眼底、瞳孔直径、角膜地形图、角膜厚度等。

（2）角膜屈光手术后护理　①嘱病人严格遵医嘱用药。②激光性角膜屈光手术治疗的病人术后如果疼痛加剧，应立即就诊。③遵医嘱复查视力、眼压、角膜上皮愈合情况等，如出现眼前黑点、暗影飘动、突然视力下降，应立即门诊复查。④禁止揉眼睛，避免碰伤眼睛，近期内避免游泳和剧烈运动，1 周内避免看书、看报、使用电脑等。⑤注意眼部卫生，避免脏水进入眼内。⑥外出戴防紫外线的太阳镜。

4. 健康指导

（1）假性近视病人，教会病人及家属正确的用药方法，常用 0.5% 托吡卡胺滴眼液每晚睡前滴眼 1 次。真性近视病人，解释通过眼镜矫正视力的重要性。

（2）培养正确的读写习惯和姿势。

（3）改善视觉环境，选择适宜的阅读光亮度和对比度，不可在阳光直射或昏暗的光线下阅读。

（4）科学用眼，一般持续用眼 1 小时应休息 5～10 分钟，避免用眼过度，注意眼睛劳逸结合，不要长时间近距离视物，同时要保证充足的睡眠时间。

（5）定期检查视力，青少年期一般应每半年检查一次视力，以及时发现视力下降情况，根据屈光检查结果及时调整眼镜度数。

（6）高度近视者应避免跳水、举重等剧烈运动，防止眼底出血、视网膜脱离。

（7）合理饮食，多食富含蛋白质、维生素的食品，如新鲜水果、蔬菜、动物肝脏、鱼、蛋等。

第四十四节　远　视

一、疾病概述

【概念与特点】

远视是指眼在不使用调节时，平行光线通过眼的屈光系统屈折后，焦点落在视网膜之后的一种屈光状态。因而要看清远距离目标时，远视眼需使用调节以增加屈光力，而要看清近目标则需使用更多的调节。当调节力不能满足这种需要时，即可出现近视力甚至远视力障碍。远视眼按度数可分为：轻度为 < +3.00D，中度为 +3.00D～+5.00D，高度为 > +5.00D。远视按屈光成分分类为分轴性远视、屈光性远视和混合性远视。

【临床特点】

（1）视力减退　取决于远视的屈光度大小和调节力强弱。轻度远视无症状，尤其是青少年时期由于调节力较强，远近视力均可保持正常；中重度远视者可有不同程度的视力减退，看近时较看远时更模糊。

（2）视疲劳　为调节性视力疲劳，当持续阅读及近距离工作时间长时，睫状肌处于持续的紧张状态，即发生眼球、眼眶和眉弓部胀痛及视物模糊等症状，但休息后症状可缓解。

（3）内斜视　有些远视眼的学龄前儿童，由于经常过度使用调节而引起两眼过度的集合，时间久后，造成调节与集合关系的失调而诱发的调节性内斜视。

（4）眼底　视盘较正常小而色红，边界模糊，类似视盘炎，但视力可矫正，视野正常。

【辅助检查】

（1）验光　包括客观验光法和主观验光法，确定远视及度数。

（2）角膜曲率计　用于测定角膜前表面的弯曲度，确定角膜散光的轴位和度数。

【治疗原则】

远视眼如果视力正常，又无自觉症状，不需处理。如果有视力疲劳症状或视力已受影响，应佩戴合适的凸透镜片矫正。远视程度较高的，尤其是伴有内斜视的儿童应及早配镜。随着眼球的发育，儿童的远视程度有逐渐减退的趋势，因此每年还须检查 1 次，以便随时调整所戴眼镜的度数。除佩戴凸镜矫正外，还可以用角膜接触镜矫正。

二、主要护理问题

（1）感知受损　近视力下降、视疲劳，与远视眼有关。

（2）舒适改变　眼胀痛、头痛等，与远视引起的视疲劳有关。

（3）视力下降　远视力下降，与眼轴过短或眼球屈光力弱有关。

（4）知识缺乏　缺乏正确的眼镜佩戴知识。

三、护理措施

1. 定期视力检查　需要配镜的病人应定期进行视力检查，建议每半年复查 1 次。根据屈光检查结果及时调整眼镜度数。同时注意眼位变化，凡伴有眼位偏斜者必须配镜全矫。

2. 向病人及家属宣传远视眼的相关知识　原则上远视眼的屈光检查应在睫状肌麻痹状态下进行，尤其是 12 周岁以下儿童或检查过程中调节能力强的病人，用凸透镜片矫正。轻度远视，如无症状则不需矫正；如有眼疲劳和内斜视，虽然远视度数低也应戴镜矫正；中度远视或中年以上病人，应戴镜矫正，以增进视力，消除眼疲劳和防止内斜视。

3. 指导家属配合睫状肌麻痹验光法　人眼的调节状况直接影响屈光的检测，在过程中必须放松调节，获得人眼放松调节状态下的屈光不正度数，需做睫状肌麻痹验光（散瞳验光）。

（1）睫状肌麻痹剂　使用前要向病人及家属解释药物使用后会使瞳孔散大、畏光、视力减退、看近模糊，可影响近距离学习和工作，使病人有计划安排好生活、学习和工作。

（2）常用睫状肌麻痹验光的药物　儿童验光前每晚涂 1% 阿托品眼膏，连续涂 3 晚后验光，一般散瞳用 1% 环戊酮滴眼液，每 5~10 分钟滴 1 次，共 3 次。也可用 0.5%~1% 托吡卡胺，5~10 分钟滴 1 次，共 3 次。滴完散瞳剂后要立即压迫泪囊区，防止药物从鼻黏膜吸收后产生全身不良反应，如皮肤和黏膜干燥、发热、兴奋和心动加速、脸部潮红，如有发生，应立即停用阿托品，嘱病人多喝水。

（3）幼儿验光前数小时不涂眼膏，以免影响检查。对于 40 岁以上验光者，一般不需散瞳。如确需散瞳验光时，应先测量眼压，且询问有无青光眼史或家族史。对有眼压升高或青光眼可疑者禁止散瞳。

4. 健康指导

（1）避免用眼过度导致视疲劳。

（2）远视常伴有弱视，因此在矫正远视的同时还应及时进行弱视的治疗。

（3）指导正确用眼的方法和佩戴框架眼镜、角膜接触镜的护理方法。

第四十五节　散　光

一、疾病概述

【概念与特点】

散光是由于眼球各屈光面在各径线（子午线）的屈光力不等，从而使外界光线不能在视网膜上形成清晰物像的一种屈光不正现象。散光最常见的原因是由于角膜和晶状体各径线的曲率半径大小不一致，通常以水平及垂直两个主径线的曲率半径相差最大。根据屈光径线的规则性，可分为规则散光和不规则散光两种类型。

【临床特点】

（1）视力下降，因散光的度数和轴位不同，视力下降的程度也不同。低度散光对视力影响不大。高度散光，看远及看近均不清楚，似有重影。

（2）有头痛、眼部胀痛、流泪，甚至恶心、呕吐等视疲劳症状。

（3）有眯眼视物的习惯，通过以针孔或裂隙作用来减少散光。散光眯眼与近视眯眼有所不同，散光看远、看近时均眯眼，而近视仅在看远时眯眼。

（4）眼底检查可见视盘呈垂直椭圆形，边缘清晰度不一。

【辅助检查】

（1）验光　通过客观验光法和主觉验光法确定散光轴位和度数。

（2）角膜曲率计　用于测定角膜前表面的弯曲度。

（3）角膜地形图　精确测定圆锥角膜等不规则散光。

【治疗原则】

（1）轻度散光的治疗　对于轻度散光，如果无视疲劳和视力下降，不需矫正；若出现视疲劳或影响视力，虽然散光度数轻，也应矫正。

（2）散光矫正方法　有眼镜、角膜接触镜和屈光手术。①规则散光可选择框架眼镜，即柱镜矫正。②不规则散光可试用硬性透氧性角膜接触镜（RGP）矫正。③对于高度散光以及不规则散光病人可以选择准分子激光屈光性角膜手术。

二、主要护理问题

（1）感知改变　视力减退，与散光有关。

（2）知识缺乏　缺乏佩戴眼镜的相关知识。

（3）舒适度改变　眼酸胀、眉弓部胀痛，与视疲劳有关。

三、护理措施

1. 常规护理

（1）指导病人及家属掌握散光的相关知识，发现散光及时矫正，指导病人戴镜，防止发生弱视。

（2）定期检查视力和屈光度。青少年在散光度数未稳定前每半年应检查1次，根据屈光检查结果及时调整眼镜度数。

（3）指导病人正确佩戴眼镜。散光配镜原则是轻度散光不必矫正，如出现视物模糊、视疲劳时要及时矫正。

（4）指导病人戴镜。如果使用硬性透氧性角膜接触镜（RGP）矫正需要1~2周戴镜适应期，病人会有异物感、视力波动及干涩等症状，以后不适感会逐渐减轻直至消失。

（5）指导病人及家属做好框架眼镜的护理。

（6）指导病人及家属做好角膜接触镜的护理。

2. 健康指导

（1）避免用眼过度导致视疲劳。

（2）定期检查视力和屈光度，及时调整眼镜度数。

（3）掌握硬性透气性角膜接触镜（RGP）的佩戴和保养知识。

（4）家长须仔细观察儿童用眼情况，如有问题尽早至眼科检查。最好3~4岁前做一次全眼部检查。

（5）儿童及青少年的营养应均衡。多看远处绿色旷野。如需配眼镜，应由医师检查后开具处方配镜。

第四十六节　老　视

一、疾病概述

【概念与特点】

随着年龄增长，晶状体逐渐硬化，弹性减弱，睫状肌的功能也逐渐减退，从而引起眼的调节功能逐渐减弱。从40~45岁开始出现阅读等近距离工作困难，这种由于年龄增长所致的生理性调节功能减弱称为老视。老视是一种生理现象，不属于屈光不正。

【临床特点】

（1）视近物困难　病人表现为近点逐渐远移，常将注视目标放的远些才能看清；随着年龄增长，虽然将注视目标尽量放远，也无法看清，阅读时对光线要求更高，需要更强的照明。

（2）视疲劳　病人还有头痛、眼胀、流泪、无法长时间阅读、阅读串行等疲劳症状。

【辅助检查】

散瞳检影可确定老视的程度。

【治疗原则】

（1）根据病人年龄及所出现的视觉症状，结合屈光检查可以诊断。

（2）老视眼需佩戴凸球镜片，以弥补调节力的不足，改善视近功能。目前有三种配镜方式，即单光镜、双光镜和渐变多焦点镜。

二、主要护理问题

（1）舒适改变　眼酸胀、眉弓部胀痛，与视疲劳有关。

（2）感知改变　视近物困难，与眼调节力减退有关。

（3）近视力下降　与因年龄增长，晶状体逐渐硬化、弹性减弱、睫状肌功能减弱等有关。

（4）知识缺乏　缺乏老视矫正的相关知识。

三、护理措施

1. 常规护理

（1）定期检查近视力和老视度数　一般建议每5年检查1次，或病人戴镜后感视近困难或不能长时间视近时应及时验光，根据屈光检查结果及时调整眼镜度数。

（2）指导病人佩戴合适度数的眼镜　了解老视者的工作性质和阅读习惯，选择合适的镜片，使阅读保持持久的清晰和舒适，缓解视疲劳症状。佩戴适合的凸球镜片，镜片的屈光度应根据年龄和原有的屈光状态而定，一般规律是：①原为正视眼者，45岁佩戴+1.00D；50岁佩戴+2.00D；60岁佩戴+3.00D。②非正视眼者，所需佩戴老视眼镜的屈光度数为上述年龄所需屈光度与病人原有屈光度的代数和。

（3）指导病人正确使用双光眼镜　双光眼镜是将两种不同屈光力磨合在同一镜片上，成为两个区域的镜片。验配双光镜，必须使子片定位准确，这样佩戴者才能获得清晰的远、近视力和足够的远、近视野。双光镜弥补了单光镜远近不能兼顾的不足，但外观上不够美观，且常出现像跳现象。

（4）指导病人正确使用渐变多焦点镜　渐变多焦点镜给佩戴者带来新的视觉感受。通过改变镜片前表面曲率半径而使镜片屈光力发生变化，提供自远点到近点全程、连续的清晰视觉，符合生理光学。但渐变多焦镜片的阅读区比一般双光镜片的位置要低，阅读时须将头抬高才能使眼球向下转至阅读区，存在中、近距离视野相对狭小，眼位、头位运动相对增加等缺点。

2. 健康指导

（1）阅读时要灯光充足，注意休息，避免用眼过度，导致视疲劳。

（2）指导老视者选择合适的眼镜，注意劳逸结合，避免用眼过度导致视疲劳。

（3）摄入充足维生素，增强体质，避免暴露于强烈紫外线环境。

第四十七节　眼部钝挫伤

一、疾病概述

【概念与特点】

眼部钝挫伤是眼部受机械性钝力引起的外伤，可造成眼附属器损伤，也可造成眼球的损伤，引起眼内多种组织和结构的病变。眼钝挫伤占眼外伤发病总数的 1/3 以上，严重危害视功能。

【临床特点】

1. 眼睑挫伤　轻者可表现为眼睑水肿、出血或淤血。挫伤严重者可出现皮肤裂伤、泪小管断裂现象。

2. 眼眶挫伤　分为眼眶软组织挫伤及眶骨骨折两种形式，严重者可损伤视神经，造成严重的视力下降，甚至失明。

3. 眼球挫伤　临床表现与挫伤的部位和外力大小有关。

（1）球结膜挫伤　出现结膜水肿，结膜下淤血，严重者可出现结膜裂伤。

（2）角膜挫伤　主要表现为角膜水肿、混合性充血、角膜上皮脱落，严重者可发生角膜破裂、视力下降。

（3）巩膜挫伤　多因暴力导致破裂。裂口多位于角巩膜缘处。破裂处常表现为结膜下出血，眼内容物脱出，眼压降低，视力明显下降。

（4）虹膜睫状体挫伤　主要表现为前房积血，瞳孔不规则散大，虹膜根部离断，呈 D 字形瞳孔。可继发角膜血染、青光眼，还可出现单眼复视的现象。

（5）晶状体挫伤　可造成晶状体混浊、脱位，继发性青光眼。

（6）玻璃体刮伤　可造成玻璃体积血，如果积血量大、吸收差，可继发视网膜脱离。

（7）脉络膜、视网膜挫伤　主要表现为脉络膜破裂及出血，视网膜震荡，严重者可造成黄斑裂孔、视网膜脱离而影响视力。

（8）视神经挫伤　严重挫伤可导致视神经萎缩、视力丧失。

【辅助检查】

（1）X 线、CT 检查　可明确有无眶骨骨折。

（2）超声波检查　可协助诊断玻璃体积血的部位及程度、晶状体有无脱位、视网膜有无脱离等。

【治疗原则】

治疗方法包括非手术治疗和手术治疗。根据眼钝挫伤的部位、严重程度选择不同治疗方案。

二、主要护理问题

（1）感知改变——视力下降　与眼内积血和眼内组织损伤等因素有关。

（2）疼痛　与眼内积血、眼压升高及眼组织损伤等因素有关。

（3）焦虑　与眼部疼痛、担心视力和容貌的恢复有关。

（4）有感染的危险　与局部伤口的预防感染措施不当以及机体抵抗力下降有关。

（5）组织完整性受损　与眼外伤有关。

（6）潜在并发症　外伤性白内障、继发性青光眼、视网膜脱离、眼内感染等。

（7）自理缺陷　与视力下降、眼部包扎等因素有关。

（8）知识缺乏　缺乏眼钝挫伤的防治知识。

三、护理措施

1. 心理护理　眼外伤多为意外损伤，直接影响视功能和眼部外形，病人一时难以接受，多有焦虑及悲观心理，应多给予病人心理疏导，使其情绪稳定，同时要提供安静舒适的休息环境。

2. 非手术护理

（1）眼睑水肿及皮下淤血的早期应指导病人冷敷，促进吸收，一般2周内逐渐吸收。

（2）单纯的结膜水肿、球结膜下淤血及结膜裂伤者，选用抗生素眼药水滴眼，以预防感染。

（3）如果角膜上皮擦伤，选用抗生素眼药膏，通常24小时可愈合；角膜基质层水肿者选用糖皮质激素治疗。

（4）外伤性虹膜睫状体炎者，应用散瞳剂、糖皮质激素眼药。

（5）前房积血者：①出血期间病人要卧床休息，半卧位，限制眼球转动。强调半卧位的重要性和意义：有利于降低静脉压；利于出血沉积于前房而吸收，避免在瞳孔区机化或形成虹膜后粘连。②注意眼压变化，告诉病人眼压升高的影响因素。如果眼压升高，及时遵医嘱应用降眼压药物；为保持大便通畅，鼓励病人多食富含纤维素、易消化的饮食，避免用力排便、咳嗽及打喷嚏。③按医嘱选用镇静剂和止血剂，如6-氨基己酸、氨甲苯酸（止血芳酸）、氨甲环酸（止血环酸）、卡巴克络等，不主张使用散瞳药和缩瞳药。

（6）视网膜出血者应卧床休息，双眼绷带包扎，限制眼球运动，并应用止血药物。视网膜震荡与挫伤者，遵医嘱使用糖皮质激素、血管扩张剂及维生素类药物。

（7）脉络膜破裂早期卧床休息，注意观察，无特殊处理。

3. 手术治疗的护理

（1）眼睑的皮肤裂伤、严重结膜撕裂伤者应手术缝合。

（2）泪小管断裂应行泪小管断端吻合。

（3）角巩膜裂伤者应在显微镜下行次全层缝合。

（4）严重虹膜根部离断伴复视者，可行虹膜根部缝合术。

（5）前房积血多，尤其有暗黑色血块，伴眼压升高，经药物治疗眼压仍不能控制，应做前房穿刺术放出积血；有较大血凝块时可手术切开取出血块，避免角膜血染。

（6）晶状体混浊可行白内障摘除术，继发性青光眼可手术治疗。

（7）玻璃体积血严重者可行玻璃体切割术，若伴有视网膜脱离应尽早行手术复位。

（8）换药、滴眼药时严格执行无菌操作，保持创口干燥。

（9）向病人及家属讲解有关的护理常识，保持个人卫生，禁止用手或不干净的物品揉眼。

4. 病情观察

（1）监测生命体征、视力和眼局部的变化。

（2）监测眼压，前房积血可引起眼压升高；眼球贯通伤或眼球有开放伤口，可使眼内容物外流而引起眼压降低。

（3）注意前房积血情况，如有异常及时通知医师处理。

（4）术后密切观察创口有无渗血、疼痛加重、眼内分泌物增加和视力下降等症状。

5. 健康指导

（1）宣传安全防护常识，注意自我保护，如戴面罩、防护头盔、眼镜等，预防及降低眼外伤的发生。

（2）告诉病人眼部外伤及早治疗的重要性，避免延误病情治疗。

第四十八节　眼球穿通伤

一、疾病概述

【概念与特点】

眼球穿通伤指眼球受到锐器或高速飞射的异物所穿破而造成的穿通性损伤。其损伤的程度与致伤物的种类、大小及致伤物的速度等有密切关系。眼球穿通伤按其损伤部位分为角膜穿通伤、角巩膜穿通伤和巩膜穿通伤三类，异物碎片击穿眼球可致球内异物。

【临床特点】

（1）角膜穿通伤　常见，伤口位于角膜，伤后遗留角膜白斑。伤口较小时常自行闭合，检查仅见点状混浊或白色条纹。大的伤口常伴有虹膜脱出、嵌顿，前房变浅，此时可有明显的眼痛、流泪等刺激症状。致伤物刺入较深可引起晶状体囊穿孔或破裂，出现局限的晶状体混浊，甚至晶状体破裂，晶状体物质嵌顿于伤口或脱出。

（2）角巩膜穿通伤　伤口累及角膜和巩膜，可引起虹膜睫状体、晶状体和玻璃体的损伤、脱出及眼内出血，伴有明显的眼痛和刺激症状。

（3）巩膜穿通伤　较少见。较小的巩膜伤口容易忽略，穿孔处可能仅见结膜下出血。大的伤口常伴有脉络膜、玻璃体和视网膜损伤及玻璃体积血。损伤黄斑部会造成永久性中心视力丧失。

【辅助检查】

（1）X线或 CT 检查可明确眼眶有无骨折或异物。

（2）超声波检查可协助诊断有无眼球壁破裂，玻璃体有无积血及积血程度，视网膜有无脱离及有无球内异物等。

【治疗原则】

眼球穿通伤是眼科急诊病种，治疗原则是手术缝合以恢复眼球的完整性，防治感染和并发症。

二、主要护理问题

（1）感知改变　视力下降，与眼内组织损伤、眼内积血及异物的存留有关。

（2）疼痛——眼痛　与眼内组织受损及眼压改变等因素有关。

（3）组织完整性受损　与物体穿通眼球有关。

（4）焦虑　与突然眼外伤、担心疾病预后有关。

（5）潜在并发症　外伤性虹膜睫状体炎、感染性眼内炎、球内异物、交感性眼炎、外伤性白内障、外伤性增殖性玻璃体视网膜病变等。

（6）知识缺乏　缺乏眼球穿通的防治知识。

三、护理措施

1. 心理护理　眼球贯通伤发病突然，病人一时很难接受视力下降甚至眼球丧失的事实，护士应给予安慰与鼓励，积极面对现实，密切配合治疗。对伤后视功能及眼球外形恢复无望，行眼球摘除术者，应详细向病人和家属介绍手术的重要性及手术方式、术后安装义眼等事项。

2. 手术护理　外伤眼手术前禁忌剪睫毛和结膜囊冲洗，防止对眼球增加压力和增加感染的机会。

3. 预防感染　常规注射抗破伤风血清，全身及眼局部应用抗生素和糖皮质激素，包扎伤眼并散瞳；加强病人眼部基础护理，遵守无菌操作原则，严防眼内炎的发生。

4. 疼痛护理　仔细观察病人对疼痛反应，耐心听取病人疼痛的主诉，解释疼痛的原因，给予病人支持与安慰，指导其放松技巧。

5. 病情观察

（1）监测生命体征、瞳孔及全身受伤情况，尤其是多发伤的发展进程。

（2）眼部外伤情况：眼压及视力、眼局部伤口的变化情况。

（3）注意防止交感性眼炎发生，注意外伤眼和健眼视力的变化，一旦健眼发生不明原因的眼部充血、视力下降及眼痛，要警惕交感性眼炎的发生。

如果发生感染性眼内炎，应充分散瞳，局部和全身应用大剂量抗生素或糖皮质激素；玻璃体内注药可以提供有效药物浓度，并抽取房水及玻璃体液做细菌培养和药敏试验；同时做好玻璃体切割手术准备。

6. 健康指导

（1）向病人和家属介绍眼球穿通伤的临床特点、治疗原则及预后。嘱病人一旦发现未受伤眼出现不明原因的眼部充血、视力下降及疼痛，要及时到眼科检查，及早发现可能出现的交感性眼炎，早期治疗。

（2）加强安全防护措施的宣讲，必要时佩戴防护面罩和眼镜，可减少眼外伤的发生率。

（3）嘱病人保持良好情绪，积极配合治疗。

第四十九节　眼异物伤

一、疾病概述

【概念与特点】

眼异物伤是异物进入眼内引起机械性损伤和异物存留的刺激反应以及感染而导致并发症和后遗症。根据异物的性质可分为金属异物和非金属异物两类。大多数异物为铁、钢磁性金属异物，也有非磁性金属异物如铜和铅。非金属异物包括玻璃、碎石及植物性（如刺、木）和动物性（如毛、刺）异物等。不同性质的异物在眼的不同部位所引起的损伤及其处理各有不同。

【临床特点】

（1）眼球外异物　明显的刺激症状，如刺痛、流泪、眼睑痉挛等。眶内异物可有局部肿胀、疼痛。若合并化脓时可引起眶蜂窝织炎或瘘道。

（2）眼内异物　小的非金属异物一般能耐受，反应性金属异物可引起轻微炎症；大的异物可刺激炎症，引起细胞增生、牵拉性视网膜脱离、眼球萎缩等。

【辅助检查】

（1）B超　可帮助诊断有无球内异物及眼球壁破裂等。

（2）X 线、CT 检查　可以明确有无异物以及异物的位置。

【治疗原则】

球内异物一般应及早摘除。应该强调的是，手术摘除必须以重建和恢复视功能为目的，因此还要考虑伤眼功能、病人双眼和全身情况。

二、主要护理问题

（1）舒适的改变　眼部疼痛、畏光、流泪，与异物存在引起刺激有关。

（2）有感染的危险　与异物停留时间过长及异物的性质等有关。

（3）潜在并发症　虹膜睫状体炎、化脓性眼内炎、交感性眼炎等。

（4）感知改变　视力下降，与眼球内组织损伤及异物存留有关。

（5）焦虑　与外伤后一时难以接受事实、担心预后有关。

（6）知识缺乏　缺乏眼异物伤的防治知识。

三、护理措施

1. 做好心理疏导　指导病人采取积极的应对方式正确对待眼外伤，密切配合治疗。

2. 专科护理

（1）按眼部护理常规做好术前准备，协助清洗面部血迹或污物，禁忌剪睫毛和冲洗结膜囊。

（2）根据医嘱剔除角膜和结膜异物。操作方法：先滴 2～3 次表面麻醉剂。在裂隙灯下找到异物位置。浅表异物可用湿棉签擦除；较深异物可用无菌注射针头呈 15°角轻轻插入异物边缘，将异物向角膜缘方向剔除。铁屑异物若铁锈范围大而深，不能一次剔净，可分次进行。操作完毕滴抗生素眼药水，包扎患眼，以防感染。嘱咐病人第 2 天复查。

3. 病情观察

（1）观察外伤眼及健眼视力情况；视力损伤严重者应卧床休息。

（2）密切观察结膜和角膜有无异物遗留，注意角膜伤口愈合情况，注意视力的变化及有无角膜感染等发生。

（3）观察视力和眼局部伤口的变化，有前房积血者应注意眼压变化和积血的吸收情况，指导病人半卧位。

（4）观察并发症的发生及非受伤眼的情况，预防交感性眼炎的发生。

4. 健康指导

（1）介绍角膜、结膜异物伤产生的原因，注意劳动时戴防护眼镜，预防眼外伤的发生。

（2）告知病人若眼有异物，勿用手揉眼和自行剔除异物，及时到医院治疗。

（3）指导按医嘱及时用药。

（4）告知定期复查。

（5）指导病人及家属采取积极的措施应对意外事件，并树立战胜疾病的信心，密切配合治疗。

（6）预防外伤，进行生活与生产安全教育，劳动时佩戴防护眼镜等。

（7）指导按时用药、定期复查；保持眼部卫生，不用手揉搓眼部。

第五十节　眼附属器外伤

一、疾病概述

【概念与特点】

眼附属器包括眼睑、结膜、泪器、眼外肌和眼眶。

【临床特点】

（1）眼睑外伤　挫伤致眼睑小血管破裂，常引起眼睑水肿和出血。可在 1 ~ 2 周内完全吸收。严重挫伤或锐器切割伤时，可出现睑皮肤全层裂伤，实质深达肌层、睑板的睑结膜。内眦部睑缘撕裂可造成泪小管断裂，愈合后会出现眼睑畸形和溢泪症。

（2）眼眶外伤　眼眶骨折、眶内出血及视神经损伤有相应的各种临床表现，视神经管骨折可压迫或损伤视神经，此时瞳孔直接光反射消失或迟钝视力可在光感以下；眼眶的锐角切割或穿刺伤可出现眼球运动障碍；眶内出现可引起眶内压增高危及视功能。

【辅助检查】

（1）眼部 CT。

（2）眼 MRI 检查。

（3）眼超声检查。

【治疗原则】

（1）眼睑外伤　眼睑淤血和肿胀较明显时，可在伤后 48 小时内予以冷敷，以后热敷；眼睑裂伤给予清创缝合，并予注射破伤风抗毒素（TAT）和抗生素治疗。

（2）眼眶外伤　一般的软组织损伤采用清创缝合，并予应用 TAT 和抗生素治疗；若视神经损伤，给予及时应用大量糖皮质激素或行视神经减压术；对因出血引起的急性眶内压升高，需要及时做眶减压术；对闭合性眶骨骨折，一般不做特殊处理。

二、主要护理问题

（1）感知改变　视力下降，与眼眶外伤导致视神经损伤有关。

（2）焦虑　与意外损伤一时难以接受事实、担心预后有关。

（3）知识缺乏　缺乏眼附属器外伤防治知识。

（4）组织完整性受损　与外伤导致眼睑皮肤裂伤、眼眶损伤有关。

三、护理措施

1. 常规护理

（1）做好心理疏导　眼外伤多为意外损伤，直接影响眼部外形，病人一时难以接受，多有焦虑及悲观心理，应多给予心理疏导，使病人情绪稳定，配合治疗。

（2）做好环境介绍　教会病人使用呼叫器，以免发生意外。协助病人做好生活护理。

（3）对病人进行各种治疗和护理前告知　应告知病人治疗和护理的方法和目的及注意事项，如教会病人和家属手术前后的自我护理知识。

2. 专科护理

（1）眼睑水肿及皮下淤血者，通常数天至 2 周内可逐渐吸收，可指导病人早期冷敷、晚期热敷，促进吸收。

（2）遵医嘱常规注射抗破伤风血清，全身及眼局部应用抗生素和糖皮质激素，加强病人眼部基础护理，遵守无菌操作原则。

（3）行大量糖皮质激素治疗者，做好用药护理，包括静脉的保护、并发症的观察等。行视神经减压术者，做好鼻腔护理，密切观察颅内并发症。

（4）行手术治疗者，做好围手术期护理，预防感染及创口出血，严格遵医嘱用药。

3. 病情观察　监测生命体征、瞳孔、眼局部伤口的变化情况，监测眼压变化，注意眼部胀痛、头痛、恶心、呕吐等高眼压症状；注意视力变化，有无上睑下垂等眶尖综合征；还有外伤眼和健眼视力的变化。

4. 健康指导

（1）宣教安全知识，做好安全防护。

（2）注意观察外伤眼、健眼的视力变化，发现异常及时就诊。

（3）对行糖皮质激素治疗者做好用法宣教，并注意观察并发症。

第五十一节　眼部化学伤

一、疾病概述

【概念与特点】

眼部化学伤是指化学物品的溶液、粉尘或气体进入或接触眼部，引起的眼部损伤，也称眼化学性烧伤，其中最多见的是酸性和碱性烧伤，临床上以碱性化学伤更多见。酸能使组织蛋白凝固坏死，阻止酸继续向深层渗透，组织损伤相对较轻。碱能溶解脂肪和蛋白质，使碱性物质渗透到深层，使细胞分解坏死。故碱性化学伤损伤较重，预后较差。眼化学伤的病人必须急诊处理，眼部受损程度与化学物的性质、浓度、剂量、眼部组织接触的时间、伤口急救处理措施等有关，严重者可引起视功能损失而致盲。

【临床特点】

根据酸碱烧伤后的组织反应，可分为轻、中、重三种程度烧伤。

（1）轻度　多由弱酸或稀释的弱碱引起。眼睑与结膜轻度充血、水肿，角膜上皮有点状脱落或水肿。数天后水肿消失，上皮修复，不留瘢痕。

（2）中度　可由强酸或较稀的碱性物质引起。眼睑皮肤可起水疱或糜烂；结膜水肿，出现小片缺血坏死；角膜有明显混浊、水肿，上皮层完全脱落或形成白色凝固层。治愈后可遗留角膜薄翳或斑翳，影响视力。

（3）重度　大多为强碱引起。结膜出现广泛的缺血性坏死；角膜全层混浊甚至呈瓷白色。角膜基质层溶解，造成角膜溃疡或穿孔。碱渗入前房，引起葡萄膜炎、继发性青光眼和白内障等。晚期可出现眼睑畸形、眼睑外翻、眼睑内翻、睑球粘连及结膜干燥症等。

【辅助检查】

（1）常规检查　血、尿、粪便常规均正常（WBC 计数 $9.5 \times 10^9/L$），肝、肾功能检查正常，乙肝表面抗原（-），艾滋病抗原（-），凝血功能正常，X 线胸片及心电图检查未见异常。

（2）专科检查　检查每眼的视力及功能，凡疑有眼眶骨折或球内异物者应行 X 线、CT 或超声检查。

【治疗原则】

化学性损伤主要是围绕促进上皮愈合、控制溃疡发生和防止并发症发生三个环节进行治疗。针对并发症进行如手术纠正睑外翻、睑球粘连，进行角膜移植术等。

二、主要护理问题

（1）疼痛——眼痛　与化学物质进入眼内有关。

（2）感知受损　视力下降，与化学物质引起的眼内损伤有关。

（3）组织完整性受损　角膜组织受损，与化学物质接触角膜有关。

（4）恐惧　与眼部视力突然下降、眼部刺激症状明显或担心眼部外形变化和治疗效果有关。

（5）潜在并发症　睑球粘连、眼睑外翻或内翻、结膜干燥症、角膜溃疡、虹膜睫状体炎、继发性青光眼、并发性白内障、眼球萎缩等。

三、护理措施

1. 术前护理

（1）到达医院后，用生理盐水冲洗结膜囊，迅速彻底清除化学物质，特别是穹窿部和睑板下沟处。也可根据致伤物性质用中和液冲洗：酸性物质用3%碳酸氢钠溶液；碱性物质用3%硼酸溶液；氢氧化钙烧伤用0.37%依地酸二钠溶液；冲洗液不应少于1000ml。

（2）结膜损伤严重者，做放射状球结膜切开，进行冲洗。必要时给予前房穿刺。

（3）指导病人做眼球运动，拉下眼睑使眼球向左上、右上运动；拉上眼睑使眼球向左下、右下运动；每天3次，每次10分钟；每次换药时用玻璃棒分离睑球粘连或安放隔膜，并在结膜囊内涂大量抗生素眼药膏，预防睑球粘连。

（4）1%阿托品滴眼或眼凝胶充分散瞳孔。

（5）遵医嘱局部给予滴眼液抗感染治疗。

（6）根据手术适应证做急诊手术准备。

（7）稳定病人及其家属情绪，耐心细致解释病情、治疗方法和预后，使病人能够面对现实，积极配合治疗与护理。

2. 术后护理

（1）遵医嘱及时给予镇痛、止血、降眼压、抗感染、维生素、糖皮质激素等药物治疗。

（2）换药、滴眼药时要严格无菌操作，动作轻柔，避免按压眼球。

（3）提供安静舒适的睡眠环境，减少陪护和探视人员，保证病人的睡眠及减少感染的概率。

（4）预防并发症的发生，包括预防感染、控制眼压、防止组织溶解、粘连等。向病人及其家属介绍术后预防感染等的重要性，并教会病人及其家属正确的使用眼药的方法。

（5）术后2天内应进食清淡、易消化的半流质饮食，以后可进食高蛋白质、富含维生素的软食。避免进食需用力撕咬、咀嚼的硬质食物，以免用力咀嚼牵拉肌肉影响伤口愈合。

（6）根据视物障碍程度，给予相应的协助，满足病人最基本的生活需要，并帮助病人制定和实施改变生活方式的计划，提高其自理能力。

（7）给予心理支持，减轻病人及其家属的焦虑和恐惧心理。做好疾病相关知识方面的教育，增强自理能力和战胜疾病的信心。

3. 病情观察　眼化学伤可伴有全身的损伤，甚至可危及生命，故应严密观察病人的伤情变化及生命体征变化。密切观察眼部情况，如敷料有无松脱及渗出、术眼疼痛程度等；并监测体温变化，注意有无其他全身症状，必要时遵医嘱应用镇静药或镇痛药镇痛。

4. 健康指导

（1）指导病人遵医嘱正确用药，嘱病人定期门诊随访，指导病人如何观察并发症等。

（2）宣传眼化学伤现场急救知识，一旦发生立即充分冲洗眼部，再送医院，减轻化学伤的损伤程度。

（3）宣传安全生产知识，从事化工工业的工作人员应掌握防护知识，规范操作，佩戴防护镜，防止意外事件的发生。生产或使用酸碱性物质的工厂或车间应加强通风，及时排出化学物质。

（4）遵医嘱按时滴抗生素眼药水，以免感染；避免碰撞术眼，以免伤口愈合不良而裂开；不可过度用眼，注意用眼卫生，勿用力揉擦双眼。

（5）少吃辛辣食物及禁酒，饮食要清淡，多吃含粗纤维素的食物，常吃新鲜的蔬菜，保持大便通畅，预防便秘。

（6）避免患眼受伤，外出时可用纱布或眼镜遮挡。

（7）出院后按时复查，如发现眼部有任何不适感，请立即到就近的医院检查。

（8）在公共场合时注意保护术眼；洗澡及洗漱时应遮挡术眼。

第五十二节　眼部热烧伤

一、疾病概述

【概念与特点】

眼部热烧伤是指高温液体如铁水、沸水、热油等溅入眼内或火焰喷射眼部引起的烧伤。

【临床特点】

沸水、沸油的烧伤一般较轻。眼睑发生红斑、水疱，结膜充血水肿，角膜轻度混浊。热烧伤严重时，如铁水溅入眼内，可引起眼睑、结膜、角膜和巩膜的深度烧伤，组织坏死。组织愈合后可出现眼睑瘢痕性外翻、闭合不全、角膜瘢痕、睑球粘连甚至眼球萎缩。

【辅助检查】

同眼化学伤的辅助检查。

【治疗原则】

防治感染，促进创面愈合，预防睑球粘连。

（1）轻度灼伤　局部滴用散瞳剂和抗生素眼药水。

（2）重度灼伤　去除坏死组织，局部滴用抗生素眼药水。

（3）角膜坏死　行羊膜移植或带角膜缘上皮的全角膜板层移植术。

（4）晚期积极治疗并发症。

二、主要护理问题

（1）疼痛——眼痛　与角膜上皮脱落有关。

（2）感知改变　视力下降，与冷热刺激眼部组织损伤有关。

（3）焦虑　与视力下降和治疗效果有关。

（4）知识缺乏　缺乏眼热灼伤的防治知识。

（5）有外伤的危险　与视力下降有关。

（6）潜在并发症　角膜穿孔、睑球粘连、眼睑外翻、眼睑内翻、眼睑闭锁等。

三、护理措施

1. 术前护理

（1）急救护理　由于热烧伤常伴有全身尤其是面、颈、胸、四肢的广泛烧伤，所以病人入院后马上向其本人或家属了解致伤物的性质。眼的损伤程度取决于高温作用时间的长短。因此，病人入院后迅速用大量生理盐水冲洗降温，边冲洗边用蘸有眼膏的棉签将眼内异物清除干净，操作时动作轻柔，避免压迫眼球，以免引起眼睑皮肤裂伤及角膜穿孔，冲洗时间要长而持续，冲洗压力勿大。如果冲洗不当极易造成上皮脱离，增加治疗的难度。应避免操作带来的进一步损伤，这一阶段的急救处理将影响眼的痊愈率，所以早期眼部冲洗至关重要。

（2）心理护理　①明确告诉病人及其家属此病的治疗方法、并发症及预后，让病人了解眼热烧伤的病程长、预后差以及积极配合治疗的重要性，以取得他们的谅解和配合。②多与病人谈心，消除病人心中的顾虑，给予安慰，让病人逐渐转变角色，接受现实。③向病人多介绍成功病例，使其消除不良情绪，保持良好的心态，树立信心，提高其自我保健康复的意识。④家属的支持和关心对病情的转归起着十分重要的作用，多向家属讲解相关知识，让家属多关心病人，尽量解除其家庭牵挂，一心一意地配合治疗。

（3）生活护理　①主动巡视病房，为病人提供不能自理部分的帮助。②将常用物品放在病人易于取放的位置，尽量定位放置。

（4）安全管理　①告知病人呼叫器的使用方法，有困难寻求帮助。②病人睡觉时床档保护，夜间休息时打开夜灯。③嘱病人下床前先坐床上休息 5 ~ 10 分钟再下床，如厕久蹲后拉好扶手。④规范病室环境，活动空间不留障碍物。

（5）眼部准备　①应用抗生素滴眼液 3 天。②指导病人注意眼部卫生，勿用力揉搓、挤压眼部。

（6）术前常规准备　①对高血压、心脏病病人纠正病情后方可手术，以免引起术后不良反应。②协助完善相关术前检查：心电图、输血全套、凝血试验、生化和血、尿常规等。③术晨穿清洁病员服，带上标识腕带，排空大小便。嘱咐病人取下眼镜、手表、活动性义齿、金属饰物等。④为了保证手术的安全性，术晨建立静脉通道，术前口服苯巴比妥镇静。⑤与手术室工作人员进行交接。

2. 术后护理

（1）眼痛护理　①评估病人疼痛情况，了解疼痛的性质及程度，及时告知医师给予正确的处置。②疼痛较轻、随时间的延长而消失或缓解，多为手术刺激引起的眼痛，可安慰病人、给予解释，加强观察。③眼痛剧烈伴分泌物、眼睑肿胀、结膜充血明显、前房角膜后沉着物（KP）、房水闪辉（AR），应高度考虑眼部感染，按医嘱积极予以抗感染治疗，为病人提供整洁、安静、舒适的医疗环境。

（2）基础护理　加强巡视，保持床单元及病人的个人卫生。

（3）其他护理　术后病人应进半流质饮食，避免摄入过硬食物，以免影响切口愈合，多食用新鲜蔬菜，忌辛辣饮食。为排便不畅者应用通便药物，以免用力排便引起切口出血。

3. 病情观察

（1）观察伤口有无渗血、渗液，保持敷料的清洁与干燥，如有污染及时更换。

（2）换药时观察术眼有无红肿、渗液、渗血、疼痛、敷料气味及眼球运动等情况，并密切观察羊膜移植片的贴附情况、移植片的色泽、上皮是否完整、有无新生血管生长、移植片下有无积血与积液及植片感染、糜烂、溶解等。

4. 健康指导

（1）指导病人正确滴用散瞳剂和抗生素眼药，并包扎患眼，嘱病人勿用手揉眼，防止角膜上皮损伤。

（2）做好职业防护指导，介绍眼部热烧伤产生的常见原因，进行生活与生产安全教育。

第五十三节 辐射性眼外伤

一、疾病概述

【概念与特点】

辐射性损伤是指电磁波谱中各种辐射造成的损害，包括电离辐射损伤和非电离辐射损伤。电离辐射伤包括远紫外线、X线、核辐射等，非电离辐射伤包括近紫外线、可见光、红外线、微波等。本节介绍最常见的因紫外线引起的电光性眼炎（又称雪盲）。电光性眼炎指眼部被大剂量紫外线长时间照射而引起的损伤。常见有电焊光、紫外线灯、高原及雪地反光、强太阳光等发出的紫外线。

【临床特点】

电光性眼炎的潜伏期长短取决于吸收紫外线的总能量，以 3 ~ 8 小时多见。发病急，常在晚上或夜间发生，且双眼同时发生。

（1）症状 表现为明显的眼红、眼痛、畏光、流泪、眼睑痉挛。

（2）体征 眼部紫外线损伤主要是累及角膜和结膜，表现为结膜充血、角膜上皮点状荧光素着色，严重者角膜上皮大片剥脱、知觉减退。

【治疗原则】

主要是对症处理，减轻疼痛。抗生素眼膏涂眼，一般 1 ~ 2 天后症状消失。

二、主要护理问题

（1）疼痛——眼痛 与角膜上皮脱落有关。

（2）组织完整性受损 角膜上皮受损与紫外线照射导致眼部组织损伤有关。

（3）潜在并发症 角膜炎、角膜溃疡。

（4）焦虑 与担心视力下降和治疗效果有关。

（5）知识缺乏 缺乏眼辐射伤的防治知识。

三、护理措施

1. 疼痛的护理　指导病人眼部冷敷，严重者遵医嘱滴丁卡因眼药水等表面麻醉性质的眼药水消除疼痛，如无感染一般经 6~8 小时可自行缓解，24~48 小时完全消退。

2. 眼部护理　涂抗生素眼膏，并包扎双眼，嘱病人勿用手揉眼，防止角膜上皮损伤。

3. 健康指导

（1）指导病人正确滴眼药水和使用眼药膏的方法，并包扎患眼。

（2）做好职业防护指导，电焊工电焊时应佩戴防护面罩或眼镜预防；在沙漠、海边、雪地作业或旅游时注意佩戴眼镜，防止灼伤。

第五十四节　皮样和表皮样囊肿

一、疾病概述

【概念与特点】

皮样和表皮样囊肿为先天性皮样新生物，由于胚胎期发育异常，外胚叶部分断裂被埋于皮下或结膜组织下而成。易发生于眼睑之内或外侧部，发生部位与眶骨缝有关。常起源于这类骨缝，也可以发生于眉弓、眶及结膜。形状为圆形或卵圆形，大小不一，一般不超过核桃大，质软，囊之张力大时硬度增加如肿瘤样。囊肿的周围有结缔组织包膜，表面光滑，境界清楚，略有弹性，一般不与皮肤粘连，但与骨膜常常粘连，因系先天性者故易早期发现。有时合并有眼睑缺损、畸形等先天异常。

【临床特点】

该囊肿为先天性肿物，增长缓慢，好发于外上眶缘，触诊为圆形肿物，表面光滑，无压痛。如囊肿压迫眼球可引起屈光不正。囊肿如位于眼眶深部，常表现为渐进性眼球突出并向下移位。

【辅助检查】

CT 检查可见低密度占位性病变，伴有眶壁凹陷改变。

【治疗原则】

手术摘除，囊肿较深者有时与脑膜粘连，因而手术剪除时应小心谨慎勿伤及脑膜。

二、主要护理问题

（1）焦虑　与担心疾病预后有关。

（2）知识缺乏　缺乏相关疾病知识。

（3）潜在并发症　感染、出血等。

三、护理措施

1. 常规护理

（1）向病人讲解疾病的相关知识，指导病人保持稳定的情绪，积极乐观地面对生活，树立战胜疾病的自信心，并做好围手术期的护理。

（2）对病人进行各种治疗和护理前，均应告知病人治疗和护理的方法、目的及注意事项，如教会病人和家属手术前后的自我护理知识。

2. 病情观察　加强巡视，密切观察病情变化及生命体征的变化。如有异常，及时通知医师处理。

3. 健康指导　术后病人应注意防止感染，要定期随诊。

第五十五节　脉络膜黑色素瘤

一、疾病概述

【概念与特点】

脉络膜黑色素瘤为葡萄膜中常见的恶性肿瘤，是成年人最常见的眼内恶性肿瘤，多见于50～60岁年龄段，常为单侧性，与性别或左右眼无关，可以发生于脉络膜的任何部位，但常见于眼的后极部。主要起源于葡萄膜组织内的色素细胞和痣细胞。

临床上其生长有两种方式：①局限性：在巩膜与脉络膜之玻璃膜间局限性生长，呈扁平椭圆形。因受巩膜和玻璃膜的限制，生长较慢，如穿破玻璃膜，则在视网膜下腔内迅速扩大，形成基底大、颈细、头圆的蘑菇状肿瘤。②弥漫性：特点是广泛弥漫性浸润，瘤细胞循环血管及淋巴管鞘浸润，并沿脉络膜平面扩展，所以病程较局限性者长，发展慢。眼底除有不规则色素散布外，余无显著的高起。

【临床特点】

（1）肿瘤位于黄斑区时，早期会有视物变形、小视或大视、色觉改变、相对性或绝对性视野缺损等表现。

（2）肿瘤位于眼底周边部时可无自觉症状。

（3）晚期时，可有眼压高、眼红、眼胀、头痛，甚至恶心、呕吐、眼痛及眼球突出等出现。

【辅助检查】

（1）荧光素眼底血管造影。

（2）吲哚菁绿脉络膜血管造影。

（3）超声波检查。

（4）CT 检查。

（5）MRI 检查。

【治疗原则】

小的肿瘤可随访观察或做局部切除、激光光凝和放疗。眼球摘除术仍是主要的治疗选择，适用于较大肿瘤。

二、主要护理问题

（1）焦虑、恐惧　与对手术的恐惧、担心预后有关。

（2）感知紊乱　与视力下降、立体视力消失及眼球摘除有关。

（3）自我形象紊乱　与眼球摘除后眼眶凹陷、容貌改变有关。

（4）知识缺乏　缺乏脉络膜恶性黑色素瘤的相关知识。

三、护理措施

1. 肿瘤部分切除术的护理

（1）心理护理 脉络膜黑色素瘤为眼部恶性肿瘤，不仅可能致盲，还可能毁容甚至因全身转移而致命。病人认为自己患上绝症，因而产生紧张、恐惧、焦虑的情绪。应加强与病人沟通，建立良好的护患关系，介绍本病的治疗方法、治疗效果，介绍本病治疗的成功病例，使病人能够正确认识疾病，摆脱错误认识。耐心向病人解释手术过程和手术前后可能出现的问题及注意事项，并教会病人如何配合手术。做好家属的思想工作，多给病人鼓励与支持，树立战胜疾病的信心，积极主动配合各种检查和治疗。

（2）术前准备 术前予局部滴抗生素滴眼液，配合医师并协助病人做好眼部及全身检查，如巩膜透照检查，眼部、腹部 B 超，眼底荧光血管造影，CT 或 MRI 等检查以明确脉络膜肿瘤的大小、位置及有无全身转移。向病人解释术前检查的重要性和必要性，特别要注意指导病人戒烟、戒酒，预防感冒、咳嗽，避免术中、术后眼内出血及术后切口裂开，加强术前血压监测以利于全身麻醉后形成控制性低血压，减少术中出血。术前晚给予镇静剂，保证充足和良好的睡眠。

（3）术后护理 ①饮食护理：术后 1~2 天宜进食富含蛋白质、维生素等营养丰富的流质、半流质食物，避免进食硬的食物，减少咀嚼肌运动，以免加重眼部伤口疼痛或影响伤口愈合，术后 3 天后可多食纤维素含量高的蔬菜，如芹菜、韭菜等，多食水果，以促进肠蠕动，防止便秘。②敷料的观察护理：术后予绷带加压包扎 4~5 天，以达到眼球制动，预防切口裂开、眼内出血，要保持绷带固定良好及眼部敷料清洁干燥，如绷带松脱、敷料渗湿应及时更换。③疼痛的护理：术后因手术创伤，早期可有眼睑肿胀、结膜水肿、患眼疼痛及偶见恶心、呕吐等症状，向病人及家属做好解释工作，注意观察术后眼痛发生的时间、性质，评估疼痛是由于术中牵拉眼外肌、角膜上皮损伤、缝线触及角膜引起还是由于绷带加压包扎造成的不适，根据疼痛的原因及时调整绷带或应用镇痛药物缓解疼痛。如术后 3 天后眼痛加剧，要警惕眼内出血等并发症的发生，应及时报告医师及时处理。

2. 眼球摘除术的护理

（1）心理护理 病人手术前的心理均比较复杂，一般不愿意接受眼球摘除这一事实，同时对手术不了解，顾虑重重。护理人员应悉心关心病人，劝慰病人和家属理智地面对现实，告诉病人眼球摘除术后眼眶内植入义眼台，不仅可以带动义眼片活动，还可以使病人恢复良好容貌，提高生存的质量。

（2）术前准备　做好眼科常规检查，术前测血压、脉搏、呼吸、体温。指导病人配合手术，练习用舌尖顶压上腭抑制咳嗽和打喷嚏，防止引起术中及术后伤口震裂。为避免术后感染，术前 1 周用抗生素滴眼液滴眼，每天 4 次。术前晚冲洗泪囊及结膜囊，用聚维酮碘消毒眼睑周围皮肤，全身麻醉病人禁食、禁水。

（3）术后护理　①生活护理：病人安静卧床休息，头部不要过多活动，防止感冒，鼓励病人进食富含维生素、蛋白质，易消化食物，多喝水、多吃新鲜水果，提高机体抵抗力。②换药护理：术后第 2 天换药，护士操作应严格无菌，动作轻柔。换药时先用 75% 酒精消毒眼睑，然后用棉签分开上、下眼睑，注意观察伤口有无渗血或裂开、结膜囊内分泌物情况，以氯霉素眼药水冲洗结膜囊后涂聚维酮碘预防伤口感染。继续用油纱条填塞结膜囊加压包扎，敷料绷带包扎不宜过紧。③术后反应的护理：注意观察各项生命体征，全身麻醉病人应密切注意呼吸、脉搏变化。义眼台植入术后最常见的反应为结膜水肿，用 30% 硫酸镁溶液浸润纱布后敷于患眼，每天 2 次，每次 20 分钟，可消除结膜水肿。

3. 病情观察　眼内出血及继发性视网膜脱离是最主要的并发症。因此术后要认真观察，并做好预防护理措施。①密切了解病人有无眼前红色影子飘动、视力下降等情况，如出现上述玻璃体积血症状时，应立即让病人取半坐卧位，使视网膜下血液由于重力作用向下方积聚，防止黄斑区视网膜前膜形成并改善视野范围，并嘱病人减少眼球转动，防止视网膜下活动性出血，并注意血压的变化。按医嘱应用中西医药物给予止血、活血化瘀治疗。②如出现眼前固定黑影、闪光、视力急剧下降，应警惕继发性视网膜脱离的发生。嘱病人除进食、如厕及必要的检查外应多卧床休息，注意术眼的保护，勿晃动头部、揉碰术眼，协助病人做好各项生活护理。

4. 健康指导

（1）术后放疗、化疗指导　告知病人术后放疗、化疗以及生物治疗的必要性，并指导病人回院进行放疗、化疗或免疫治疗的具体时间，指导病人合理饮食，宜进高蛋白、高碳水化合物、富含维生素、清淡、易消化的食物，加强营养，积极锻炼身体，增强体质，提高抵抗力，有利于疾病的康复。

（2）出院指导与随访　指导病人出院1周后回院复查，进行视力、眼压、眼底等检查，定期眼部、腹部B超检查，判断肿瘤有无复发、转移。嘱病人注意术眼卫生，勿碰撞术眼，1年内避免剧烈运动及重体力劳动，出现视力下降、眼前闪光、黑影要立即到医院就诊。术后随访至少不短于5年，最好能做到终身随访，并建立随访档案，通过电话、通信等方法做到定期随访，尽可能详细了解病人情况，解决存在问题，提高其生存质量。

（3）指导病人做好义眼片的保养及佩戴　病人眼球摘除后都比较难以接受这一事实，同时又对安装义眼抱有过高的期望。护理人员要帮助病人树立生活的信心，坦然面对现实，正确认识安装义眼的意义，告诉病人目前安装义眼是修复眼球摘除后产生缺陷的最好办法，能达到美容效果，但义眼不可能具备天然眼的功能。

第五十六节　视网膜母细胞瘤

一、疾病概述

【概念与特点】

视网膜母细胞瘤（RB）是婴幼儿眼病中性质最严重、危害性最大的一种恶性肿瘤，有遗传型和非遗传型。前者具有家庭遗传倾向，多发生于3岁以下儿童；后者多为体细胞突变所致，发病时间相对较晚。本病易发生颅内及远处转移，常危及患儿生命，因此早发现、早诊断及早治疗是提高治愈率、降低死亡率的关键。

【临床特点】

病变累及黄斑区时影响视力，出现斜视，或瞳孔区有黄白色反射如"猫眼"或称"白瞳症"。

【辅助检查】

（1）X线检查　可见到钙化点，或视神经孔扩大。

（2）超声检查　A型超声可显示极高的反射波，但坏死液化区为超低的反射波；可有单个回声源和声影。B 型超声显示视网膜组织破坏，形状不规则的肿块和声影。

【治疗原则】

视网膜母细胞瘤一经确诊应及时进行治疗。肿瘤瘤体较小的可采用激光光凝术、巩膜冷凝术及化疗。肿瘤瘤体较大、保存视力无希望者，手术摘除眼球是挽救患儿的有效方法。

二、主要护理问题

（1）焦虑、恐惧　与病人及家属对癌症的恐惧、担心预后有关。

（2）外观的改变　眼球摘除或眼眶内容物剜除后容貌受损。

（3）潜在并发症　义眼台暴露等。

（4）有暴露性角膜炎的危险　与眼球突出、眼睑不能闭合有关。

三、护理措施

1. 术前护理

（1）常规护理　①按内眼手术前护理常规。②全身麻醉手术者按全身麻醉手术前护理常规。

（2）心理护理　视网膜母细胞瘤是一种恶性肿瘤，一旦确诊，大多数患儿家属难以接受，有的失声痛哭，极度悲伤与焦虑，及时地提供人文关怀和有力的心理支持，帮助患儿家属做好心理调适，积极配合患儿的治疗非常重要。向患儿家属介绍疾病的知识，治疗的目的、方法及效果，手术前后配合的知识。给予安慰、鼓励，减轻病人家属的思想负担。

（3）安全护理　提供安全舒适的住院环境，向患儿家属进行安全教育，慎防患儿跌倒、坠床、迷路走失。

2. 术后护理

（1）患儿麻醉清醒后回病房卧床休息，继续观察生命体征。

（2）饮食护理半流质饮食 1 天，可进食粥、面条、牛奶，避免进食硬质食物，以免咀嚼肌过度运动影响切口愈合。

（3）术后绷带加压包扎术眼 4~5 天（眼球摘除者），要观察敷料有无渗血、渗液，绷带有无松脱、移位。患儿可由于术后眼痛或绷带加压包扎不适而哭闹，指导家属耐心地哄好患儿，避免患儿用手揉擦术眼，防止缝线松脱及切口裂开。

（4）保持眼部清洁，拆除绷带后用生理盐水清洁眼睑及周围皮肤，嘱家属不要用不清洁的毛巾、手帕擦洗眼部，以防止切口感染。

（5）术后发现视神经有侵犯或可疑眶内扩散的患儿，按医师建议进行化疗和放射治疗。注意补充营养，进食优质蛋白、高热量、富含维生素的食物。按化疗或放射治疗护理。

3. 健康指导

（1）眼球摘除加义眼台植入术者于出院 3 周后回院做好义眼片。注意义眼片的清洁卫生。每天晚上睡前取下义眼片，用温开水冲洗浸泡。遵医嘱滴抗生素眼液。

（2）若发现义眼台暴露、分泌物增多，及时回院就诊。

（3）出院后要定期回院复诊，第一次复诊时间为出院后 1 周。一般出院后 3 个月、半年各复查 1 次。以后每年定期检查患眼有无复发及有无出现全身转移，一直观察到患儿 9 岁为止。

（4）此病有遗传倾向，如有肿瘤家族史或双眼患病，其父母、兄弟姐妹应来院做散瞳检查。

（5）进行科普教育，提倡优生优育，开展遗传咨询，对有遗传倾向的家庭要定期眼部体检，以便早发现、早治疗。

第二章
耳部疾病

第一节　先天性耳前瘘管

一、疾病概述

【概念与特点】

先天性耳前瘘管是一种最常见的先天性耳畸形。瘘管是一种有分支而弯曲的盲管，多为单侧性，也可为双侧。瘘口多位于耳轮脚前，另一端为盲管。因胚胎时期形成耳郭的第一、第二鳃弓的 6 个小丘样结节融合不良或第一鳃沟封闭不全所致。

【临床特点】

先天性耳前瘘管出生时即存在，瘘管大都开口于耳轮脚前上方和耳屏前方，挤压时可排出少量黏液，或乳白色分泌物从瘘口溢出。平时无自觉症状，感染时，局部出现红肿、疼痛、溢脓。若反复感染者，可形成脓肿，瘘管周围或其远端皮肤发生溃烂，局部形成脓瘘或瘢痕。

【辅助检查】

（1）常规检查　①血常规、尿常规；②凝血功能；③感染性疾病筛查（乙型病毒性肝炎、丙型病毒性肝炎、梅毒、艾滋病等）；④心电图检查。

（2）其他检查　根据病人病情可做血糖、肝肾功能、电解质、X 线胸片等检查。

【治疗原则】

病人一般在合并感染时即来医院就诊。无症状者不需要治疗；如有感染化脓则需用抗生素控制感染；如有脓肿形成则要切开排脓，局部换药治疗。待感染控制，局部愈合再施瘘管切除术。术前注入少许亚甲蓝，术时将瘘口周围皮肤做一棱形切口，在探针指引下，沿蓝色瘘管及其分支一次彻底切除。术时若残留，日后复发，再次手术即甚困难。

二、主要护理问题

（1）有感染的危险　与抵抗力下降或细菌入侵引起感染化脓有关。

（2）知识缺乏　缺乏先天性耳前瘘管日常及手术后的自我护理知识。

三、护理措施

1. 术前护理

（1）心理护理　做好疾病的健康教育，争取患儿积极配合手术。患儿入院后，往往由于全身使用抗生素和局部切开引流排脓后，症状缓解，家长以为已经痊愈，患儿又害怕手术，因此不愿接受手术治疗。其实非手术治疗并不能消除暴露的瘘口，加上患儿卫生意识和抵抗力较差，一旦瘘口进入水、污垢、病菌等极易引起感染。如果反复感染或形成瘢痕，会给病人带来身体上的痛苦，甚至影响其面部美观，故及时、合理的手术治疗是非常必要的。

（2）脓肿切开的护理　瘘管脓肿形成时，在术前行脓肿切开引流术。将脓肿周围毛发剃掉并清洗干净，常规消毒，局部麻醉，选择脓肿波动感最明显处下方或体位引流最低部位经皮纹方向切开，先用过氧化氢，再用生理盐水甲硝唑溶液或生理盐水加庆大霉素 8 万 U 彻底清洗脓腔及瘘管。留置橡皮条引流后加压包扎。第 2 天起换药。换药时仍应用 2% 过氧化氢局部冲洗，换药次数根据引流物多少而定。

（3）一般常规护理　术前全身应用抗生素。

2. 术后护理

（1）体位护理　手术均在静脉复合麻醉下进行，术后患儿去枕平卧头偏向患侧，直至完全清醒。清醒后即可选择患侧侧卧位，以达到清除无效腔、减少局部渗血、预防感染的目的。

（2）出血的护理　术后局部加压包扎以达到止血的目的。观察局部敷料是否清洁、干燥，若渗血较多，请示医师，协助查明出血原因，排除因手术原因导致的出血，采取局部加压止血的方法均能达到止血目的。

（3）局部护理　术后24～48小时后去除包扎敷料予以换药。局部用75%酒精消毒后，再行TDP灯照射。TDP灯照射具有消炎、镇痛，促进上皮生长，加速伤口愈合的效果。照射时，TDP灯治疗头对准患处，照射时间30分钟。照射时一定要专人守护，随时触摸患儿照射部位，感受皮温，调整照射距离，避免烫伤。照射完毕，以无菌敷料覆盖。

3. 病情观察

（1）脓肿切开换药时观察脓腔大小、瘘管周围皮肤有无溢脓形成，观察脓液颜色、量，为脓肿切开后选择手术方式和手术时机提供依据。

（2）观察患儿体温情况。在全身用药后5～7天，若体温正常，可择期手术。

4. 健康指导

（1）指导患儿及家长出院后进行正确的伤口护理，注意观察伤口有无红、肿、痛、渗液等，应保持伤口清洁、干燥。勿用手自行挤压瘘管，避免污水进入瘘管。避免挖耳，防止外伤。避免碰撞伤口。

（2）术后注意休息，防感冒。加强锻炼，增强机体抵抗力。

（3）术后3周回院复诊。

第二节　耳郭外伤

一、疾病概述

【概念与特点】

因耳郭外露于头两侧，极易遭受外力损伤。耳郭外伤是指各种外力因素造成的耳郭损伤。常见的耳郭外伤有挫伤、撕裂伤、切割伤、枪击伤和烧伤等。临床以前两者为多见，可单独发生，亦可伴发头面部损伤。

【临床特点】

（1）耳郭挫伤　可在皮下或软骨膜下积血形成血肿，表现为周部青紫或软骨膜下血肿。

（2）耳郭撕裂伤　可能是耳郭部分撕裂，也可能为全部撕脱，创缘多不整齐。

（3）耳郭切割伤　创缘多较整齐。

（4）耳郭枪击伤　组织多有缺失。

（5）耳郭烧伤　依其烧伤程度可见局部红肿、水肿、溃烂、皮肤和软骨坏死，晚期瘢痕组织增生，耳郭发生粘连或畸形。

【辅助检查】

（1）耳部检查　咽鼓管检查，中耳和乳突检查，听力检查，前庭功能检查。

（2）耳鼻咽喉 CT 检查和 MRI 检查　明确耳部病变组织的性质。

（3）外耳检查　主要检查外耳道、耳郭、鼓膜有无异常。

（4）耳郭检查　主要以望诊和触诊为主，观察耳郭有无畸形、红肿、损伤。

【治疗原则】

（1）挫伤引起的小的软骨膜下血肿，以注射器将积血抽出后加压包扎即可；大块的血肿或已凝成血凝块者，则需切开取出凝血块，缝合后加压包扎。处理时需严格无菌操作，防止继发感染。

（2）对有创面的损伤，应彻底清洗伤口，止血、清创、缝合，注意软骨膜不应缝合。清创时应尽可能地保存组织，以免导致严重畸形。

（3）耳郭烧伤多为大面积烧伤之一部分，治愈后常遗留有严重畸形。

（4）预防感染　可全身使用抗生素如磺胺类药物，对于有创面的不洁损伤，还应注意破伤风抗毒素注射前应做 TAT 皮肤试验，以免发生过敏性休克。

二、主要护理问题

（1）急性疼痛　与耳郭机械性损伤有关。

（2）有感染的危险　与耳郭完整性受损、污染有关。

（3）焦虑　与局部症状较重、担心疾病预后有关。

（4）自我形象紊乱　与耳郭完整性受损、耳郭畸形有关。

三、护理措施

1. 常规护理

（1）告知病人疼痛的原因和可能持续的时间，同时积极协助医师处理伤口，减轻疼痛。

（2）遵医嘱应用抗生素，观察用药后反应。

（3）与病人交流，帮助病人减轻心理压力。

2. 病情观察　观察耳郭的温度和颜色，注意生命体征变化，发现异常及时通知医师。

3. 健康指导

（1）讲解疾病相关知识，指导病人注意保护外耳，避免外力碰撞。

（2）冬季注意耳部保暖，防止耳郭冻伤。

第三节　鼓膜外伤

一、疾病概述

【概念与特点】

鼓膜位于外耳道底部，结构菲薄，受到直接或间接外力冲击后易造成穿孔、破裂等损伤，多发生在鼓膜紧张部。鼓膜外伤可分为直接性损伤和间接性损伤，前者多见于用硬物挖耳、取耵聍或外耳道异物时；后者多为空气压力发生急剧变化所致，如掌击耳部、巨大爆破声、高台跳水、潜水等。此外，颞骨纵行骨折、火花溅入、小虫飞入亦可造成鼓膜损伤。鼓膜外伤可导致听力下降和继发中耳腔化脓性炎症可导致听力下降。

【临床特点】

（1）症状　鼓膜破裂后，可突感耳痛、听力下降、耳鸣，少量出血和耳内闷塞感。爆震伤还可出现眩晕、恶心或混合性聋。

（2）体征　鼓膜充血，鼓膜多呈裂隙状穿孔，穿孔边缘有少量血迹，外耳道有时可见血迹或血痂。若出血较多，常合并外耳道皮肤损伤，甚至颞骨骨折。颞骨骨折伴脑脊液漏时，可见有清水样液渗出。

【辅助检查】

（1）耳镜检查　可见外耳道少量血迹，鼓膜多呈不规则裂隙状穿孔，边缘有少量血迹或血痂；颞骨骨折伴脑脊液耳漏时，出血量较多并有清水样液流出。

（2）听力检查　为传导性耳聋或混合性耳聋。

【治疗原则】

（1）取出外耳道异物、盯聍等，用酒精擦拭外耳道及耳郭，并在外耳道口留置消毒棉球，防止他物进入耳内。

（2）必要时应用抗生素控制和预防感染。

（3）大多数外伤性穿孔3～4周内可自行愈合，较大且经久不愈的穿孔可行鼓膜修补术。

二、主要护理问题

（1）急性疼痛　与外力冲击、鼓膜外伤有关。

（2）感知障碍　听力减退，与鼓膜穿孔或内耳受损有关。

（3）有感染的危险　与鼓膜穿孔处理不当有关。

（4）焦虑　与听力减退有关。

（5）知识缺乏　缺乏预防鼓膜外伤的相关知识。

三、护理措施

1. 常规护理

（1）眩晕者，嘱其卧床休息，注意行动安全。

（2）给予清淡、半流质饮食。

（3）禁止洗耳、滴耳。可用小棉签小心清除外耳道异物或血迹，在外耳道口可放置一个酒精消毒棉球，防止外界污物进入中耳。

2. 治疗配合

（1）耳痛特别剧烈时，遵医嘱给予镇痛药口服。

（2）若出现眩晕、呕吐时，遵医嘱给予改善眩晕及呕吐的药物口服，严重者给予静脉滴注。

（3）遵医嘱给予广谱抗生素 3～7 天，防止继发感染。

（4）鼓膜穿孔 4 周内不能自行愈合的病人，需行鼓室成形术、鼓膜修补术。

3. 心理护理 鼓膜穿孔后及时就诊治疗不会影响听力，向病人讲解相关的知识，消除病人焦虑不安的心理，积极配合治疗。

4. 病情观察 单纯鼓膜穿孔，多在伤后 3～4 周自然愈合。重点观察耳道内是否有脓性分泌物。注意了解听力下降、耳鸣等症状是否改善，如有异常应及时通知医师。

5. 健康指导

（1）告知病人外伤后 3 周内外耳道不可进水或滴药，勿用力擤鼻、打喷嚏等，避免继发中耳感染影响鼓膜愈合。

（2）养成良好的卫生习惯，不可用发夹等硬物挖耳，取耵聍时应选择恰当的用具，手法要小心适度，避免伤及鼓膜。

（3）遇到爆破情况或进行跳水、潜水时，注意保护双耳。

（4）预防上呼吸道感染，避免来自鼻咽部的感染。

第四节　耳郭假性囊肿

一、疾病概述

【概念与特点】

耳郭假性囊肿又名耳郭浆液性软骨膜炎、耳郭非化脓性软骨膜炎、耳郭软骨间积液等，系指耳郭外侧面的囊肿样隆起，内含浆液样渗出物，发病年龄以 30～50 岁青壮年居多，男性多于女性，多发生于一侧耳部。

【临床特点】

（1）多见于成年男性，常为单侧。

（2）耳郭腹侧面呈半球形隆起，界限清楚，皮肤色泽正常，硬或有波动感，无压痛。

（3）穿刺可抽出淡黄色或血水样液体，抽液后不久又复发。

【辅助检查】

（1）穿刺液培养　无菌生长。

（2）病理检查　从皮肤到囊壁的组织层次为：皮肤、皮下组织、软骨膜及软骨层，积液在软骨间。囊壁衬里即软骨层内侧面覆纤维素层，无上皮细胞结构，可与真性囊肿鉴别。

【治疗原则】

（1）起病初期或为小囊肿，可用冷敷、超短波、紫外线照射等理疗方法，以促进渗液吸收并控制继续渗出。

（2）无菌状态下行局部穿刺抽液，给予加压包扎；也可在抽液后囊腔内注入平阳霉素、2%碘酊、糖皮质激素、氟尿嘧啶等药物，再加压包扎，以防止液体再生，促进囊壁粘连愈合。

（3）久治不愈者可行手术治疗，切除部分囊壁，清除积液后加压包扎。

二、主要护理问题

（1）舒适改变　与耳郭软骨间积液有关。

（2）知识缺乏　缺乏耳郭假性囊肿的预防和护理知识。

三、护理措施

1. 常规护理

（1）协助医师在严格无菌状态下行局部穿刺抽液。并给予加压包扎。

（2）对行物理疗法的病人，应认真行操作规程，并告知病人治疗目的和相关注意事项。手术治疗的病人，按耳部手术前、后常规护理。

2. 病情观察　观察病情，询问病人有无不适感。

3. 健康指导

（1）平时应注意避免对耳郭的机械性刺激，如枕头不宜过硬，勿经常触摸或挤压耳郭等，防止造成局部微循环障碍。

（2）告知病人保持耳郭囊肿部位清洁，勿乱敷药物，以免继发感染引起化脓性软骨膜炎而导致耳郭畸形。

第五节　外耳道异物

一、疾病概述

【概念与特点】

外耳道异物多见于儿童，手持小玩物塞入耳内，如珠子、花籽、豆类等；成人也可发生，如挖耳或清理外耳道时将火柴杆、棉花等遗留于外耳道内；也可因意外情况，如外伤、爆炸异物进入耳内，或嬉戏等将异物塞入耳内。

【临床特点】

病人有听力障碍、不适、耳痛或耳内响动难以忍受。

【辅助检查】

一般病人可在门诊处理，无须特殊检查。若患儿不能合作或异物紧卡于外耳道峡部或异物已进入鼓室者可行血、尿常规检查，耳镜检查、一般摄片检查。

【治疗原则】

据异物大小、性质和位置决定取出方法，确诊异物后原则为尽量取出，伴急性炎症者宜控制炎症后再取。

二、主要护理问题

（1）急性疼痛　与外耳道异物刺激或感染有关。

（2）有鼓膜损伤的危险　与异物性质或操作不当有关。

（3）知识缺乏　缺乏相关外耳道异物的预防和处理知识。

三、护理措施

1. 常规护理

（1）观察病人症状，遵医嘱应用抗生素，预防和控制外耳道感染。

（2）配合医师取出外耳道异物。

2. 健康指导

（1）教育儿童不要将小玩物塞入耳内，成人应改掉用棉签棒、火柴棍等物挖耳的习惯，以防异物残留耳内。

（2）卧室内消灭蟑螂、尽量不要放置土栽植物等，野外露宿时要加强防护，防止昆虫进入耳内。

（3）告知病人一旦异物入耳，应及时就医，切勿盲目自行取异物，以免将异物推入甚至损伤鼓膜。

第六节　耵聍栓塞

一、疾病概述

【概念与特点】

耵聍是指外耳道软骨部皮肤耵聍腺分泌的淡黄色黏稠液体，耵聍状如黏液者，俗称"油耳"。耵聍具有保护外耳道皮肤和黏附异物的作用。正常外耳道皮肤表面富有薄层耵聍，暴露于空气中干燥形成薄片，借咀嚼张口等运动脱落排出。如耵聍逐渐凝聚成团，阻塞外耳道，即称耵聍栓塞。

【临床特点】

（1）耵聍未完全堵塞耳道时，可无听力减退，耳道被完全堵塞后可有耳闷及听力下降。

（2）活动的耵聍块可随头位变化有耳内作响，或刺激耳道迷走神经引起咳嗽。

（3）一旦耳道进水，耵聍膨胀，则有耳痛、耳内闷胀感，个别病人有头晕、耳鸣。

【辅助检查】

听力检查为传音性聋。

【治疗原则】

取出耵聍是唯一的治疗方法。

二、主要护理问题

（1）感知障碍　与听力减退有关。

（2）有感染的危险　与外耳道进水或皮肤损伤有关。

（3）有继发损伤鼓膜的危险　与耵聍性质和操作不当有关。

（4）知识缺乏　缺乏预防和处理耵聍栓塞的相关知识和技能。

（5）舒适的改变　耳闷、耳痛、眩晕，与耵聍遇水膨胀压迫有关。

三、护理措施

1. 常规护理

（1）配合医师取耵聍时，操作要轻柔，注意保持周围环境安全，避免他人撞击，以免伤及外耳道皮肤及鼓膜。

（2）对耵聍坚硬难以取出的病人，遵医嘱按时滴耳药，并观察耵聍软化情况。

2. 病情观察　观察病人有无听力下降等症状，合并外耳道感染者，遵医嘱给予抗生素口服，待感染控制后再取出耵聍。

3. 健康指导

（1）对耵聍腺分泌过盛或耵聍排出受阻的病人，嘱其定期清除，防止耵聍堆积成团。

（2）减少诱发因素，如建议病人减少摄入脂类食品，改掉经常挖耳的不良习惯，积极治疗外耳道炎，改善生活和工作环境等。

（3）教会病人正确取耵聍的方法，避免伤及鼓膜。

第七节　外耳道炎

一、疾病概述

【概念与特点】

外耳道炎分局限性外耳道炎和弥漫性外耳道炎。局限性外耳道炎又称外耳道疖。

【临床特点】

（1）症状　耳痛，常伴有耳瘙痒感、灼热感，严重者张口、咀嚼时疼痛加剧，同时伴有耳鸣和不同程度的听力下降。婴幼儿表现为不明原因的哭闹，伴发热。

（2）体征　外耳道皮肤轻度充血，肿胀。严重者外耳道可见少量分泌物，早期是稀薄的浆液性，晚期可见稠厚的脓性分泌物。牵拉耳郭和按压耳屏时有疼痛感。鼓膜基本正常。

【辅助检查】

（1）耳镜检查　了解鼓膜及外耳道皮肤的肿胀情况。

（2）分泌物的细菌培养及药敏试验。

【治疗原则】

清洁外耳道，使局部分泌物引流通畅，保持局部皮肤干燥，维持外耳道处于酸性环境。根据分泌物细菌培养结果，合理使用敏感抗生素。慢性者可联合应用抗菌药物和糖皮质激素类合剂、糊剂或霜剂局部涂敷。当外耳道皮肤红肿、渗血、破溃严重时，可将消炎消肿纱布条置于外耳道处。耳痛剧烈时可适当应用镇痛剂。

二、主要护理问题

（1）舒适的改变　耳痛、耳痒，与炎症刺激有关。

（2）体温升高　与细菌感染有关。

（3）知识缺乏　缺乏外耳道炎的防治知识。

三、护理措施

1. 常规护理

（1）清洁外耳道，保持外耳道局部的清洁、干燥。

（2）嘱病人多饮水，清淡饮食，忌食辛辣刺激性食物。

（3）患病后禁止挖耳，避免对局部的刺激，以免加重感染和疼痛。

2. 治疗配合

（1）耳痒者，遵医嘱给予口服抗组胺药物，并观察有无药物不良反应。

（2）局部未化脓者给予局部热敷，促进炎症吸收。

（3）有脓肿形成者，遵医嘱及时切开引流，用3%过氧化氢溶液清洁外耳道，每天1~2次。

（4）疼痛剧烈者，遵医嘱给予镇静药或镇痛药。

（5）外耳道有炎症时遵医嘱用含抗生素的滴耳液滴耳。

（6）遵医嘱给予广谱抗生素，根据病情需要酌情给予少量糖皮质激素。

3. 病情观察　观察病人耳痛、耳痒等不适是否减轻，应用抗生素和抗组胺药的疗效及其不良反应，如滴耳液过敏、嗜睡等。应注意长期用抗生素滴耳液滴耳可能引起二重感染。必要时可做细菌培养和药物敏感性试验。若合并真菌感染时，外耳道奇痒，分泌物增多，外耳道深处可见灰白色或灰黑色团块状物，清除后很快又出现，若出现此种情况需及时处理。

4. 健康指导

（1）指导病人及家属正确滴耳药的方法。

（2）用药后如果感觉有耳部症状加重，应及时就医，确定是否为局部药物过敏。

（3）坚持用药治疗，直至完全治愈，避免复发或迁延不愈。

（4）指导病人加强个人卫生，经常修剪指甲，避免挖耳损伤皮肤。炎症期间不要从事水上运动。

（5）保持外耳道皮肤清洁干燥。洗头、游泳、沐浴时不要让水进入外耳道；如有水进入外耳道内，及时用无菌棉签或柔软的纸巾放在外耳道口将水吸出。

第八节　分泌性中耳炎

一、疾病概述

【概念与特点】

分泌性中耳炎又称渗出性中耳炎，是以鼓室积液和传导性聋为主要特征的中耳非化脓性炎性疾病。而当中耳积液黏稠呈胶胨状时，称胶耳。多发于冬春季，是成人和儿童常见的听力下降原因之一。本病按病程可分为急性和慢性两种，急性分泌性中耳炎炎症未愈，病程延续 6～8 周者，可称为慢性分泌性中耳炎。慢性分泌性中耳炎也可缓慢起病或由急性分泌性中耳炎反复发作、迁延转化而来。

【临床特点】

（1）症状 ①听力下降：急性分泌性中耳炎病前大多有上呼吸道感染史，以后听力逐渐下降，伴自听增强。当头位变动，如前倾或偏向患侧时因积液离开蜗窗，听力可暂时改善。患儿大多表现为对别人的呼唤声不予理睬，看电视时要调大音量，学习时注意力不集中，学习成绩下降等。②耳痛：起病时可有轻微耳痛，慢性者耳痛不明显。③耳内闭塞感：耳内闭塞感或闷胀感是常见的主诉之一，按压耳屏后该症状可暂时减轻。④耳鸣：部分病人有耳鸣，多为间歇性，如"噼啪"声。当头部运动、打呵欠或擤鼻时，耳内可出现气过水声，但若液体很黏稠，或液体已完全充满鼓室，此症状缺如。

（2）体征 鼓膜急性期时松弛部充血，或鼓膜轻度弥漫性充血。鼓膜内陷，表现为光锥缩短、变形或消失，锤骨柄向后上移位，锤骨短突明显向外突起，鼓室积液时，鼓膜失去正常光泽，呈淡黄色、橙红色或琥珀色，积液多时鼓膜向外凸。

【辅助检查】

（1）音叉试验 林纳试验阴性，韦伯试验偏向患侧。

（2）纯音听力测试 可示传导性听力损失。听力下降的程度不一，重者可达 40dB，轻者为 15～20dB。听阈可随积液量的改变而波动。听力损失一般以低频为主，由于中耳传音结构及两窗阻抗的变化，高频气导及骨导听力也可下降。少数病人可合并感音神经性听力损失。

（3）声导抗测试 声导抗图对诊断有重要价值。平坦型（B 型）是分泌性中耳炎的典型曲线，负压型（C 型）示鼓室负压、咽鼓管功能不良，其中部分中耳有积液。

（4）影像学检查 CT 扫描可见中耳系统气腔有不同程度密度增高。小儿可作头部 X 线侧位片，了解腺样体是否增生。

【治疗原则】

病因治疗，改善中耳通气引流和清除积液为本病的治疗原则。

二、主要护理问题

（1）感知改变——听力下降 与中耳积液有关。

（2）舒适改变 与鼓室积液引起耳鸣、耳痛、耳闷塞感有关。

（3）知识缺乏 缺乏分泌性中耳炎的预防及手术后的自我护理知识。

三、护理措施

1. 心理护理 向病人及家属解释本病的病因及治疗措施，以积极配合治疗。

2. 用药护理 遵医嘱给予全身抗感染治疗，选用合适的抗生素控制感染，稀化黏素类药物有利于纤毛的排泄功能，糖皮质激素类药物可减少炎性渗出，注意观察上述药物的疗效和不良反应。

3. 手术护理

（1）术前护理 ①按耳部手术护理常规进行术前准备，完善各项检查。②教会病人正确的滴鼻和擤鼻方法，保持鼻腔及咽鼓管通畅。③术前 1 天根据需要剔除耳部周围 5～7cm 头发。④局部麻醉者术晨进少量饮食，全身麻醉者术前禁饮食。⑤术前病房护士与手术室护士核对病人信息、药物等，送入手术室。

（2）术后护理 ①按全身麻醉或局部麻醉护理常规护理。②头部限制活动，不要过度活动和摇晃。

4. 病情观察

（1）观察外耳道有无血性液体流出以及液体颜色、量，如有活动性出血应立即报告医师。

（2）注意观察有无面瘫、头晕、恶心等并发症；术后预防感冒，防止术耳进水，以免引起中耳感染。

5. 健康指导

（1）指导病人正确滴鼻、擤鼻，鼓膜置管未脱落者禁忌游泳。

（2）生活有规律，注意劳逸结合，忌烟、酒、辛辣刺激性食物。

（3）加强锻炼，增强机体抵抗力，防止感冒。

（4）本病儿童易被忽视，家长及老师应提高对本病的认识。10岁以下儿童应定期进行筛选性声导抗检测。

（5）积极治疗鼻、咽部疾病，成人慢性分泌性中耳炎应注意排除鼻咽癌，尽早行鼻咽镜检查和鼻咽部活检。

第九节　急性化脓性中耳炎

一、疾病概述

【概念与特点】

急性化脓性中耳炎是指由于细菌直接侵入中耳引起的中耳黏膜及骨膜的急性感染性炎症改变。本病好发于婴幼儿及学龄前儿童。致病菌常见为乙型溶血性链球菌、肺炎链球菌和葡萄球菌等，由于抗生素广泛应用，溶血性链球菌感染比例下降，而金黄色溶血性葡萄球菌感染率增加，幼儿则以嗜血流感杆菌更为多见，其次是铜绿假单胞菌、变形杆菌，感染主要通过三种途径。①咽鼓管途径：最常见；②外耳道鼓膜途径：不符合无菌操作的鼓膜穿刺、鼓室置管、鼓膜外伤，致病菌由外耳道直接侵入中耳；③血行感染：极少见。

【临床特点】

（1）儿童多见，多有上呼吸道感染史或急性传染病史，如麻疹、猩红热等，或有外伤史。

（2）耳痛、发热、疼痛剧烈，婴幼儿可表现烦躁，用手抓耳，食欲减退，或有恶心呕吐等，有些病人疼痛向患侧头部放射。

（3）听力减退，常伴耳鸣。

【辅助检查】

（1）纯音测听为传导性聋。

（2）脓性分泌物培养多为链球菌、肺炎球菌或金黄色葡萄球菌等。

（3）血常规检查白细胞增高，中性粒细胞为主。

（4）颞骨 CT 中耳及乳突黏膜肿胀模糊。

【治疗原则】

控制感染、通畅引流、祛除病因为本病的治疗原则。

二、主要护理问题

（1）舒适受损　与炎症刺激、耳痛有关。

（2）体温过高　与炎症引起全身反应有关。

（3）潜在并发症　急性乳突炎、耳源性脑脓肿等。

（4）知识缺乏　缺乏急性化脓性中耳炎的治疗和防护知识。

三、护理措施

1. 常规护理

（1）一般护理　①减少病人的活动量，注意休息，多饮水。②给予易消化富营养的清淡饮食。③保持大便畅通。

（2）对症护理　①持续高热者，遵医嘱给予物理降温或药物降温。②耳痛特别严重者，遵医嘱给予镇痛药。

（3）心理护理　多向病人及家长做好解释工作，消除病人的焦虑不安情绪，积极配合治疗。

2. 治疗配合

（1）遵医嘱给予广谱、敏感的抗生素，以静脉滴注为主。早期可加用少量糖皮质激素，尽快控制炎症。症状消退后仍需继续用药 3～5 天，力求彻底治愈。

（2）鼓膜穿孔前，遵医嘱用 2% 酚甘油滴耳，消炎镇痛。

（3）鼓膜穿孔后，每天用 3% 过氧化氢溶液清洁外耳道 2～3 次，清除积脓后，拭干，再用 0.3% 氧氟沙星滴耳液滴耳。

（4）遵医嘱用 0.5% 或 1% 的麻黄碱滴鼻液滴鼻，疏通咽鼓管，加快中耳分泌物的引流。

（5）炎症完全消退后，穿孔大都可以自行愈合。流脓已停止而鼓膜穿孔长期不愈合者，可行鼓室成形术。

3. 病情观察　应注意使用抗生素后的效果及可能出现的不良反应，观察病人体温变化和耳流脓是否逐渐减少、消失，同时还要观察耳道分泌物的颜色、性质、量及气味。若高热不退，耳郭后上方乳突部红肿压痛，可能继发急性乳突炎，需及时通知医师。长时间抗生素滴耳液滴耳，应注意有无合并真菌感染。

4. 健康指导

（1）告知正确的擤鼻方法，指导母亲采取正确的哺乳姿势。

（2）及时清理外耳道脓液，指导正确的滴耳药方法。嘱病人坚持治疗，定期随访。

（3）有鼓膜穿孔或鼓室置管者避免游泳等可能导致鼓室进水的活动，禁滴酚甘油。

（4）加强体育锻炼，增强抗病能力，做好各种传染病的预防接种工作。患上呼吸道感染疾病时应积极治疗。

第十节　慢性化脓性中耳炎

一、疾病概述

【概念与特点】

慢性化脓性中耳炎是中耳黏膜、骨膜以至骨质的慢性化脓性炎症。长期或反复流脓、鼓膜穿孔及听力减退为本病特点，是耳科的一种常见病。

【临床特点】

（1）耳间歇性流脓，量多少不等。上呼吸道感染时，流脓发作或脓量增多；脓液呈黏液性或黏脓性，一般不臭，鼓膜穿孔位于紧张部，多呈中央性穿孔，大小不一，一般有轻度传导性聋。

（2）耳持续性流黏稠脓，常有臭味，如有肉芽或息肉，则脓内混有血丝或耳内出血。鼓膜紧张部大穿孔或边缘性穿孔，即穿孔的边缘有一部分已达鼓沟，该处无残余鼓膜。通过穿孔可见鼓室内有肉芽或息肉；长蒂的息肉从穿孔脱出，可堵塞于外耳道内，妨碍引流，病人多有较重的传导性聋。

（3）耳内长期流脓，脓量多少不等，有特殊恶臭。

【辅助检查】

（1）耳镜检查 可见鼓膜穿孔大小不等，分为中央性和边缘性两种。穿孔处可见鼓室内壁黏膜充血、肿胀或有肉芽、息肉沿穿孔伸展于外耳道，鼓室内或肉芽周围及外耳道有脓性分泌物。

（2）听力检查 显示传导性或混合性耳聋，程度轻重不一，少数可为重度感音性听力丧失。

（3）乳突 X 线或颞骨 CT 检查 单纯型无骨质破坏征象。骨疡型有骨质破坏征象。胆脂瘤型可见圆形或椭圆形透亮区。

【治疗原则】

治疗原则为消除病因，控制感染，清除病灶，通畅引流，尽可能恢复听力。

二、主要护理问题

（1）感觉紊乱 听力下降，与鼓膜穿孔、听小骨破坏有关。

（2）舒适的改变——耳流脓、疼痛 与中耳慢性炎症、耳源性并发症有关。

（3）焦虑 与担心慢性炎症久治不愈和手术治疗效果有关。

（4）知识缺乏 缺乏慢性化脓性中耳炎的防治知识，对其危害性认识不足。

（5）潜在并发症 颅内、外并发症，如乙状窦血栓性静脉炎、硬膜外脓肿、脑膜炎、脑脓肿；耳后骨膜下脓肿、颈深部脓肿、迷路炎、耳源性面瘫，与炎症扩散有关。

三、护理措施

1. 常规护理

（1）心理护理 耐心向病人讲解慢性化脓性中耳炎的知识，介绍治疗方案，解除其思想负担，并使其认识到本病潜在的危害性，积极配合治疗。

（2）治疗护理 指导并协助病人正确清洁外耳道及滴耳药，保持局部清洁，尽早控制感染。

（3）用药护理 取外耳道脓液送细菌培养或做药敏试验，有助于医师正确选用抗生素。遵医嘱给予敏感抗生素口服，洁耳后局部滴抗生素滴耳液或2%硼酸乙醇滴耳液。

2. 手术护理 单纯型流脓停止1个月后，可行鼓膜修补术。骨疡型保守治疗无效、引流不畅或疑有并发症者须行乳突根治手术。胆脂瘤型一经确诊，应尽早行乳突根治术。应配合医师做好手术前后的护理。耳部手术常见的有鼓膜修补术、鼓室成形术、乳突根治术、外耳整形术等。

（1）术前护理 ①耐心解释手术的目的及意义，术中可能出现的情况，如何配合，术后的注意事项，使病人有充分的思想准备，减轻焦虑。过度紧张者，术前晚遵医嘱给予镇静剂。②遵医嘱术前完善各项检查。③剃除术耳周围5cm范围的头发。耳内切口，则剃除耳郭前上缘1cm的头发。女性病人应将余发结成小辫向上翻。耳源性颅内感染手术者，应剃成光头。④术侧耳郭及周围皮肤用温水、肥皂洗净，75%酒精棉球擦拭2遍，再以无菌纱布包扎。用0.1%硫柳汞酊冲洗外耳道。需植皮或神经移植者，应将供区皮肤清洁消毒后用纱布或绷带包扎。⑤术晨测量并记录体温、脉搏、呼吸、血压，遵医嘱给予术前用药。

（2）术后护理 ①嘱病人卧床休息，患耳朝上或健侧卧位。内耳术后应静卧7天以上，待眩晕消失后方可起床。要照料其日常生活，注意行动安全。②给予富含营养的半流质饮食。恶心、呕吐剧烈者，可给予鼻饲饮食或静脉营养。③术后病人多因恶心、呕吐、眩晕等感到焦虑、恐惧，应耐心解释疏导。④遵医嘱给予各种抗生素及镇静剂，及时清除局部渗出物，随时更换耳外敷料，保持术区清洁干燥。⑤注意局部渗出情况；注意有无面瘫、眩晕、呕吐和眼震出现；注意观察体温、脉搏、呼吸、血压、瞳孔、意识及肢体运动的情况，如发现异常，应立即通知医师，并协助处理。⑥告知病人术后1周内避免打喷嚏和用力擤鼻，防止鼓膜重新裂开。避免洗澡时污水入耳，以免术后感染。⑦术后6~7天拆线，2周内逐渐抽出耳内纱条，拆线后外耳道内应放置挤干的乙醇棉球，保持耳内清洁并吸收耳内渗出液。

⑧教会病人外耳道清洁、捏鼻鼓气法等。嘱病人出院后定期随访，按时清洁外耳道。

3. 病情观察 密切观察疾病的变化，若出现以下情况提示有引起颅内、外并发症的可能。要及时报告医师并协助处理。

（1）急性炎症或慢性炎症急性发作久治不愈，反而加重。

（2）耳道流脓甚多，拭而不净，或流脓突然减少、停止。

（3）耳后、颈部红肿、压痛明显。

（4）面瘫、眩晕。

（5）剧烈头痛、呕吐、弛张热及神志改变等。

4. 健康指导

（1）锻炼身体，提高身体素质，积极预防和治疗上呼吸道感染。

（2）进行卫生宣传教育，尤其是对患耳的卫生保健。出院后，半年内禁游泳，3个月内禁乘飞机，1个月内禁用患侧咀嚼坚硬食物，勿食辛辣、刺激性食物。

（3）定期复诊，病情有变化时及时就诊。

（4）给病人提供安静、舒适的休养环境，减少外界刺激，保证睡眠。

（5）常用耳机收听者，最好不用耳机或收听时间不宜过长。

（6）烟、酒可导致内耳损伤，引发听力障碍，有此习惯者应尽早戒除。

（7）合理饮食，注意营养，避免食辛辣、油炸食物。指导病人进食高蛋白、高热量、富含维生素的易消化的流质、半流质饮食，与病人家属一同制定适合病人的营养饮食方案。

第十一节 耳硬化症

一、疾病概述

【概念与特点】

耳硬化症又称耳海绵症，是骨迷路原发性病变，为局限性海绵状新骨灶在骨迷路内形成而得名。发病年龄以 20～40 岁多见。偶见于儿童，女性多于男性，欧美发病率较高。国外统计 50% 有家族史。

【临床特点】

（1）最初症状为进行性听力下降，多见于青春期后发病，女性病人在妊娠或哺乳期听力减退加重，也有在外伤、感情创伤及急性病后听力明显减退。

（2）80%的病人有耳鸣，耳鸣与听力减退同时出现，或在其前发生，耳鸣呈间歇性或持续性。

（3）少数病人有眩晕发生，多因病变侵及半规管及前庭。

（4）有韦氏错听（Willis 误听），耳硬化症病人的韦氏错听较其他传导性聋者显著，一旦病变侵及耳蜗，韦氏错听即行消失。

【辅助检查】

（1）耳镜检查　鼓膜完整，活动良好，早期可在后上象限透见淡红色区域，乃活动性病灶表面黏膜充血的反映，称 Schwartze 征阳性，咽鼓管功能正常。

（2）听力检查　音叉 Weber 试验，偏向患侧或听力损害较重侧；Rinne 试验阴性；Schwabach 试验骨导延长；Gelle 试验阴性；纯音测试提示传导性聋或混合性聋，中期骨导听力曲线有卡哈切迹；音衰减及重振试验阴性。

（3）声导抗测试　鼓室导抗图早期可为 A 型，偶呈"起止型"双粗曲线，后随镫骨固定程度加重而成 As 型。静态声顺值低于正常范围。镫骨肌声反射阈值早期升高，后即消失。

（4）影像学检查　颞骨 X 线平片无异常，在高清晰度断层片上可能看到两窗区，迷路或内耳道壁上有界限分明的局灶性硬化改变。

【治疗原则】

（1）手术治疗　镫骨切除术是治疗耳硬化症的主要方法，以期改善病人听力，控制病情继续发展。

（2）药物治疗　用于不适宜手术的病人，稳定病情延缓进展。常用的药物有氟化钠、葡萄糖酸钙、维生素 D、硫酸软骨素等。

（3）选配助听器　用于不适宜或不愿意接受手术或药物治疗的病人，也可用于术后听力提高不佳者。酌情选配合适的助听器。

二、主要护理问题

（1）感知改变 与听力进行性减退有关。

（2）焦虑 与听力减退和担心手术后效果有关。

（3）有受伤的危险 与双侧听力减退有关。

（4）术后潜在并发症 面瘫。

（5）知识缺乏 缺乏耳硬化症的相关知识。

三、护理措施

1. 手术前护理

（1）心理支持 多与病人接触，鼓励其说出心理感受，向病人讲解疾病知识、手术方法、术后效果，介绍同种成功病例，帮助其解除顾虑、增强信心，配合治疗。

（2）术前准备 按耳科病人术前常规护理。协助病人完善 CT、纯音测听、声导抗、耳蜗电图、耳声发射检查等。

2. 用药指导 对药物治疗的病人，遵医嘱按时服药，并注意用药后反应。

3. 安全防护 在可能出现危险的地方均应设置警示牌，外出时应有他人陪同，避免意外发生。

4. 病情观察 密切观察病情，发现异常及时通知医师。

5. 健康指导

（1）注意保暖预防感冒，鼻塞时可使用药物滴鼻以保持鼻腔通畅，并告知病人正确的擤鼻方法。

（2）注意保护头部，避免耳部被碰撞。

（3）伤口未愈合不可洗头，防止耳内进水。至少半年禁止游泳、乘坐飞机。

（4）助听器的选配和护理指导。①选配前应做纯音听力测试，依据听力图选用适宜的助听器，纯音听力测试阈值在 45（或 40）~90dB 建议配用，效果较满意；>90dB 效果欠佳。感音神经性耳聋病人应进行阈上功能测试或语言测听。婴幼儿在 2～3 岁前建议使用大功率助听器，可利用残余听力发展口语能力。②选配助听器后可先试用 2～3 周，由专门人员指导调整各项控制旋钮，以便获得满意效果。③做好助听器保养，每天使用专用毛刷清洁助听器各处，用软布轻轻擦拭，禁忌使用清洁液等。游泳、沐浴或洗衣服时应取出助听器，防止受潮损坏，禁忌使用电吹风等干燥工具。若较长时间不用助听器，取出电池后将其放置专用口袋内存放在阴凉、干燥处。

第十二节 传导性耳聋

一、疾病概述

【概念与特点】

经空气径路传导的声波，受到外耳道、中耳病变的阻碍，到达内耳的声能减弱，致使不同程度听力减退者称为传导性耳聋。

【临床特点】

病人往往会有耳痛、耳鸣。如有炎症耳会流脓且听力下降。有时可伴剧烈头痛、发热、寒战、耳痛、眩晕、恶心、呕吐等症状。

【辅助检查】

（1）听功能检查 ①音叉试验 Rinner 试验阴性；Weber 试验偏向患侧；Schwabach 试验示受试耳骨导延长。为传导性耳聋的重要特征。②纯音测听：气导听阈提高 >25.60dB，骨导听阈基本正常。有气、骨导差。③声导抗检查：判断鼓室气压功能和听骨链的完整性。

（2）影像学检查 根据听功能情况选定 X 线、CT 或 MRI 检查，协助确定病变部位、范围及程度等。

【治疗原则】

（1）传导性耳聋的治疗主要是根据病因进行相应的治疗。

（2）各型鼓室成形术是目前治疗传导性耳聋的主要方法。

（3）根据听力下降程度及病人具体情况选择合适的助听器。

二、主要护理问题

(1) 感知改变 与听力减退有关。

(2) 语言及交流障碍 与听力明显下降或丧失有关。

(3) 知识缺乏 缺乏疾病预防及治疗相关知识。

(4) 焦虑 与耳聋程度加重有关。

三、护理措施

1. 心理护理

(1) 了解病人对疾病的认知程度,告知其治疗方法及配合要点,鼓励病人勇于面对,积极配合治疗与护理。

(2) 多与病人接触,掌握病人的生活习惯及交谈方式,教会病人通过其他方式沟通,如手势、书写等,提高病人的沟通交流能力。

(3) 向病人及家属讲解疾病的预后情况,了解病人对听力现状的接受程度,提高听力的期望值,为病人推荐、选择合适的助听器。

(4) 对生活自理能力差或依赖性强的病人,加强与家属的沟通,寻求其家人及亲友的支持,提高社会适应能力。

2. 用药护理 遵医嘱给予药物治疗。

3. 手术护理 需要手术的病人,积极做好术前准备,根据不同术式做好相应的检查。加强与医师的沟通,了解手术方式,制定护理措施。

4. 病情观察 及时观察药物的疗效及不良反应。定期进行听力学检查,观察听力的改善情况,禁止使用有耳毒性的药物,积极治疗高血压、糖尿病等全身性疾病。

5. 健康指导

(1) 向病人讲解预防耳聋的有关知识,避免引发耳病的各种因素,如不用火柴棍、发夹等物挖耳,学会正确的擤鼻方法,噪声环境下注意护耳,鼓膜穿孔未愈不能游泳,不滥用耳毒性药物,妊娠期间、婴幼儿禁用耳毒性药物。

（2）积极治疗各种耳部疾病，如各种原因发生鼓膜穿孔或已发生急性中耳炎，应及时就医，防止形成慢性中耳炎，损害听力。

（3）指导病人使用和保管助听器。

第十三节 听神经瘤

一、疾病概述

【概念与特点】

听神经瘤是指起源于听神经鞘的肿瘤，听神经瘤起源于听神经鞘，是一典型的神经鞘瘤，听神经本身未参入，此瘤为常见的颅内肿瘤之一。占颅内肿瘤的 7%～12%，占桥小脑角肿瘤的 80%～95%。临床以桥小脑角综合征和颅内压增高征为主要表现。是良性肿瘤，早诊早治疗效好，肿瘤较大并发颅内高压者手术是惟一出路。

【临床特点】

（1）耳鸣或发作性眩晕，一侧听力进行性减退至失聪。

（2）进食呛咳、声嘶、咽反射消失或减退，同侧角膜反射减退或消失，面瘫等。

（3）走路不稳，眼球水平震颤，肢体运动共济功能失调。

（4）头痛、呕吐、视神经盘水肿。

【辅助检查】

（1）听力学检查　①纯音测听常提示不同程度的感音神经性聋。②脑干听性诱发电位提示听神经瘤的可能。③耳声发射检查对于听神经瘤的影像学检查前的筛选及其早期诊断有重要价值。④声导抗检查镫骨肌反射阈升高或消失，潜伏期长，可见病理性衰减。

（2）前庭功能检查　如眼震电图记录到出现向健侧的自发性眼球震颤，多提示肿瘤已开始压迫脑干和小脑；眼球震颤最初以水平型居多，之后可转变为垂直或斜型；如出现视动性麻痹，提示脑干视动传导径路受累。

（3）影像学检查　薄层（2mm 层距及层厚）CT（或增强）扫描，可早期发现位于内听道的小肿瘤；MRI 为目前公认的早期确诊小听神经瘤的敏感而可靠的方法。

【治疗原则】

尽早施行切除术是唯一有效的方法。局限于内耳道的肿瘤多采用颅中窝、迷路或迷路后进路，在手术显微镜明示下，并对面神经和心脏严密监护下仔细分块摘除。压迫并与脑干、小脑粘连的大肿瘤或双侧肿瘤则需与神经外科合作经枕下或联合进路切除之。

二、主要护理问题

(1) 感知障碍　与耳鸣及听力下降有关。

(2) 焦虑　与病情加重、担心预后效果或经济负担加重等有关。

(3) 有受伤的危险　与小脑共济失调步态不稳有关。

(4) 有误吸的危险　与吞咽反射减弱有关。

(5) 有感染的危险　与术后出血、脑脊液漏等有关。

(6) 知识缺乏　缺乏疾病相关知识。

(7) 自我形象紊乱　与手术后出现面瘫有关。

三、护理措施

1. 术前护理措施

(1) 全面评估病人　包括健康史及相关因素、身体状况、生命体征以及神志、精神状态、行动能力等。

(2) 心理护理　对病人给予同情、理解、关怀、帮助，告诉病人不良的心理状态会降低机体的抵抗力，不利于疾病的恢复，解除病人的紧张情绪，更好地配合治疗和护理。

(3) 饮食护理　指导病人多进食富有营养、易消化、口味清淡的食物，以加强营养，增进机体抵抗力。

(4) 术前指导　包括介绍耳科中耳疾病的相关知识，使病人对疾病有正确的认识。说明手术治疗的必要性。介绍手术医师的临床经验及技术水平。

介绍手术的大致过程及配合方法。由于术后需要长期卧床，应协助病人进行床上使用便器排便训练。

（5）术前准备　①物品准备：准备术中用物，如病历、X 线胸片、CT、MRI 等各种检查结果等。②病人准备：全面评估病人的一般情况，包括体温、脉搏、呼吸、血压、神志、行动能力、健康史、精神状态及身心状况等；遵医嘱给予术区备皮、应用抗生素等；睡前遵医嘱给予地西泮口服，保证病人良好睡眠；手术当天晨禁食、禁水，遵医嘱注射术前针。③肠道准备：夜间20：00 行开塞露清洁灌肠，24：00 后禁食、禁水。

2. 术后护理措施

（1）引流管的护理　术后病人留置尿管及输液管，活动、翻身时要避免管道打折、受压、扭曲、脱出等，引流期间保持引流通畅。

（2）基础护理　①病人手术清醒后，可将床头抬高 15cm，以利于呼吸，降低颅内压，减少出血，利于分泌物引流。②病人卧床期间，应保持床单位整洁和卧位舒适，定时翻身、按摩骨突处，防止皮肤发生压疮。③满足病人生活上的合理需求。④做好晨间、晚间护理。⑤加强口腔护理，保持口腔清洁，遵医嘱给予雾化吸入，协助叩背排痰，适当的床上活动，防止肺部感染的发生。

（3）输液的护理　及时观察输液处皮肤及血管情况，如有红肿、疼痛及外渗等情况，应及时拔除针头，更换输液部位。应用脱水、降颅内压药物时，要观察尿量，并做好记录，动态监测病人电解质情况，遵医嘱及时补充钾、钠、钙、氯等电解质，及时纠正或防止发生电解质紊乱。

（4）饮食护理　做好饮食指导，鼓励进食清淡、易消化、高蛋白质饮食，食物不宜过硬，以免牵拉伤口引起不适和疼痛，影响伤口愈合。对面瘫、进食呛咳的病人，应指导进食方法，如仍不能改善情况，不能正常进食，应报告医师，给予留置胃管，或加强静脉营养的补充。

（5）心理护理　进行术后康复指导，了解病人有哪些不适症状，并给予对症处理，协助病人减轻不适感，鼓励病人增强战胜疾病的信心。同时做好其家属的心理辅导工作，给予鼓励和支持。

（6）专科护理　术后 3 天应卧床休息，告知病人术后如果出现头晕、恶心、呕吐等不适症状应及时报告护士，对面瘫造成眼睑闭合不全的病人，可局部涂以金霉素眼膏，再用湿纱布覆盖，指导病人减少头部独立运动，应卧床休息，勿用力排便，可以下床活动时勿做低头、弯腰捡东西等使颅内压增高的动作，避免加重头晕，必要时遵医嘱给予对症药物治疗，下床活动时要缓慢，如厕要有他人搀扶，防止摔伤。

（7）用药护理　讲解药效及用药目的，指导病人正确的用药方法。

3. 病情观察　监测生命体征变化，重点观察病人神志及伤口引流、渗血情况，如发现病人不能恢复意识，或意识恢复后，再突然或逐渐昏迷，呼吸困难，高热、血压升高、肢体强直等均应疑为颅内出血，应立即报告医师处理。

4. 健康指导

（1）向病人讲解疾病相关知识，均衡营养，可适当进行身体锻炼，劳逸结合，提高机体抗病能力。

（2）术后至少半年内，应避免剧烈运动和重体力劳动。

（3）告知病人定期随诊复查。

第三章

鼻部疾病

第一节 鼻 疖

一、疾病概述

【概念与特点】

鼻疖是鼻前庭毛囊、皮脂腺或汗腺的局限性急性化脓性炎症，偶可发生在鼻尖或鼻翼。致病菌主要是金黄色或白色葡萄球菌。可由于挖鼻、拔鼻毛或外伤致鼻前庭皮肤损伤和继发感染，也可由于鼻腔鼻窦发生化脓性炎症时，因脓液反复刺激，诱发感染。此外病人患有全身性疾病时，身体抵抗力减低，易发生疖肿。疖肿预后良好，但由于鼻根至两侧嘴角的三角形区域是"危险三角"。鼻疖即发生在此三角内，若处理不当，则可引起严重的颅内并发症——海绵窦血栓性静脉炎。

【临床特点】

初起时，觉患部胀痛或跳痛、发热、红肿、渐成一疖肿突起。成熟时顶部中央有黄色脓点，多在 1 周后破溃出脓而愈。疖亦可多发，常局限于一侧鼻前庭。严重病人可有恶寒、发热、头痛不适等全身症状。

【辅助检查】

血常规检查白细胞计数和中性粒细胞比例增高。

【治疗原则】

（1）疖未成熟时，可用 1% 氧化氨基汞软膏、10% 鱼石脂软膏或抗生素软膏涂抹，配合理疗等，同时全身使用抗生素。

（2）疖成熟后，可在无菌操作下持尖刀片挑破脓头后用小镊子钳出脓栓，注意勿切及周围浸润部分，切忌挤压。

（3）疖破溃后，局部清洁消毒，破口涂以抗生素软膏。

（4）合并海绵窦感染者，应给予足量抗生素，及时请眼科和神经科医师会诊，以协助治疗。

二、主要护理问题

（1）疼痛　与局部炎症刺激有关。

（2）体温过高　与细菌感染有关。

（3）潜在并发症　上唇和面颊部蜂窝织炎、海绵窦血栓性静脉炎，由感染扩散引起。

（4）知识缺乏　挖鼻、拔鼻毛或挤压鼻疖，与缺乏鼻疖防治知识有关。

三、护理措施

1. 常规护理　注意营养、休息和睡眠，多饮水，禁食辛辣及刺激性食物，多食蔬菜，保持大便通畅。慢性病例或屡发者应排除全身影响因素，如糖尿病等。

2. 用药护理

（1）疖未成熟者，可予以局部理疗以消炎镇痛。并用10%鱼石脂软膏涂抹，促进疖成熟破溃。同时全身使用抗生素。

（2）疖已成熟者，可待其自行穿破，或涂以少许苯酚或30%硝酸银促进破溃，破溃后，局部清洁消毒，充分引流，防止结痂，促进其彻底愈合。

（3）合并海绵窦血栓性静脉炎者，使用足量、有效的抗生素，及时请眼科及神经科医师会诊，协助治疗。

3. 病情观察

（1）严密观察鼻疖的大小、局部疼痛变化。

（2）观察病人生命体征变化，若出现高热、寒战、头痛剧烈等不适症状，及时通知医师处理。

4. 健康指导

（1）疖未成熟者，指导其局部涂抹抗生素软膏、配合理疗等的正确方法，以控制炎症或促使疖肿成熟。

（2）疖已成熟者，叮嘱其切忌挤压或热敷，以防炎症扩散，引起严重并发症。

（3）指导病人勿挖鼻、拔鼻毛。若再次发生鼻疖，切勿自行挤压或热敷。

第二节　鼻前庭炎

一、疾病概述

【概念与特点】

鼻前庭炎是发生在鼻前庭皮肤的弥漫性炎症。可由于急慢性鼻炎、鼻窦炎、变应性鼻炎等鼻分泌物的刺激，长期有害粉尘（如烟草、皮毛、水泥、石棉）等刺激诱发，也可由于鼻腔异物、鼻腔及鼻窦肿瘤、鼻内特种传染性疾病等的分泌物刺激以及鼻前庭皮肤对滴鼻剂过敏引起。

【临床特点】

分为急性和慢性两种。急性者鼻前庭皮肤红肿、疼痛，严重者可扩及上唇交界处，有压痛，表皮糜烂并盖有痂皮。慢性者鼻前庭部发痒、灼热和结痂，鼻毛脱落，皮肤增厚、皲裂或盖有鳞屑样痂皮。

【辅助检查】

（1）前鼻镜检查　可见鼻前庭皮肤病等。

（2）鼻咽部活组织检查　主要为确认鼻咽部病变。

（3）耳、鼻、咽拭子细菌培养　培养能分辨致病菌，有利于诊断和治疗。

【治疗原则】

（1）去除病因　治疗鼻腔疾病，加强鼻腔清洁，避免有害粉尘刺激，改正挖鼻习惯。

（2）急性期湿热敷或局部红外线照射。

（3）慢性结痂者用3%过氧化氢清除痂皮和脓液，再涂以1%～2%黄降汞软膏或抗生素软膏；渗出较多者，用5%氧化锌软膏涂搽。

（4）皮肤糜烂和皲裂处涂以10%硝酸银，再涂抗生素软膏，每天3次。

二、主要护理问题

（1）疼痛　与局部炎症有关。

（2）知识缺乏　缺乏鼻前庭炎的有关预防知识。

三、护理措施

1. 常规护理　多饮水，注意休息。禁食辛辣刺激食物，多食蔬菜，保持大便通畅。

2. 病情观察

（1）注意局部用药反应，药物性皮炎者禁用有致敏可能的药物。

（2）长期不愈或多次发病者需注意有无全身疾病（如糖尿病）存在。

3. 健康指导

（1）改变挖鼻及拔鼻毛的不良生活习惯。

（2）避免接触有害粉尘，禁用肥皂水清洗患处。

（3）积极治疗鼻腔及鼻窦疾病，保持鼻腔通畅，避免分泌物刺激。

第三节　急性鼻炎

一、疾病概述

【概念与特点】

急性鼻炎是由病毒感染引起的鼻黏膜急性炎性疾病。俗称"伤风""感冒"。主要由病毒引起可继发细菌感染，有传染性。自然病程7~10日，有自限性。四季均可发病，冬季多见。

【临床特点】

（1）潜伏期　一般为1~4日。

（2）前驱期　初起觉鼻腔及鼻咽部干燥、烧灼感及打喷嚏。少数病人眼结膜亦有异物感。病人畏寒，全身不适。

（3）卡他期　1～2日后出现鼻塞、流清水样涕，合并细菌感染时为黏脓性。嗅觉减退，言语时有闭塞性鼻音。儿童可发生鼻出血，全身症状达高峰，低热、倦怠、食欲减退、头痛。检查见鼻黏膜弥散性充血、肿胀，总鼻道或鼻底有水样、黏液样或黏脓性分泌物。有时鼻前庭受分泌物刺激可红肿、皲裂。

（4）恢复期　如无并发症，1～2周内，各种症状逐渐减轻，消失。

【辅助检查】

分泌物细胞学检查有助于诊断。

【治疗原则】

（1）局部治疗　鼻内用减充血剂，首选盐酸羟甲唑啉喷雾剂，亦可用1%（小儿用0.5%）麻黄碱滴鼻液滴鼻，减轻黏膜肿胀，改善鼻腔通气、引流。此类药物连续使用不宜超过7天，最长不超过10天。

（2）全身治疗　抗病毒治疗，口服板蓝根、维C银翘片等。合并细菌感染或可疑并发症时，全身应用抗生素。发热者给予解热镇痛药。

二、主要护理问题

　　（1）舒适受损　鼻塞、流涕、张口呼吸，与鼻黏膜肿胀引起通气障碍有关。

　　（2）体温过高　与急性炎症引起的全身反应有关。

　　（3）潜在并发症　鼻窦炎、中耳炎、肺炎等。

　　（4）知识缺乏　缺乏疾病相关的自我保健和预防传播的知识。

三、护理措施

1. 常规护理

（1）指导正确的滴鼻法，选用合适的滴鼻剂　如儿童使用0.5%麻黄碱液滴鼻，成人使用1%麻黄碱液滴鼻，改善鼻腔通气、引流，注意此类药物连续使用时间一般不大于 7 天。局部可采用热敷、红外线照射和超短波透热疗法，能促进炎症消退，改善症状。

（2）指导病人采用正确的擤鼻方法　初起时可用蒸气吸入法以减轻鼻腔黏膜水肿，促进分泌物排出。

（3）指导病人多饮水，饮食清淡，利尿通便，加速毒素排出　初起时可采用发汗疗法，如热水浴，或用生姜、红糖、葱白煎水热服等，可缩短病程。发热时告知病人需卧床休息，也可给解热镇痛的药物。

（4）合并细菌感染或疑有并发症时，遵医嘱应用抗菌药物控制感染，预防或治疗并发症。

2. 病情观察　注意观察体温等全身及鼻部分泌物等局部变化，如果出现高热、脓性鼻涕、耳痛、耳闷等，应警惕鼻窦炎、中耳炎等并发症的发生。

3. 健康指导

（1）指导病人正确滴鼻、擤鼻（左、右侧鼻腔分次擤鼻）。

（2）生活有规律，注意劳逸结合，忌辛辣刺激性食物。

（3）加强锻炼，增强体质。冬季增加户外活动，以增强对寒冷的适应能力。

（4）疾病流行期间，避免到人员密集的场所，注意开窗通风。患病期间，外出戴口罩，勤洗手，避免传播他人。

第四节　变态反应性鼻炎

一、疾病概述

【概念与特点】

变态反应性鼻炎简称变应性鼻炎，以鼻痒、喷嚏、鼻分泌亢进、鼻黏膜肿胀等为其主要特点。本病分为常年性变应性鼻炎和季节性变应性鼻炎，后者又称"花粉症"。变应性鼻炎的发病与遗传及环境密切相关。

【临床特点】

病人往往有接触花粉、粉尘、尘螨、动物皮屑、棉絮等病史。病人有鼻痒，伴有眼部或咽喉部发痒、打喷嚏、流鼻涕和鼻塞等症状。伴有头痛、流泪、嗅觉减退、耳鸣等。

【辅助检查】

(1) 鼻分泌物检查 发作期可见大量嗜酸性粒细胞。

(2) 查找致敏过敏原 可通过特异性皮肤试验等查找致敏过敏原。过敏原皮肤试验是常用的诊断方法。以各种常见过敏原溶液 0.01ml 于上臂掌侧皮肤做皮内注射,以生理盐水作对照。如激发部位出现风团和红晕,视为阳性。

(3) 特异性 IgE 测定 过敏性鼻炎病人血清和鼻分泌物特异性 IgE 可为阳性,其血清总 IgE 水平可在正常范围内,若合并支气管哮喘则可升高。

【治疗原则】

ARIA(2008)推荐对变应性鼻炎的阶梯治疗方案如下。

(1) 轻度间歇性鼻炎 抗组胺药(口服或鼻内)和(或)减充血剂。

(2) 中、重度间歇性鼻炎 鼻内给予糖皮质激素(2 次/天);治疗 1 周后复查,如需要可加用抗组胺药和(或)短期内口服糖皮质激素(泼尼松)。

(3) 轻度持续性鼻炎 抗组胺药(口服或鼻内)或鼻内低剂量糖皮质激素(1 次/天)。

(4) 中、重度持续性鼻炎 鼻内给予糖皮质激素(2 次/天),口服抗组胺药,或在治疗开始短期内口服糖皮质激素。对于持续性鼻炎和(或)伴有哮喘,可行特异性免疫治疗,如舌下免疫治疗。

二、主要护理问题

(1) 清理呼吸道无效 鼻塞、流鼻涕,与鼻黏膜水肿及分泌物增多有关。

(2) 舒适的改变 鼻痒、打喷嚏等,与变态反应有关。

(3) 感觉紊乱 嗅觉减退或丧失,与鼻黏膜水肿有关。

(4) 知识缺乏 缺乏有关变应性鼻炎的防治知识。

三、护理措施

1. 常规护理 避免接触过敏原,保持室内外清洁干燥,经常晒洗衣物被褥。花粉播散季节,外出时应戴口罩等。

2. 治疗配合

（1）药物治疗的护理　①糖皮质激素类：因其抗感染、抗过敏作用，现较为广泛应用于变态反应性疾病的治疗。目前临床上常用的有丙酸氟替卡松鼻喷雾剂、丙酸倍氯米松喷雾剂等，但临床应用要注意其适应证及避免药物不良反应。②抗组胺药物：如氯苯那敏，有一定的中枢抑制作用，表现为嗜睡及困倦，从事驾驶、高空作业、精密机械操作等人员不宜服用。可选用全身不良反应小、见效快的药物，如左卡巴斯汀、布地奈德、曲安奈德等。③膜保护剂：临床常用4%色甘酸钠溶液滴鼻或喷鼻、酮替芬等。可稳定肥大细胞膜，减少化学介质的释放。④减充血剂：主要用于缓解鼻塞症状。常用1%麻黄碱滴鼻液（儿童用浓度为0.5%），但长期使用可致药物性鼻炎，故应限制使用时间及范围。

（2）免疫学治疗的护理　①非特异性免疫治疗：如注射卡介苗多糖核酸、分枝杆菌多肽等，作用无特异性，治疗时间较长。②特异性脱敏免疫治疗：首先要确定过敏原，以过敏原制成提取液，给病人进行脱敏治疗，逐渐增加其浓度，最终使之不发生或少发生局部变态反应。

（3）手术治疗护理　配合医师做好围手术期护理。鼻中隔矫正、下甲部分切除、息肉摘除等手术。筛前神经切断术、翼管神经切断术等可降低神经兴奋性，但不良反应多，疗效有争议。

3. 心理护理　医护人员应多和病人沟通，鼓励其说出烦恼，帮助查找过敏原，并做好解释工作，减轻疾病带来的不适感。

4. 健康指导

（1）积极锻炼身体，增强机体免疫力。

（2）保持环境和家庭卫生，保持室内通风、清洁、干燥，勤晒衣物、被褥。家装时选用环保材料，减少甲醛的污染。

（3）勿养宠物、花草，不用地毯，尽可能少接触动物皮革、羽毛制品。

（4）花粉播散期尽量减少外出，必要时戴口罩或易地居住。

（5）鼓励病人坚持规范用药，介绍规范用药的效果及意义。

（6）教会病人正确的擤鼻方法，不要用手用力揉搓鼻部。

（7）注意保暖，避免上呼吸道感染，减少诱发因素。

（8）饮食规律，忌烟、酒、辛辣刺激性食物。

（9）定期门诊随访，及时观察治疗进程和治疗效果。

第五节　急性鼻窦炎

一、疾病概述

【概念与特点】

急性鼻窦炎是鼻窦黏膜的急性化脓性炎症，多继发于急性鼻炎。

【临床特点】

1. 全身症状　此病症状成人较轻，可有低热、畏寒、食欲不振及周身不适等症状。儿童症状较重，可出现高热、咳嗽、闷气等呼吸道症状，也可出现呕吐、腹泻等症状。

2. 局部症状

（1）鼻塞　为持续性，仍因鼻黏膜充血、肿胀所致。鼻腔内脓性分泌物滞留，可加重鼻塞症状。

（2）嗅觉障碍　由于鼻腔黏膜肿胀，使嗅物质微粒达不到嗅区，可出现暂时的嗅觉障碍。黏膜肿胀消除后，嗅觉可以恢复。筛窦炎常使嗅觉明显减退甚至丧失。

（3）鼻分泌物增多　分泌物呈黏脓性或脓性，量多。前组鼻窦炎易向前鼻孔排出，部分流向后鼻孔；后组鼻窦炎流向鼻咽部。分泌物有时黏稠成脓块，常需用力抽吸方可排除，病人常有痰多之感。牙源性上颌窦炎，分泌物常有腐臭味。

（4）头痛及局部疼痛　急性鼻窦炎病人头痛多较重，常在咳嗽、头部摇动或受到震动时加重。

【辅助检查】

鼻镜检查及鼻腔内窥镜检查有助于诊断。鼻窦 X 线摄片检查为诊断急性鼻窦炎的重要辅助手段。

【治疗原则】

祛除病因，解除鼻腔鼻窦引流和通气障碍，控制感染，预防并发症。

二、主要护理问题

（1）急性疼痛 与黏膜肿胀压迫及分泌物、细菌毒素刺激神经末梢有关。

（2）体温过高 与炎症引起全身反应有关。

（3）感知受损 嗅觉减退，与鼻窦黏膜炎症、肿胀及窦口阻塞有关。

（4）舒适受损 鼻塞，与鼻腔黏膜肿胀和分泌物潴留或手术后鼻腔纱条填塞有关。

（5）潜在并发症 急性咽炎、扁桃体炎、喉炎、气管炎、中耳炎、眶及颅内并发症。

三、护理措施

1. 常规护理 嘱病人注意休息，多饮水，进易消化食物。戒除烟酒嗜好。保持室内空气流通，尽量避免粉尘及各种有害化学物质刺激。

2. 治疗配合

（1）控制感染 遵医嘱全身使用有效足量抗生素，及时控制感染，防止发生并发症或转为慢性。

（2）鼻腔滴药 指导病人正确鼻腔滴药。鼻内糖皮质激素类药物可有效抗感染、抗水肿。局部可使用减充血剂，如1%麻黄碱滴鼻液滴鼻，收缩鼻腔黏膜保持鼻腔良好通气，但不宜长期使用，特别是儿童和青少年。

（3）上颌窦穿刺冲洗 需在病人全身症状消退和局部炎症基本控制后施行。冲洗出的脓性分泌物可做细菌培养和药物敏感性试验，以指导进一步治疗。冲洗后可向窦腔内注入抗生素、甾类激素及糜蛋白酶等。

（4）体位引流的护理 可有效引流脓涕及局部用药，患儿可根据情况使用鼻腔置换法帮助窦腔引流。

（5）物理治疗的护理 局部热敷、短波透热或红外线照射等，可促进炎症消退和改善症状。

3. 用药护理 遵医嘱给予病人全身使用足量抗生素控制感染，高热者给予解热镇痛药，鼻内滴用血管收缩剂和糖皮质激素，缓解鼻塞。

4. 病情观察 密切观察病情，及时报告医师并协助处理。如体温有无升高，脓涕是否增多，鼻塞、头痛等是否加重，有无耳痛、耳闷感、听力下降、咳嗽、痰多，眼痛、眼球运动受限、视力下降等症状，防止发生并发症或转为慢性。

5. 健康指导

（1）指导病人正确滴鼻、鼻腔冲洗、体位引流等，同时养成正确的擤鼻方法。

（2）若出现高热不退、头痛加剧、眼球运动受限等症状，应及时就诊。

（3）加强锻炼，增强机体抵抗力，防止感冒。

（4）生活有规律，劳逸结合，忌烟、酒、辛辣刺激性食物。注意工作、生活环境的洁净，加强室内通风。

（5）患急性鼻炎时，不宜乘坐飞机。游泳时避免跳水和呛水。

（6）积极治疗全身及局部病因，及时、彻底治疗本病，避免转化为慢性鼻窦炎。

第六节　慢性鼻窦炎

一、疾病概述

【概念与特点】

慢性鼻窦炎是急性鼻窦炎反复发作或治疗不彻底、全身抵抗力低下等引起，各种病因所致的鼻窦慢性化脓性感染。常见致病菌主要为链球菌、葡萄球菌、肺炎球菌等，多为混合感染。常为多发性，以筛窦和上颌窦为多见。

【临床特点】

（1）流涕　多为脓性，黄、绿色或灰绿色，量多少不定，脓涕常可经后鼻孔流至咽喉，病人自觉咽部有痰，并常经咽部抽吸后吐出。

（2）鼻塞　因鼻黏膜充血、鼻甲肥大或鼻息肉所引起，有时亦可因脓涕太多，于擤出鼻涕后鼻堵减轻。

（3）嗅觉下降　多为两种原因所致，一为鼻黏膜肿胀、鼻塞，气流不能进入嗅觉区域，二为嗅区黏膜受慢性炎症长期刺激，嗅觉功能减退或消失。

（4）头晕、头痛　慢性鼻窦炎多表现为头沉重感，急性发作时可有头痛，均为鼻窦内引流不畅所致。

【辅助检查】

主要有 X 线、CT 扫描、鼻咽纤维镜及鼻内镜等。其中，不同的鼻窦有不同的最合适的 X 线投照位。内窥镜可直视下检查病变，通过30°和70°镜可清晰看到鼻腔外侧壁、上鼻道及嗅裂、后鼻孔等部位。分泌物培养和药物敏感试验有助于临床制定治疗方案。

【治疗原则】

包括保守治疗、传统手术治疗和鼻内镜鼻窦外科治疗。

二、主要护理问题

（1）舒适改变　鼻塞、头痛，与分泌物多、鼻腔填塞及脓液刺激有关。

（2）疼痛　与鼻窦慢性炎症、手术机械性损伤、鼻腔填塞等有关。

（3）焦虑　与担心手术及预后有关。

（4）有感染的危险　与手术创伤有关。

（5）潜在并发症　手术后出血、感染、眶蜂窝织炎、脑脊液漏、球后视神经炎等。

（6）知识缺乏　缺乏慢性鼻窦炎的治疗与自我保健知识。

三、护理措施

1. 心理护理　耐心向病人解释病情，介绍治疗方法，告知疾病的恢复过程及注意事项，使病人树立起治愈疾病的信心，积极配合治疗。

2. 治疗护理

（1）遵医嘱用0.9%氯化钠溶液进行鼻腔冲洗，清除分泌物。

（2）鼻窦置换疗法适用于全鼻窦炎，利用负压使药物直接作用于窦腔黏膜。

（3）上颌窦穿刺冲洗。应观察脓液性质、量及疗效，做好记录。在穿刺的过程中如发现病人出现头晕、出冷汗、脉搏细弱，应立即停止冲洗，拔出穿刺针，密切观察并及时处理。

3. 用药护理　遵医嘱局部滴用血管收缩剂或糖皮质激素，配合服用中成药如霍胆丸等。

4. 手术护理　对长期保守治疗无效的病人，可行鼻窦手术或辅助性手术（中鼻甲切除、鼻息肉摘除、矫正高位鼻中隔偏曲等）。鼻部手术常见的有鼻甲部分切除术、鼻息肉摘除术、鼻中隔矫正术、鼻窦炎根治术、鼻整形术等。应做好围手术期护理。

（1）术前护理　①做好心理护理，耐心解释手术的目的、方式、注意事项，以缓解病人的紧张焦虑情绪，从而积极配合手术。过度紧张者，术前晚遵医嘱给予镇静剂。②遵医嘱术前完善各项检查。③给病人备皮，剪去术侧鼻毛，男性病人需理发，剃净胡须。鼻腔手术需行鼻腔冲洗；上颌窦手术前1天应行上颌窦穿刺冲洗术；经口进路者，术前1~2天给予复方硼砂溶液漱口。④全身麻醉者，术前晚应灌肠，术前6小时禁食、禁水。局部麻醉者术日晨可进少量干食。⑤术日晨测量并记录体温、脉搏、呼吸、血压，遵医嘱给予术前用药。

（2）术后护理　①遵医嘱局部麻醉者术后取半卧位，减轻头部充血，利于吐出口内分泌物。有虚脱现象者，改为平卧位。全身麻醉者去枕，取平卧位，头偏向一侧。②口内进路者，进流质饮食；非口内进路者，进半流质或软食。③由于手术影响病人的呼吸、睡眠，常出现焦虑情绪。应耐心细致地和病人及家属交流沟通，使之保持良好心态，以利康复。④遵医嘱给予镇痛、止血、抗感染治疗。观察病人的体温、脉搏、呼吸及血压，注意有无鼻腔渗血情况，嘱病人有血流入咽部时应吐出，切勿咽下；如出血较多，及时通知医师处理，必要时按医嘱使用止血药，床旁备好鼻止血包。注意面部肿胀反应，疑有感染者，应及时报告医师，给予处理。⑤术后初期用冰袋作局部冷敷，可减轻术后肿胀等；术后第5天开始，应做局部热敷，增进恢复。⑥嘱病人尽量不要用力咳嗽或打喷嚏，如欲打喷嚏时，可用手指按人中做深呼吸，或用舌尖抵住硬腭以抑制，实在抑制不住则张口打出，以免鼻腔内纱条松动或脱出而引起出血。⑦经口进路者，术后第2天给予复方硼砂溶液漱口。遵医嘱对鼻腔填塞病人进行口腔护理，保持口腔清洁。⑧鼻腔填塞纱条者，第2天开始滴液状石蜡以润滑纱条，便于抽取。纱条抽净后应注意观察有无出血情况，遵医嘱给滴鼻药或鼻腔喷雾。⑨教会出院病人正确的鼻腔冲洗及滴鼻法。告知病人不用手挖鼻，防止感冒。

5. 病情观察 根据病情需手术治疗者，术后密切观察病人体温、脉搏的变化；有无大出血、剧烈头痛、恶心、呕吐等；鼻腔有无水样分泌物流出；有无视力下降、眼球运动障碍等。以防止脑脊液鼻漏、颅内感染或球后视神经炎等并发症。如有异常立即报告医师并协助处理。

6. 健康指导 手术后鼻腔伤口的愈合和表面黏膜功能的完全恢复，一般需要3~6个月，在此期间需进行自我保护和定时复诊鼻腔换药，以保证治疗效果。

（1）注意天气变化，及时增减衣服，预防感冒。

（2）加强体育锻炼，增强体质，避免过劳及烟酒。

（3）掌握正确的擤鼻方法，勿用力擤鼻。正确的方法：用示指按压单纯鼻孔轻轻擤或者先吸入口腔再将其吐出。

（4）养成良好的卫生习惯，禁忌手指挖鼻孔。

（5）掌握鼻腔冲洗方法，按时鼻腔冲洗。

（6）定时门诊复查换药及遵医嘱鼻腔用药。

第七节　鼻出血

一、疾病概述

【概念与特点】

鼻出血既是鼻腔、鼻窦疾病常见症状之一，也是某些全身性疾病或鼻腔、鼻窦邻近结构病变的症状之一，但以前者为多见。多为单侧出血亦可为双侧，亦可呈持续性出血。出血量多少不一，轻者仅涕中带血或倒吸血涕，重者可大出血甚至休克，反复出血则可导致贫血。多数出血可自止，出血部位多在鼻中隔前下方易出血区。

【临床特点】

（1）局部病因引起的出血者多表现为单侧鼻腔出血，全身性疾病引起者多表现为双侧或交替性出血，并有相应疾病的体征。可呈间歇性反复出血或持续性出血。

（2）出血量多少不一，可表现为涕中带血、滴血、流血或血流如注。重者在短时间内失血量达到百毫升，可出现面色苍白、出汗、血压下降、脉速而无力等。一次大量出血可致休克，反复多次少量出血则可导致贫血。

（3）儿童、青少年出血部位多发生在鼻中隔前下方的易出血区（即利特尔区）。中老年鼻出血部位多发生在鼻腔后段的鼻 - 鼻咽静脉丛或鼻中隔后部的动脉，出血量相对较多且较凶猛，不易止血。

【辅助检查】

（1）鼻腔检查　是最直接的检查方法，可初步了解鼻出血的部位，其出血是单侧或双侧，进而选择适宜的止血方法。

（2）鼻咽部检查　待病情相对稳定后，可行鼻内镜检查，以了解鼻咽部有无病变，可以判断鼻咽部有无新生物、有无明确出血点。

（3）实验室检查　血液系统检查包括全血细胞计数、出血和凝血时间、凝血酶原时间、凝血因子等相关检查，可排除血液系统疾病导致的出血，以了解病人的全身情况。

（4）X 线摄片和 CT 检查　可排除鼻腔鼻窦肿瘤引起的出血。

【治疗原则】

鼻出血属于急诊。大量出血者常情绪紧张和恐惧，应给予安慰，使之镇静。采取全身治疗与局部治疗相结合的方法。

二、主要护理问题

（1）恐惧　与出血量大、反复鼻出血及担心疾病的预后有关。

（2）焦虑　与鼻出血有关。

（3）潜在并发症　鼻腔感染、再次鼻出血、贫血、失血性休克。

（4）感知受损　嗅觉减退，与鼻腔填塞有关。

（5）有体液不足的危险　与鼻腔大量出血有关。

（6）舒适改变　口干、鼻塞、疼痛，与鼻腔填塞致头痛及张口呼吸有关。

（7）自理能力下降　与大量出血后体弱、病情要求减少活动有关。

（8）知识缺乏　缺乏与鼻出血相关的自我保健和预防知识。

三、护理措施

1. 常规护理

（1）一般护理　①病室应避光通风，温度适宜，营造清洁、安静、舒适的环境，避免噪声刺激。②协助病人采取坐位或半坐位，解开颈部衣扣，全身放松，头稍向前倾，冰袋或冷毛巾敷前额，活动性出血时，应绝对卧床休息。嘱病人吐出口内血液，勿咽下，以观察评估出血量，避免刺激胃部引起恶心、呕吐。有休克征兆者采取平卧头侧位，保持呼吸道通畅，立即通知医师。③鼻出血病人给予冷流质或温流质饮食，止血后给予富含蛋白质、维生素的饮食，补充含铁食物，必要时给予铁剂。预防便秘，以免用力排便诱发出血。④按医嘱使用抗生素，做好口腔护理，防止感染。⑤高血压所致鼻出血，遵医嘱应用降压药，注意监测血压的变化。

（2）心理护理　做好心理护理，护理人员应沉着冷静，动作敏捷、稳定病人情绪，避免情绪波动加重出血。迅速建立静脉通道，遵医嘱补液、输血，补充血容量。备好止血药物及抢救物品。

（3）抗休克的护理　①外伤所致鼻出血要注意保持呼吸道通畅，及时解除呼吸道梗阻，必要时吸氧。②建立静脉通道，遵医嘱输液或输血，补充血容量。③准备好抢救物品及药物，如吸引器、鼻内镜及光源、止血油纱条、止血药、升压药等。④及时配合医师为病人采取合适的方法止血。

（4）简易止血法　嘱病人用拇指、示指捏紧两侧鼻翼10～15分钟，可以止住鼻中隔前下区的出血；用冰袋或湿毛巾冷敷前额及颈部，使血管收缩减少出血；用浸有1%麻黄碱或0.1%肾上腺素棉片塞入出血侧鼻腔止血，可暂缓出血；行烧灼止血者，应告知病人大概程序及可能带来的不适，以取得病人的配合。

2. 术前护理

（1）评估生命体征　特别是血压、脉搏，评估神志、精神状态、行动能力，评估出血量。少量出血，病人可无任何体征变化。出血达500ml时，可出现脉速、乏力、面色苍白。当出血达500～1000ml时，可出现血压下降、脉速无力、肢冷、出汗等症状。

（2）心理护理　鼻出血病人多恐惧、紧张，医护人员应耐心安慰病人，消除恐惧，安抚情绪，配合治疗，防止因情绪波动加重出血。同时做好其家属的解释工作，及时更换污染的衣服、被褥，避免对病人产生不良刺激。

（3）术前准备　抢救物品及药品准备，如吸引器、鼻内镜及光源、止血油纱条以及膨胀止血材料，备止血药、升压药，备血等。

（4）饮食护理　暂禁食或进流质、半流质饮食。

（5）病人准备　协助病人做好术前相关检查工作，如影像学检查、心电图检查、X线胸片，血液、尿、粪便检查等；按医嘱使用术前药物：止血药物应用以及麻醉前用药。

3. 术后护理

（1）卧床休息。病人术后清醒后可改为半卧位，减轻头面部充血，局部肿胀，促进引流，改善呼吸，降低颅内压，减少出血，利于分泌物引流。

（2）嘱病人将口腔内分泌物轻轻地吐出，切勿咽下，以便观察出血情况，同时避免血液咽下引起的胃部刺激不适，必要时遵医嘱给予止血药物治疗及手术止血处理。

（3）告知病人术后尽量减少打喷嚏，不要用力擤鼻，以免填塞物脱落，引起出血，预防打喷嚏的三种方法：用舌尖抵住上腭、做深呼吸、指压人中。

（4）手术后因鼻腔内填塞物可由口呼吸，口唇易干燥，可给予湿纱布覆盖口唇或用液状石蜡或用唇膏涂抹嘴唇，嘱病人多喝水。

（5）手术后因鼻腔填塞后，部分病人可能出现头痛、溢泪等不适症状，告知病人一般在术后24~48小时医师会将填塞物取出，填塞物取出后症状可消失，如疼痛严重者，可按医嘱给予适量镇痛药。

（6）做好饮食指导，鼓励进食清淡、易消化、高蛋白质饮食，冷流质或冷半流质饮食。

（7）了解病人不适症状并给解释，缓解病人紧张焦虑情绪。

4. 病情观察

（1）应密切监测血压、脉搏等生命体征变化，观察有无再出血情况。如病人出现面色苍白、出冷汗、胸闷、脉速、血压下降等症状，提示可能有失血性休克；如体温升高，可能有感染。应立即报告医师，并协助处理。应注意休克时出血常自止，易误诊为已愈；高血压病人如血压降至正常，提示为严重失血。

（2）严密观察血压、脉搏、呼吸、神志及出血情况，评估出血量。

5. 健康指导

（1）鼻出血时，嘱病人勿将血液咽下，以免刺激胃黏膜引起恶心、呕吐。

（2）鼻腔填塞后，嘱病人卧床休息，可摄入香蕉，多饮水，以防大便干结。

（3）抽出鼻腔填塞物后，2小时内宜卧床休息，嘱病人仍需注意饮食、休息，不宜过度活动，以防再次出血。

（4）滴鼻剂的使用 鼻腔填塞物抽出后，指导病人正确使用滴鼻剂。0.5%~1%麻黄碱滴鼻液可收缩鼻腔黏膜，保持鼻腔通气良好，每天2~3次，每次1~2滴，应注意连续使用不宜超过7天。油类滴鼻液可润滑鼻腔黏膜，避免干燥。

（5）出院后4~6周内，避免用力擤鼻、重体力劳动或剧烈运动。

（6）日常生活有规律，合理饮食，高血压病人应遵医嘱规律服药，保持良好心态，避免情绪激动。

（7）教会病人或家属简易止血法。若院外再次出血，应保持镇静，可先自行采取简易止血法处理，再到医院就诊。

（8）培养个人良好的卫生习惯，不用手或硬物掏鼻腔，切忌用力捏鼻；保持口腔清洁，坚持每餐后温水漱口。

第八节 鼻咽癌

一、疾病概述

【概念与特点】

鼻咽癌是指发生于鼻咽腔顶部和侧壁的恶性肿瘤。种族易感性、病毒和遗传因素及环境因素都与其发病有关。病理组织学检查发现多属低分化鳞状细胞癌。早期发生颈淋巴结转移及脑神经侵犯，晚期可有远处转移。

【临床特点】

（1）鼻部症状 鼻出血、吸涕带血，鼻堵常为晚期症状。

（2）颈部淋巴结肿大 可早期出现，转移淋巴结位于下颌骨角后下胸锁乳突肌深面，质硬而固定。

（3）脑神经侵犯症状 好发症状依次为头痛、复视、一侧听力减退、面瘫、声嘶，检查所见脑神经受侵以Ⅴ、Ⅵ常见，此外，Ⅸ、Ⅹ、Ⅺ、Ⅻ、Ⅲ、Ⅳ、Ⅱ脑神经均可受侵。

（4）耳部症状　耳闷，检查可见鼓膜内陷、鼓室积液，耳聋为传导性聋。

（5）其他　远隔部位——如骨、肝、肺等转移的症状，局部疼痛、黄疸、咯血及放射性核素扫描、B超、CT的阳性所见。

【辅助检查】

（1）CT断层扫描显示肿瘤部位、范围、有无颅底骨质破坏及有无颅内侵犯。

（2）EB病毒VCA/IgA抗体血清滴度可协助诊断，并可作为治疗后监测指标。

（3）涂片、活检、细胞学检查鼻咽部涂片、颈部肿大淋巴结穿刺活检、细胞学检查可有助于诊断，在间接或直接鼻咽镜下或自鼻腔采取活组织检查，仍是目前确定鼻咽癌的主要依据。

【治疗原则】

鼻咽癌大多属低分化鳞癌，对放射治疗敏感，因此，放射治疗为首选治疗方案。通常采用钴60或直线加速器高能治疗，目前临床已开始应用新的投照技术"调强适形放射治疗"，放疗后残留或局部复发灶可采取手术治疗。另外，在放射治疗期间可配合化学治疗、中医中药及免疫治疗，以防止癌细胞向远处转移，提高放射治疗敏感性和减轻放射治疗并发症。只有在下列情况下才考虑手术治疗：①放疗后复发或尚有病灶残留；②肿瘤对放射线不敏感；③放疗无效的颈部转移病灶。

二、主要护理问题

（1）有鼻出血的危险　与肿瘤侵犯血管有关。

（2）慢性疼痛——头痛　与肿瘤侵犯脑神经和脑组织有关。

（3）恐惧　与患肿瘤、害怕放射治疗等有关。

（4）知识缺乏　缺乏有关鼻咽癌早期症状的认知及防治知识。

三、护理措施

1. 常规护理

（1）鼻出血护理　①鼻腔大量出血者应给予止血剂或施行鼻腔填塞、血管结扎等措施。②按医嘱补液，并做好血型鉴定，随时准备输血。

（2）慢性头痛的护理　①评估慢性头痛程度。②头痛严重者遵医嘱及时给予镇静剂或镇痛剂，以减轻病人痛苦。③观察放疗或化疗的不良反应并及时对症处理，帮助病人尽可能完成正规疗程，多数病人经治疗后头痛能够明显减轻或消失。

2. 心理护理

（1）评估病人恐惧心理程度，鼓励病人说出恐惧的原因及心理感受，并采取疏导措施。

（2）向病人讲解病情及目前的治疗进展，或让成功病例现身说法，争取得到家属亲友关心、支持。

（3）鼓励应用合适的方法转移情感，分散紧张、恐惧心理，如听音乐、放松疗法等。

3. 放疗护理

（1）饮食护理　加强营养，以高蛋白质、富含维生素、低脂肪及含碳水化合物丰富的易消化的食物为主；多饮水，每天水分摄入≥2500ml；少食多餐，切忌酸、辣、过热、冰冻、粗糙、多刺等可能刺激口腔黏膜创面的食物。

（2）皮肤护理　①保持照射野皮肤的清洁干燥；保护照射野标记的清晰，不能私自涂改。②照射野皮肤禁用冷热刺激，禁用碘酊、胶布、肥皂、酸性或碱性物质，避免阳光照射。③选择宽松柔软的棉质衣物，减少对照射野皮肤的摩擦。

（3）口腔护理　①保持口腔清洁卫生，餐前、餐后要用生理盐水含漱数次，注意刷牙用柔软毛刷。②有口腔黏膜反应者选用3%～5%的碳酸氢钠溶液及含庆大霉素和地塞米松的溶液漱口。③做好超声雾化吸入护理。④口腔黏膜反应表现为严重疼痛时，可用含有局部麻醉药的漱口水漱口。

（4）功能锻炼　指导病人每天进行张口锻炼，因放射治疗容易引起颞颌关节的损伤，从而导致张口困难。

（5）心理护理 向病人讲解放疗的意义，可能出现的并发症及其原因，如口腔黏膜急性反应及张口受限等。让病人理解坚持有效地预防和治疗对减少并发症是非常有意义的，以消除病人的恐惧感，树立战胜疾病的信心。

4. 健康指导

（1）普及健康知识，少食咸鱼、腊肉等腌制品，如出现颈部肿块、剧烈头痛、回缩涕血、耳鸣、耳聋等症状时应及早就医。

（2）对有家族遗传史者，应定期进行有关鼻咽癌的筛查，如免疫学检查、鼻咽部检查等。

（3）放疗过程中，注意骨髓抑制、消化道反应、皮肤反应、唾液腺萎缩、放疗性肺炎等并发症。经常检查血常规，防止感染，注意口腔卫生，适当中药调理等。

（4）进食高蛋白质、高热量、富含维生素饮食，多喝水，多吃水果，以改善营养状态，增强机体免疫功能和抵抗力。

（5）定期复查，根据不同病期情况制定相应随访计划。

第四章
咽部疾病

第一节　急性咽炎

一、疾病概述

【概念与特点】

急性咽炎是咽黏膜、黏膜下组织及淋巴组织的急性炎症，多累及咽部淋巴组织。

【临床特点】

（1）一般起病较急，先有咽部干燥，灼热、粗糙感，继而有明显咽痛，空咽时尤重，咽侧索受累时疼痛可放射至耳部。

（2）全身症状一般较轻，但因年龄、免疫力及病毒、细菌毒力不同而程度不一，可有发热、头痛、食欲不振和四肢酸痛等。

（3）口咽部黏膜呈急性弥漫性充血、肿胀。咽后壁淋巴滤泡隆起，表面可见黄白色点状渗出物。悬雍垂及软腭水肿。下颌角淋巴结肿大、压痛。鼻咽及喉咽部也可呈急性充血，严重者可见会厌水肿。

【辅助检查】

体温可升高至38℃，细胞学检查根据病原体的不同白细胞可增多、正常或减少。

【治疗原则】

（1）局部治疗　可采用复方硼砂溶液等漱口液含漱或银黄含片等含服。另外，还可用1%~3%碘甘油、2%硝酸银涂抹咽后壁肿胀的淋巴滤泡，以达到消炎的目的。

（2）支持对症治疗　头痛、发热可给予水杨酸制剂解热镇痛。

（3）针对病因治疗　病毒感染时可应用抗病毒药，如阿昔洛韦等，合并细菌感染时可应用抗生素。

（4）中医中药　可用疏风清热、解毒利咽的方法治疗，如贝母、荆芥、防风、板蓝根等，可帮助缓解不适症状。常用的中成药有板蓝根冲剂、清开灵胶囊、银翘片等。

二、主要护理问题

（1）急性疼痛　与咽部急性炎症有关。

（2）体温过高　与咽部急性炎症有关。

（3）潜在并发症　扁桃体周围脓肿、急性会厌炎、风湿热、急性肾炎等。

（4）知识缺乏　缺乏预防疾病传播的知识和自我保健知识。

三、护理措施

1. 常规护理

（1）感染较重、全身症状较明显者，应卧床休息，多饮水，进清淡流质或半流质饮食，并注意补充维生素。

（2）保持口腔清洁，遵医嘱给予含漱剂漱口、超声雾化吸入以及口含片含服，以利局部清洁消炎。

（3）遵医嘱给予抗病毒药、抗生素、解热镇痛类药物等，观察药物疗效及可能出现的不良反应。

2. 病情观察

（1）观察病人体温的变化以及局部疼痛、红肿情况，注意有无关节疼痛、水肿、蛋白尿等症状出现。体温升高时可给予物理降温。

（2）观察病人呼吸状况，必要时吸氧。对合并会厌炎伴呼吸困难者，应做好气管切开术的准备，以免发生窒息。

3. 健康指导

（1）指导病人正确的含漱方法，即含漱时头后仰、张口发"啊"音，使含漱液能清洁咽后壁，但注意不要将药液吞入。

（2）告知病人抗生素疗程要足够，不宜过早停药，以免发生并发症。

（3）鼓励病人积极锻炼身体，增强体质。注意生活规律，尽量少喝酒，不抽烟，避免辛辣刺激性食物，保持大便通畅。

（4）保持空气新鲜与流通，中央空调环境中，应适时开窗，呼吸新鲜空气。避免咽部受刺激，远离有害环境。

（5）嘱病人发病期间，注意适当隔离，戴口罩，勤洗手，防止传播他人。

第二节　慢性咽炎

一、疾病概述

【概念与特点】

慢性咽炎为咽部黏膜、黏膜下淋巴组织的弥漫性炎症，常为上呼吸道慢性炎症的一部分，多见于成年人。

【临床特点】

咽部可有各种不适感觉，如异物感、发痒、灼热、干燥、微痛、干咳、痰多不易咳净，讲话易疲劳，或刷牙、漱口、讲话多时易恶心作呕。

【辅助检查】

耳、鼻、咽部拭子细菌培养能分离出致病菌，有助于疾病的诊断。

【治疗原则】

积极治疗急性咽炎及鼻和鼻咽部慢性炎症，治疗全身疾病以增强机体抵抗力。做好解释工作，以消除病人的思想负担。

二、主要护理问题

（1）焦虑　与长期咽部不适、迁延不愈有关。

（2）舒适受损　咽干、咽痒，与咽部慢性炎症有关。

（3）知识缺乏　缺乏慢性咽炎防治常识。

三、护理措施

1. 心理护理 耐心向病人解释病情，减轻其烦躁焦虑心理，促进疾病康复。

2. 治疗护理 慢性肥厚性咽炎可采用10%～20%硝酸银溶液烧灼增生的组织，也可用激光、冷冻的方法治疗，但治疗范围不宜过广。

3. 用药护理 局部用复方硼砂溶液或1∶5000呋喃西林溶液漱口，用溶菌酶含片、六神丸或喉痛消炎丸等含化。同时配合中医中药，可用增液汤加减。

4. 病情观察 观察病情变化，慢性肥厚性咽炎如出现耳鸣、耳闷、听力下降，可能并发中耳炎。应及时向医师报告并协助治疗。

5. 健康指导

（1）积极治疗全身及邻近组织的慢性疾病。

（2）戒烟酒，少食辛辣、油煎等刺激性食物。

（3）注意口腔卫生，经常漱口。

（4）改善生活和工作环境，保持室内空气清新，避免接触有害气体。

（5）坚持户外活动，以增强体质，提高抗病能力，防止急性咽炎反复发作。

第三节 急性扁桃体炎

一、疾病概述

【概念与特点】

急性扁桃体炎是腭扁桃体的一种非特异性急性炎症，常伴有一定程度的咽黏膜及咽淋巴组织的急性炎症。主要致病菌为乙型溶血性链球菌、葡萄球菌、肺炎双球菌。腺病毒也可引起本病。往往伴有一定程度的咽黏膜及其他咽淋巴组织的炎症，是一种常见的咽部疾病，多发于儿童及青年。

【临床特点】

（1）全身症状 起病急、恶寒，高热可达39～40℃，尤其是幼儿可因高热而抽搐、呕吐或昏睡、食欲不振、便秘及全身酸痛等。

（2）局部症状 咽痛明显，吞咽时尤甚，剧烈者可放射至耳部，幼儿常因不能吞咽而哭闹不安。儿童若因扁桃体肥大影响呼吸时可妨碍其睡眠，夜间常惊醒不安。

【辅助检查】

（1）血常规 血常规示白细胞计数增高，中性粒细胞数增加提示细菌感染。

（2）细菌培养和药物敏感性试验 可帮助查明病原菌和指导选用合适的抗生素。

【治疗原则】

1. 一般疗法 本病具有传染性，故病人要适当隔离。卧床休息，进流质饮食及多饮水，加强营养及疏通大便，咽痛较剧或高热时，可口服解热镇痛药。

2. 抗生素应用 为主要治疗方法。首选青霉素，根据病情轻重，决定给药途径。若治疗 2～3 日后病情无好转，高热不退，需分析其原因，改用其他种类抗生素。或酌情使用糖皮质激素。

3. 局部治疗 常用复方硼砂溶液、复方氯己定含漱液或 1∶5000 呋喃西林液漱口。

4. 手术治疗 本病反复发作，特别是已有并发症者，应在急性炎症消退后施行扁桃体切除术。

二、主要护理问题

（1）急性疼痛和吞咽障碍 与扁桃体急性炎症和扁桃体过度肿大有关。

（2）体温过高 与扁桃体急性炎症有关。

（3）恐惧 与扁桃体并发症及手术有关。

（4）潜在并发症 扁桃体周围脓肿、急性中耳炎、风湿性关节炎、风湿热、风湿性心脏病、肾炎等。

三、护理措施

1. 心理护理　向病人解释病情，减轻烦躁焦虑心理，促进疾病康复。

2. 用药护理　遵医嘱给予足量抗生素，首选青霉素。若治疗 2 ~ 3 天后病情无好转，需改用其他种类抗生素或酌情使用糖皮质激素。用药前仔细询问有无药物过敏史，并做过敏试验；用药后严密观察疗效及有无不良反应，待炎症完全消退后还需用药 3 ~ 5 天方可停药。亦可用中药如银翘柑橘汤或清咽利膈汤疏风清热、消肿解毒。儿童病人或症状较重者给予解热镇痛药等对症和支持治疗。局部治疗用复方硼砂溶液或 1：5000 呋喃西林溶液漱口，或选用度米芬含片、溶菌酶含片等也有较好疗效。

3. 手术护理　对于急性扁桃体炎反复发作或已有并发症者，在急性炎症消退 2 ~ 3 周后可行扁桃体切除术，做好手术前后护理工作。

4. 病情观察　注意观察病情变化，如发热 3 ~ 4 天后体温不降反而再次升高，伴单侧咽痛加剧、吞咽困难、张口受限，提示可能并发扁桃体周围脓肿；如出现鼻塞、流涕、头痛提示并发急性鼻窦炎；如出现耳痛、耳闷、听力下降提示并发急性中耳炎；如出现心慌、胸闷、血尿等提示并发风湿性心脏病、风湿性肾炎等全身并发症，应立即报告医师并协助处理。

5. 健康指导

（1）加强体育锻炼，提高机体抵抗力。

（2）搞好环境卫生，室内应光线充足，空气流通；保持适宜的温度和湿度。

（3）养成良好生活习惯，睡眠充足，劳逸结合，根据气候变化及时增减衣物，防止受凉及受累过度。注意口腔卫生，经常漱口。

（4）饮食宜清淡富含营养，戒除烟酒，少食辛辣刺激性食物。

（5）对频繁发作，即每年有 5 次或以上的急性发作或连续 3 年平均每年有 3 次或以上发作的急性扁桃体炎或有并发症者，建议在急性炎症消退 2 ~ 3 周后行扁桃体摘除手术。

第四节　慢性扁桃体炎

一、疾病概述

【概念与特点】

慢性扁桃体炎多由急性扁桃体炎反复发作或因隐窝引流不畅，而致扁桃体隐窝及其实质发生慢性炎症病变。

【临床特点】

（1）常有急性扁桃体炎或扁桃体周脓肿史或伴有扁桃体源性全身性疾病症状。

（2）咽部不适，咽干燥感、微痛感、刺痒或异物感，常引起干咳或各种感觉异常。

（3）扁桃体肥大，多见于儿童，可有不同程度呼吸困难和吞咽困难，鼻通气不畅，睡眠时有鼾声。

（4）有口臭，因为扁桃体内有干酪样物或脓汁积存，内有厌氧菌生长。

（5）隐窝内脓栓及细菌常被吞入胃中，刺激消化道，引起食欲不振、消化不良、营养障碍、消瘦和贫血。隐窝内细菌毒素被吸收后可引起低热、头痛、肌肉关节痛，颈淋巴结炎、心肌炎、肾炎等并发症。

【辅助检查】

抗链球菌溶血素"O"效价增高，红细胞沉降率加快，血清中黏蛋白异常增高，心电图检查可协助全身并发症的诊断。

【治疗原则】

（1）非手术治疗　①抗生素应用同急性扁桃体炎。②免疫疗法或抗变应性治疗，包括使用有脱敏作用的细菌制品以及各种增强免疫力的药物，如注射胎盘球蛋白、转移因子等。③局部药物治疗、隐窝灌洗等均已应用，亦有使用冷冻及激光疗法，但远期疗效均不理想。

（2）手术治疗　有手术适应证者，做扁桃体切除术，对病灶扁桃体的手术，宜在并发症得到控制后进行。

二、主要护理问题

（1）疼痛　咽痛，与术后切口疼痛有关。

（2）焦虑　与反复发作的急性扁桃体炎、并发症或手术有关。

（3）潜在并发症　包括切口出血、败血症、风湿热、肾炎等。

（4）知识缺乏　缺乏扁桃体炎的治疗和护理知识。

三、护理措施

1. 心理护理　向病人解释本病的发生、发展及转归，消除病人的恐惧、焦虑心理，积极配合治疗。指导病人按医嘱正确用药，并注意观察药物的疗效及不良反应。

2. 治疗护理　在扁桃体表面局部涂药，隐窝灌洗，减少细菌繁殖机会，但远期效果不理想。

3. 用药护理　对有周期性急性炎症发作者，可在预期发作前 1~2 周给予抗生素口服，如头孢氨苄、头孢拉定、红霉素、环丙沙星等。同时选用增强免疫力的各种药物，如胎盘球蛋白、转移因子等，口服维生素 C、维生素 AD、B 族维生素等。可根据中医辨证施治的原则治疗，亦可给予口服或含服中成药，如牛黄解毒片、冬凌草片、六神丸、复方草珊瑚片、银黄含片等。

4. 手术护理　对于慢性炎症反复急性发作，扁桃体过度肿大影响呼吸、吞咽、言语共鸣者，以及慢性炎症已成为引起全身其他脏器病变的病灶，应行扁桃体切除术。

（1）术前护理　①向病人解释手术目的及注意事项，以减轻病人紧张心理，争取配合。主动关心病人，听取病人主诉，为病人创建舒适的休息环境，减轻病人焦虑。②详细询问病史及体格检查，特别注意有无出血性疾病、过敏性疾病及近期急性发作史。测血压、心肺功能、血尿常规、血小板计数及出凝血时间等。③用复方硼砂溶液清洁漱口 3 天。④术前 6 小时禁食，手术前晚给予适量镇静剂，使病人安睡。⑤术前半小时注射阿托品和苯巴比妥，以减少唾液分泌和镇静。⑥如为病灶性扁桃体炎手术者，术前术后应常规给予抗生素。

（2）术后护理 ①体位：局部麻醉和全身麻醉清醒后采用半坐卧位，全身麻醉未清醒者采用侧俯卧位。②饮食护理：局部麻醉术后 4 小时，全身麻醉清醒后且无出血者，可进冷流质饮食。第 2 天可改为半流质饮食。1 周后恢复为普食。③疼痛护理：术后可通过颈部冷敷止血、镇痛。④注意出血情况：术后嘱病人随时将口内分泌物吐出，勿咽下。告知病人唾液中混有少量血丝属正常现象。但持续口吐鲜血或全身麻醉儿童有频繁的吞咽动作，应及时报告医师并予以止血。⑤防止出血：嘱病人卧床休息，全身麻醉未苏醒者取侧俯卧位，头偏向一侧。全身麻醉清醒后及局部麻醉者取半卧位；手术当天尽量少说话，避免咳嗽，轻轻吐出口腔分泌物，不要咽下；密切观察生命体征、神志、面色及口中分泌物的色、质、量，注意全身麻醉未苏醒者有无频繁吞咽动作，如有活动性出血应立即报告医师并协助止血；勿食辛辣、生硬和过热食物，漱口时冲洗力度不可过大，以免损伤创面引起出血。⑥减轻疼痛：解释创面疼痛为术后正常现象，指导病人听音乐、看电视等分散注意力以减轻疼痛，也可行颈部冰敷、针刺或穴位按摩，必要时遵医嘱给予镇痛剂或协助医师做下颌角封闭以镇痛。⑦局部清洁：术后第 2 天开始用含漱液漱口，特别在进食后。⑧预防感染：术后次日开始漱口，注意保持口腔清洁。向病人解释术后次日创面会形成一层具有保护作用的白膜，勿用力擦拭，以免出血和感染。⑨用药护理：遵医嘱给予抗生素和止血药。

5. 病情观察

（1）观察病情变化，如病人出现心悸、气促、胸闷、四肢关节疼痛、尿液改变，提示发生全身并发症，应及时向医师报告并协助处理。

（2）观察创面白膜的形成。术后 6 小时在扁桃体窝内有白膜形成，24 小时内白膜完全覆盖创面，术后 10 天内逐渐脱落。如若伤口感染，白膜形成可不完整或为污垢色，亦提示伤口感染。

6. 健康指导

（1）术后 2 周内避免进食硬的、粗糙食物，应进营养丰富的清淡软食。进食前后应漱口，保持口腔清洁。

（2）若出现体温升高、咽部疼痛、口中有血性分泌物吐出等症状及时就诊。

（3）注意休息和适当的锻炼，劳逸结合，提高机体抵抗力，避免上呼吸道感染等。

第五节　扁桃体周围脓肿

一、疾病概述

【概念与特点】

扁桃体周围脓肿是扁桃体周围间隙内的化脓性炎症。早期为蜂窝织炎，称扁桃体周围炎，继之形成脓肿，称扁桃体周围脓肿。

【临床特点】

在扁桃体急性发炎 3～4 日后，发热仍持续不退或又加重，体温上升达 39℃以上，咽痛加剧，吞咽时尤甚。常限于患侧，可放射至耳及颈部，其主要特点为吞咽疼痛、吞咽困难、唾液外流、张口困难、语言不清、音调改变、体质衰弱。病情严重时病人头偏向患侧，不易转动。言语时似口含物不清，口不能张大，口内有多量黏稠唾液沿口角外流。

【辅助检查】

（1）B 超检查　有助于鉴别扁桃体周围炎和扁桃体周围脓肿。

（2）穿刺检查　扁桃体周围隆起处穿刺有脓可明确诊断。

【治疗原则】

扁桃体周围脓肿早期可保守治疗，选用抗生素控制感染；在脓肿形成后，除继续用药外，还应穿刺抽脓或切开引流。在急性炎症消退后应将扁桃体摘除，以免反复发作。

二、主要护理问题

（1）急性疼痛　与扁桃体周脓肿压迫及炎症刺激有关。

（2）体温过高　与炎性反应及其引起的败血症、脓毒血症等因素有关。

（3）焦虑　与疼痛、吞咽困难、对手术的担心等因素有关。

（4）有误吸的危险　与脓肿自行溃破或切开时大量脓液未及时吸出有关。

（5）潜在并发症　咽旁脓肿、急性喉炎、喉水肿等。

（6）知识缺乏　缺乏疾病相关知识。

三、护理措施

1. 术前护理

（1）做好心理护理，注意倾听病人主诉，解释疼痛原因，以缓解病人的紧张情绪。

（2）尽量分散病人注意力以缓解疼痛。疼痛较重者可行局部封闭消炎镇痛，也可颈部冷敷、针刺或穴位按摩，必要时遵医嘱应用镇痛剂。

（3）高热病人给予有效的降温措施，多卧床休息，多饮水。

（4）向病人说明切开排脓的目的和方法，以取得病人配合。备好吸引器、氧气等抢救物品，防止大量脓液涌出导致误吸。

2. 术中护理　配合医师进行穿刺抽脓。穿刺时，应注意方位，进针不可太深，以免刺伤咽旁隙大血管引起出血。及时吸出脓液，以免误入气道引起窒息。

3. 术后护理

（1）卧床休息24小时。必要时取头低脚高位，以利于脓液的排出。

（2）遵医嘱使用抗生素，监测病人体温变化，及早发现感染征象。

（3）进食营养丰富的流质或半流质饮食，不可过烫。

（4）保持口腔卫生，每天漱口5～10次。

4. 病情观察

（1）术前密切观察病人呼吸情况，尤其是后下型脓肿，可阻塞上呼吸道导致呼吸困难。熟睡中脓肿有可能溃破，应加强夜间巡视。用压舌板检查时动作应轻柔，以防止脓肿破裂。脓肿破裂脓液流入呼吸道时，应尽快用吸引器吸出。

（2）密切观察病人呼吸道是否通畅以及有无出血征象，备好抢救物品。

5. 健康指导

（1）提倡健康生活方式，加强锻炼，提高机体免疫力，防止上呼吸道感染。

（2）多吃新鲜蔬菜水果，避免辛辣刺激性食物，保持大便通畅。

（3）注意口腔卫生，积极治疗急性炎症，防止并发症，糖尿病病人注意血糖控制。

第六节　腺样体肥大

一、疾病概述

【概念与特点】

腺样体肥大是指咽扁桃体增生。儿童腺样体肥大常属生理性，婴儿出生时鼻咽部即有淋巴组织，并随年龄而增生，6 岁时即达最大程度，以后逐渐退化，若其影响全身健康或邻近器官者，才称腺样体肥大。

【临床特点】

（1）鼻、咽和下呼吸道症状　鼻阻塞为本病的主要症状。分泌物常较多，呈黏脓性或脓性，因鼻阻塞，有闭塞性鼻音，言语含糊不清。患儿张口呼吸，睡眠时舌根后坠，常有鼾声，睡眠不安。

（2）耳部症状　腺样体肥大可堵塞咽鼓管咽口，咽鼓管咽口也可因其周围的淋巴组织增生或受炎症及其分泌物而堵塞，引起非化脓性中耳炎，致耳鸣、听力减退、鼓膜内陷或鼓室积液。也可继发感染而发生化脓性中耳炎。

（3）反射性神经症状　睡眠多噩梦，致梦中惊叫、磨牙、遗尿、喘鸣性喉痉挛或哮喘发作。

（4）全身症状　主要为慢性中毒和营养发育障碍症状，如反应迟钝，注意力不集中也可因长期慢性缺氧而出现肺源性心脏病，甚至急性心力衰竭。

【辅助检查】

（1）视诊　有典型的"腺样体面容"，口咽部常见黏浓液从鼻咽部流下。

（2）间接喉镜和电子纤维鼻咽镜检查　可见鼻咽顶后壁分叶状淋巴组织，可有 5~6 条深纵槽，槽中有时可见脓液或碎屑，若腺样体肥大，可将鼻咽部全部占满并阻塞后鼻孔。

（3）触诊　可触知鼻咽顶后壁处有软组织团块。

【治疗原则】

腺样体切除术或刮除术适用于腺样体肥大致鼻或咽鼓管阻塞者、腺样体慢性感染引起复发性中耳炎或上呼吸道感染者。注意勿单凭观察扁桃体以推测腺样体病变，且两者在手术适应证上应分别对待。症状较轻者，可对症治疗。

二、主要护理问题

（1）出血　与手术创面有关。
（2）感染　术后患儿抵抗力低下，与切口感染有关。
（3）并发症　由于长期慢性缺氧而出现肺源性心脏病。
（4）知识缺乏　缺乏对疾病治疗与护理的自我保健知识。

三、护理措施

1. 术前护理

（1）全面评估病人　包括健康史及其相关因素、身体状况、生命体征以及神志、精神状态、行动能力等。

（2）心理护理　对病人给予同情、理解、关心、帮助，告诉病人不良的心理状态会降低机体的抵抗力，不利于疾病的康复。解除病人的紧张情绪，更好地配合治疗和护理。

（3）术前准备　①术晨 0：00 开始禁食、禁水。②术前 1 天晚应酌情给予镇静药,术前30分钟皮下注射阿托品。

2. 术后护理

(1) 去枕平卧6小时。

(2) 注意观察呼吸。

(3) 手术当日嘱病人安静休息,少说话,尽量避免咳嗽。

(4) 全身麻醉术后6小时,无出血者可开始进食半流质饮食,7~10天不宜吃硬食和油炸食物,以免损伤伤口;水果及果汁因含果酸,刺激伤口可能引起疼痛和影响伤口愈合,少吃或不吃为宜。

(5) 注意保暖,防止感冒、咳嗽引起伤口感染,以致继发出血。

(6) 术后48小时内病人可有低热,此为正常反应,如有高热,则应注意有无局部或全身并发症。

(7) 遵医嘱给予抗生素静脉输液治疗,预防感染。

3. 病情观察 术后注意观察痰中及唾液中出血情况,并观其吞咽动作,如吞咽动作频繁并脉搏变快,即有伤口出血可能,应及时检查处理。

4. 健康指导

(1) 可进清淡易消化食物,高热量、富含维生素、高蛋白质饮食,切勿暴饮暴食,避免辛辣、刺激性食物。

(2) 加强体育锻炼,增强体质,避免上呼吸道感染,以免导致咳嗽。

(3) 3个月内勿剧烈运动或过度兴奋大笑,防止伤口出血。

(4) 定期门诊复查,有伤口出血、呼吸困难等情况随时就诊。

(5) 注意口腔卫生,保持口腔清洁,可用温的淡盐水漱口。

(6) 保持室内温度,相对湿度适宜。

(7) 注意保暖,预防感冒。

第七节 咽后脓肿

一、疾病概述

【概念与特点】

咽后脓肿为咽后间隙淋巴结的化脓性病变。多见于3岁以下儿童,其中半数以上发生在周岁以内。

【临床特点】

患儿多先有上呼吸道感染症状。起病急，有发热、哭闹、烦躁不安，因咽痛拒食。一般在发病后 2～3 日即可形成脓肿。脓肿形成后，咽后壁隆起突向咽腔，则有不同程度的咽下困难及呼吸不畅。婴幼儿哭声似鸭鸣，吮乳可逆入鼻腔或引起呛咳。较大儿童可表现语音含混不清和打鼾。病情严重者，有吸气性喘鸣及吸气性呼吸困难，并可出现发绀、脱水、酸中毒及全身衰竭表现。如脓肿压迫喉入口或并发喉炎，会突然发生窒息。

【辅助检查】

颈椎结核引起的冷脓肿可位于中央部，局部黏膜无明显充血，颈椎 X 线摄片可显示椎前有隆起软组织阴影，有时可见液平面及颈椎骨质破坏征象，红细胞沉降率加快。

【治疗原则】

（1）急性咽后壁脓肿　确诊后尽早切开排脓。切开前备好急救设备，病人取仰卧头低位，用直接喉镜或压舌板暴露口咽后壁，在脓肿最隆起处以长粗针头穿刺抽脓，然后于脓肿底部用尖刀纵向切开，再用长血管钳扩大切口，排尽脓液并充分吸出。术后予以抗感染、支持治疗。

（2）结核性咽后壁脓肿　如无颈椎病变者，予以全身抗结核治疗，可口内穿刺抽脓，并于脓腔内注入抗结核药，但不可在咽部切开。并发颈椎结核者，治疗颈椎结核的同时经颈外切开排脓，刮除病灶。

二、主要护理问题

（1）体温过高　与颈深部感染有关。

（2）舒适的改变——咽痛、异物感　与咽后壁炎症及炎性刺激有关。

（3）吞咽障碍　与咽部疼痛、脓肿增大阻塞咽腔有关。

（4）有窒息的危险　与脓肿破裂后脓液误吸入气道及并发喉水肿有关。

三、护理措施

1. 常规护理

（1）急性脓肿　①患儿取头侧位，保持安静，必要时应用镇静剂，以免因哭闹致脓肿破裂而致脓液误吸入气道。②床旁备直接喉镜、吸引装置及气管切开包等急救器材，以备紧急抢救之用。③一旦脓肿破裂，脓液可误吸入气道，此时应将患儿倒置（头低脚高，婴儿也可将双脚拎起），以防止发生急性窒息。④脓肿切开引流术后的次日或术后第 3 天，需再次扩张引流方可痊愈，需做好再次扩张准备，并协助医师行扩张引流术。⑤及时、准确按医嘱给予抗生素，并观察药物不良反应。

（2）慢性脓肿　①主动向病人解释有关疾病的发生、发展及治疗、护理方面的问题，安慰并鼓励病人，使其解除顾虑，树立战胜疾病的信心。②卧床休息，减少颈椎活动。③改善营养，增强体质。④协助医师反复多次行脓肿穿刺冲洗及局部药物治疗。

2. 病情观察

（1）密切观察患儿呼吸情况，必要时给氧气吸入。

（2）及时而准确地按医嘱给药，并观察药物的不良反应。

3. 健康指导

（1）加强卫生宣教，小儿咽后壁脓肿为急性病症，如延误治疗或治疗不当，可危及生命，故应及时诊治。

（2）注意劳逸结合，改善营养状况，加强体育锻炼，提高机体抵抗力。

第五章

喉部疾病

第一节 急性喉炎

一、疾病概述

【概念与特点】

急性喉炎是指以声门区为主的喉黏膜的急性弥漫性卡他性炎症，常常是上呼吸道感染的一部分，喉黏膜因炎症而充血、肿胀。常因受凉、疲劳、烟酒过度而诱发本病，也与发音、用嗓音过度或化学气体及粉尘吸入等职业环境有关。

【临床特点】

（1）全身症状　一般成人较轻，儿童及重症病人可有发热、畏寒、头痛、疲倦及食欲不振等。

（2）局部症状　①开始可有鼻塞、流涕、咽喉发痒、疼痛或咽喉异物堵塞感。②继而出现声音嘶哑、说话费力，重者可完全失声。③咳嗽症状明显，初起为阵发性干咳、夜间加重，后期为咳出脓痰。④可出现不同程度的喉鸣，呼吸困难，一般无喉梗阻。

【辅助检查】

一般病人喉镜检查有助于诊断。必要时行 X 线胸片、支气管镜检查、细菌培养等检查，有助于鉴别诊断。

【治疗原则】

（1）解除喉阻塞，一旦确诊，应及早使用有效、足量的抗生素控制感染，配合较大剂量的糖皮质激素，常用泼尼松口服，地塞米松肌内注射或静脉滴注。

（2）给氧、解痉和化痰治疗，保持呼吸道通畅。重度喉阻塞或经药物治疗后喉阻塞症状未缓解者，应及时行气管切开。

（3）加强支持疗法，注意患儿的营养与电解质平衡，保护心肺功能，避免发生急性心功能不全。

二、主要护理问题

（1）语言沟通障碍　与喉部炎症引起的声音嘶哑或失音有关。

（2）有窒息的危险　与喉阻塞或喉痉挛有关。

（3）体温过高　与喉部黏膜感染引起炎性反应有关。

（4）潜在并发症　低氧血症。

（5）知识缺乏　家属缺乏识别小儿喉炎症状特点及预防知识。

三、护理措施

1. 常规护理

（1）建立静脉通道，给予足量的抗生素和糖皮质激素治疗，补充液体和营养，防止全身衰竭。

（2）吸氧保持呼吸道通畅。

（3）禁食、禁水以防窒息，急性症状缓解后可给予营养丰富的流质饮食。

（4）经常通风换气保持室内空气新鲜，温度在 18 ~ 20℃，湿度为 60%。

（5）遵医嘱给予雾化吸入稀释痰液，利于咳出。

（6）小儿要避免哭闹防止加重病情。

（7）做好心理疏导，告知家长本病虽然发展迅速，但治疗及时，一般可治愈。

2. 病情观察　监测生命体征，发现异常及时通知医师进行处理。

3. 健康指导

（1）适当的体育锻炼，保持良好的作息时间，调整身体状态和良好心态，从而提高自身免疫力，避免感冒。

（2）避免过度用声和滥用噪声。

（3）宜清淡饮食，避免辛辣、刺激性食物或烟、酒，多食蔬菜、水果。

（4）保持室内空气流通、湿润。

（5）远离过敏源，避免过敏性食物。

（6）积极治疗上呼吸道感染和临近病灶如鼻窦炎、咽炎、气管炎。

第二节 急性会厌炎

一、疾病概述

【概念与特点】

急性会厌炎是耳鼻咽喉科急重症之一，又称急性声门上喉炎，是由病毒和细菌引起的会厌急性感染，也可由变态反应、物理、化学刺激引起。主要表现为会厌及杓会厌襞的急性水肿伴有蜂窝织炎性变，可形成会厌脓肿，病情发展极快，如处理不及时或处理不当，极易导致死亡。

【临床特点】

（1）全身症状 起病急骤，有畏寒、发热、头痛、全身不适等症状，儿童及老年病人，症状更为严重。

（2）局部症状 多数病人有剧烈咽喉疼痛，吞咽时加重，重者饮水呛咳，张口流涎。语声亦因会厌肿胀而含糊不清。会厌肿胀较重者，可出现吸气性呼吸困难，严重者可发生窒息。因声带常不受累，故很少有声音嘶哑。

【辅助检查】

（1）血象检查 白细胞常在 10×10^9/L 以上，中性粒细胞增多，有核左移现象，血液培养可能有乙型溶血性流感杆菌阳性。

（2）X 线检查 喉部摄片可见咽喉腔阴影明显缩小，会厌肿大，杓状软骨及喉室带阴影模糊。喉侧位摄片对不易作喉镜检查的婴儿有助于诊断，对危重的病例，临床已明确诊断者，可以不拍片以免延误治疗及失去抢救的机会。

【治疗原则】

一旦确诊，需住院治疗。尽快控制感染，静脉注射足量的抗生素和糖皮质激素，如头孢类抗生素、地塞米松等。急性变态反应性会厌炎病人应先进行抗变态反应治疗。如喉阻塞程度较严重则按喉阻塞的处理原则治疗。如会厌舌面脓肿形成，或脓肿虽已破裂仍引流不畅时，应行切开排脓。

二、主要护理问题

（1）体温过度　与喉部感染有关。

（2）疼痛　剧烈咽喉痛，与急性会厌炎症有关。

（3）吞咽障碍　与会厌明显充血肿胀及剧烈咽喉痛有关。

（4）有窒息的危险　与急性会厌炎有关。

（5）潜在并发症　会厌肿胀导致窒息、气管切开术后的并发症。

三、护理措施

1. 常规护理　病人需严格卧床休息，取半坐卧位或坐位。鼓励多饮水，进食高热量、易消化流质或半流质清淡食物，忌辛辣、硬、刺激性食物，防止脓肿破溃引起误吸。

2. 口腔护理　可用复方硼砂液漱口，既可减轻口腔异味，又可促进伤口愈合。

3. 治疗配合

（1）用药指导　按医嘱及时给予足量的抗生素和激素类药物。注意观察药物的疗效、过敏反应及不良反应。

（2）保持呼吸道通畅　及时吸痰，配合蒸气或雾化吸入，床旁备置气管切开包，严重呼吸困难病人做好气管切开术前准备。向病人讲解本病的特点及危害，使其理解并配合治疗护理措施，不随意离开病房。

（3）疼痛护理　向病人解释疼痛的原因及疾病过程，鼓励病人树立信心。疼痛剧烈时可遵医嘱使用镇静剂。不发音或少发音、轻咳嗽，以利声带休息。

4. 心理护理　由于起病急，表情变化快，咽痛剧烈，缺氧导致烦躁不安、面色苍白、出汗等病人常有焦虑和恐惧心理，要做好心理护理。

5. 病情观察 密切观察病人的呼吸形态及生命体征变化，及时发现呼吸困难、吸气性软组织凹陷、喉喘鸣等喉阻塞症状，立即向医师汇报。必要时吸氧、监测血氧饱和度。

6. 健康指导

（1）平时应加强锻炼，增强机体抵抗力。

（2）要保持口腔卫生，戒除烟酒，少食辛辣刺激性食物。

（3）告知病人及其家属本病具有一定的危害性，应予以重视，及时治疗会厌邻近器官的急性炎症，以防蔓延。一旦复发，及时就诊。

第三节　声带小结及声带息肉

一、疾病概述

【概念与特点】

声带小结是一种特殊类型的慢性喉炎，由炎性病变形成。声带息肉好发于一侧声带的前、中 1/3 交界处边缘，为半透明、白色或粉红色表面光滑的肿物，多为单侧，也可为双侧，是常见的引起声音嘶哑的疾病之一，是喉部常见疾病。临床上将声带息肉分为两型，一是局限性声带息肉。表现为声带边缘前中 1/3 交界处有表面光滑半透明、带蒂的新生物。二是广基息肉样变。

【临床特点】

病人有不同程度的声哑、喉鸣及呼吸困难。喉部不适、干燥感，喉部分泌物增加、咳痰，并注意了解痰液性状。

【辅助检查】

一般检查以尿常规检查、血液常规检查为主。有肿瘤可疑者应做组织病理、咽喉镜、耳鼻咽喉的 CT 检查。

【治疗原则】

（1）早期声带小结可通过禁声，使声带充分休息，小结可自行消失。进行一段时间（约 3 个月）的发声训练，改变错误的发音习惯，也可成功治疗声带小结。儿童声带小结可在青春期自然消失。对不可逆又较大且声嘶症状明显的小结可考虑在全身麻醉下经支撑喉镜行喉显微手术切除。

（2）声带息肉的主要治疗方法是手术。手术方法包括在表面麻醉下经纤维喉镜或电子喉镜下切除或在全身麻醉下经支撑喉镜行喉显微手术切除。术后应根据病情轻重情况声带休息2~4周。

二、主要护理问题

（1）有窒息的危险　与手术后声带过度充血肿胀有关。
（2）知识缺乏　缺乏有关手术的配合知识和自我保健知识和信息。

三、护理措施

1. 术前护理

（1）向病人解释手术的目的、基本过程、术中可能出现的不适以及如何与医师配合。

（2）全身麻醉病人按全身麻醉术前护理常规。

2. 术后护理

（1）饮食护理　表面麻醉病人术后2小时可进温、凉流质饮食或软食3天。

（2）促进声带创面愈合　术后休声2~4周，使声带充分休息，减轻声带充血水肿。

3. 病情观察

观察病人呼吸情况，如有不适及时与医师联系。嘱病人轻轻将口中分泌物吐出，观察其性状。术后避免剧烈咳嗽。

4. 健康指导

（1）告诉病人注意保护嗓音，注意正确的发音方法，避免长时间用嗓或高声喊叫，防止术后复发。

（2）戒烟酒，忌辛辣刺激性食物。

（3）预防上呼吸道感染，感冒期间尽量少说话，使声带休息，同时积极治疗。

第四节　喉阻塞

一、疾病概述

【概念与特点】

喉阻塞又称喉梗阻，为耳鼻喉科常见急症之一，是因喉部或其周围邻近组织病变的影响，使喉部通道发生狭窄、不完全或完全性阻塞，引起程度不同的呼吸困难。若不紧急处理，可引起窒息死亡。由于幼儿喉腔较小，黏膜下组织疏松，神经系统不稳定，如发生喉阻塞的机会较成人多。喉阻塞不是单独的疾病，而是由各种不同病因引起的临床症状。

【临床特点】

（1）吸气性呼吸困难　是喉阻塞的重要症状和体征。表现为吸气运动加强，时间延长，吸气深而慢。发生原因：声门处最狭窄，声带边缘略向上倾斜，正常情况下，吸气时气流将声带斜面向下、向内推压，但同时伴有声带外展运动，声门裂变大，呼吸通畅。当喉部病变时，声带黏膜充血肿胀，吸气时声带边缘被向下、向内推移，使原本已变窄的声门变得更狭窄，吸气更困难。

（2）吸气期喉喘鸣　吸气时气流通过狭窄的声门裂，形成气流漩涡冲击声带，随着声带震动而发生的尖锐鸣声，称为喉喘鸣音。

（3）吸气期软组织凹陷　吸气时胸腔内负压加大，胸廓周围软组织出现凹陷，如胸骨上窝、锁骨上下窝、剑突下或上腹部软组织凹陷，出现"四凹征"。

（4）声音嘶哑　如病变主要侵犯声带及其邻近区域，声音嘶哑常为首发症状。

（5）缺氧表现　口唇发绀、面色苍白、肢端湿冷、出汗、烦躁不安、心律失常、脉快无力、呼吸浅快，甚至窒息、心力衰竭而死亡。

【辅助检查】

主要有影像学和内镜检查，必要时做血气分析。

【治疗原则】

根据不同的病因以及呼吸困难的程度确定治疗方案。对于急性喉阻塞病人，应迅速解除呼吸困难，以免造成窒息或心力衰竭。

二、主要护理问题

（1）有窒息的危险　与喉阻塞或手术后套管阻塞或脱管有关。

（2）语言沟通障碍　与声音嘶哑和喉部疾病有关。

（3）低效性呼吸形态　与吸气性呼吸困难有关。

（4）潜在并发症　低氧血症、术后皮下气肿、出血、感染、气胸等。

（5）知识缺乏　缺乏气管切开术后自我护理和喉阻塞预防知识。

三、护理措施

1. 保持呼吸道通畅，预防缺氧、窒息等并发症

（1）及时根据医嘱用药，并注意观察病人用药后的效果。如为异物、喉部肿瘤、喉外伤或双侧声带瘫痪引起，及时做好术前准备，以便随时手术。必要时予雾化吸入，低流量吸氧。

（2）备齐急救物品：对Ⅱ度和Ⅲ度喉阻塞病人，在行气管切开术前应准备气管切开包、适宜型号的气管套管、床旁插灯和吸引器等，放于病人床旁。

（3）需行气管切开术的病人，给予气管切开术病人的常规护理。

（4）给病人创造安静的休息环境，室内保持适宜的温度和湿度。协助取半卧位，卧床休息，减少耗氧量。尽量减少病人活动量和活动范围，以免加重呼吸困难或发生意外。小儿病人尽量减少任何外界刺激，避免因哭闹而加重呼吸困难。

2. 心理护理　向病人解释呼吸困难产生的原因、治疗方法和疗效，使病人尽量放松，减轻恐惧心理，帮助病人树立信心，避免不良刺激，以免进一步加重呼吸困难和缺氧症状。对喉阻塞较严重的病人，护士应守护在病人床边，随时观察病情变化，做好安慰和解释工作，减轻病人紧张和恐惧。

3. 病情观察　对Ⅰ度和Ⅱ度喉阻塞病人应密切观察病情变化和喉阻塞程度，如病情加重及时通知医师。对Ⅲ度和Ⅳ度喉阻塞病人应密切观察呼吸、脉搏、血氧饱和度、血压、神志、面色、口唇颜色等变化，并立即报告医师。

4. 健康指导

（1）对住院期间未能拔管而需带管出院的病人，应教会病人或家属：①消毒内套管、更换气管垫的方法；②湿化气道和增加空气湿度的方法；③洗澡时防止水流入气管，不得进行水上运动；④外出时注意遮盖套管口，防止异物吸入；⑤定期门诊随访；⑥如发生气管外套管脱出或再次呼吸不畅，应立即到医院就诊。

（2）喉阻塞由多种原因引起，如炎症、异物吸入、药物过敏等，而且后果严重。因此，应通过各种途径向公众大力宣传喉阻塞的原因和后果以及如何预防喉阻塞，包括增强免疫力，防止上呼吸道感染；养成良好的进食习惯，吃饭时不大声谈笑；家长应注意不要给小儿吃豆类、花生、瓜子等食物，防止异物吸入；有药物过敏史者应避免与过敏原接触；喉外伤病人应及早到医院诊治等。

第五节　喉气管狭窄

一、疾病概述

【概念与特点】

喉气管狭窄一般为后天性，是因多种原因损害喉气管后未得到及时或正确的早期处理而导致的后遗症。瘢痕性喉气管狭窄是由气管的损伤、黏膜溃疡、坏死、气管软骨和软骨膜炎性浸润或缺损，逐渐形成蹼状、条状瘢痕所致。非瘢痕性喉气管狭窄可见于因喉返神经病变或环杓关节炎造成的声带固定以及受压的气管软骨软化或吸收。气管狭窄可影响呼吸功能，病人往往需长期佩戴气管套管呼吸，不能正常说话，丧失劳动力，给病人身心带来极大的痛苦。

【临床特点】

（1）呼吸困难　根据狭窄的程度不同、呼吸困难症状轻重不等，平时轻活动时加重。由于喉狭窄的形成是一个缓慢的过程，病人对呼吸困难可逐渐适应。因此，在轻度呼吸困难时病人常不感到憋气，直到呼吸困难严重时病人才有憋气感觉。在上呼吸道感染时，呼吸困难加重，甚至可出现窒息，有些病人在喉狭窄发生前就已做气管切开，主要表现为堵管后呼吸困难而不能拔除气管套管。

（2）喘鸣　呼吸时特别是吸气时，气流通过狭窄的喉腔可出现喘鸣，睡眠时喘鸣加重。如病人已做气管切开，虽不出现喘鸣，但常有刺激性咳嗽。

（3）声嘶或失音　声门区的狭窄，瘢痕粘连的前蹼或后部蹼影响发音比较明显，表现为声嘶、声弱或失音。声门上、下区狭窄伴有声带麻痹时，也有声嘶，并可出现呛咳。声门下区及气管的严重狭窄或闭锁时，由于气道不通而不能发音。狭窄切除后，如声带运动正常发育可恢复。

（4）其他　如咳痰困难，分泌物积存可引起阵发性咳嗽甚至进食呛咳等。

【辅助检查】

（1）颈部检查　视诊与扪诊常发现外伤或感染的瘢痕，软骨的缺损或变形。由于气管切开术引起的狭窄，多可发现气管切口位置过高等。

（2）喉镜或气管镜检查　间接或直接喉镜检查可见狭窄的喉腔呈裂缝或不规则的孔隙，狭窄区有束带状、皱襞状或膜状的瘢痕组织，或盖住声门，或在前连合形成蹼状粘连，也可位于声门以下。用小号支气管镜或导光纤维窥镜经声门或气管切口的瘘口进入，有助于了解声门下区及气管狭窄情况。

（3）影像检查　应做常规的喉气管正侧位 X 线摄片及体层摄片，必要时行 CT 和 MRI 检查。经口咽部或气管切口注入造影剂，做喉气管造影，以查明腔径狭窄的范围与程度、软骨缺损及气道变形的情况。

【治疗原则】

（1）药物治疗　糖皮质激素、硫酸锌等可降低瘢痕的生长和硬度。

（2）物理疗法　内镜下冷冻，激光除去瘢痕，治疗后易长出新的瘢痕，故单独使用的少。

（3）扩张疗法　成人已很少应用，只用于小儿轻度喉气管瘢痕狭窄。

（4）手术治疗　适用于中度以上的狭窄者，常采用的手术治疗有：喉气管整复术、喉气管腔再造术、横行切除断端吻合术、喉气管腔扩大术。

二、主要护理问题

（1）恐惧、抑郁　与不能正常自理、丧失劳动力、担心预后有关。

（2）语言沟通障碍　由于气道不能正常发声。

（3）呼吸困难　与气道狭窄影响呼吸功能有关。

（4）有窒息的危险　与咳痰困难、分泌物积存有关。

（5）疼痛　与手术切口有关。

（6）潜在并发症　呼吸困难。

（7）有营养失衡的危险　与进食困难有关。

（8）自我形象紊乱　与长期带管呼吸有关。

（9）自理能力缺陷　与不能正常自理、丧失劳动力有关。

三、护理措施

1. 术前护理

（1）全面评估病人　包括健康史及其相关因素、身体状况、生命体征以及神志、精神状态、行动能力等。血、尿、粪便常规检查，心电图、X 线胸片、喉镜片、磁共振及 CT 片。

（2）心理护理　部分病人因失声，不能表达其主观意愿及内心活动，应与其交流，取得信任及配合，术前让病人有良好的心理准备。

（3）饮食护理　术前 1 天晚上进食清淡饮食，术晨 0：00 禁食、禁水。

（4）协助病人做好术前相关检查工作　如影像学检查、心电图检查、X 线胸片，血、尿、粪便检查等。

（5）做好术前护理　备口周皮肤、颈部皮肤。

（6）口腔护理　保证口腔的清洁是预防感染的基础，术前 1 天开始用 1：5000 呋喃西林漱口。

2. 术后护理

（1）气管切开护理　气管切开后，保持呼吸道湿润通畅。①增加雾化吸入次数。②呼吸道湿化，避免堵塞气管套管。③保持呼吸道通畅，随时吸痰，动作轻柔，防止出血或脱管。按时煮沸、清洗气管套管。④气管套管口处覆盖双层湿纱布，起湿化及防止异物进入。⑤气管套管固定带松紧度适宜。⑥保持室内空气的温度和相对湿度，减少家属的陪伴。

（2）饮食护理　部分病人出现进食时呛咳，对其进行饮食训练，必要时给予鼻饲饮食，进餐前与进餐后均要用水冲管，防止堵塞，观察胃管的刻度，防止脱出。

3. 心理护理　根据病人的生活环境、个性及不同手术类型，给予心理疏导和安慰，以增强战胜疾病的信心。术后病人不能说话，要多巡视病人，注意病人情绪，可以用书写与其交流，多鼓励病人。

4. 病情观察

（1）遵医嘱给予持续床旁心电监测，观察生命体征变化，尤其是血压及血氧饱和度，如 SpO_2 持续低于 90%，应调高氧流量，并报告医师，配合采取相应处理。

（2）注意观察呼吸情况，狭窄位于喉部时，气管切开后，呼吸困难于堵管时才呈现。

5. 健康指导

（1）可进食清淡、易消化饮食，高热量、富含维生素、高蛋白质食物，切勿暴饮暴食，戒烟酒，避免辛辣、刺激性食物。

（2）加强体育锻炼，增强体质，避免上呼吸道感染。

（3）3 个月内勿剧烈运动或过度兴奋大笑，防治伤口出血。

（4）定期门诊复查，有伤口出血、呼吸困难等情况随时就诊，随诊5 年。

（5）带气管套管出院的自我护理方法：气管套管清洗消毒的方法是随气管套管的弯度向外拔出内套管，清洗干净，放入锅内开水煮沸30 分钟，待套管冷却后再放入；按时煮沸、清洗气管套管。更换气管切口处纱布，气管内滴药，以利稀释软化痰液，使呼吸道分泌物易于咳出，预防肺部感染。洗头或洗澡时要防止污水流入造口内。套管口覆盖双层湿纱布。

（6）生活规律，保持乐观情绪，避免情绪激动。

（7）保持室内温度、相对湿度适宜。

（8）喉气管狭窄病人病程较长，病人出院后的家庭护理至关重要，向其家属讲清套管的清洗及煮沸消毒的方法，T形管的护理方法。

第六节　喉　癌

一、疾病概述

【概念与特点】

喉癌是头颈部常见的恶性肿瘤之一。常发生于男性中、老年人，与长期烟、酒刺激及空气污染有关。近年喉癌有上升趋势，根据肿瘤所在的部位分声门上型、声门型和声门下型。

【临床特点】

（1）声嘶　为声带癌早期症状，声门上、下型癌的晚期症状。晚期者可完全失音。

（2）喉痛　癌肿破溃后有咽喉部疼痛，为较晚期出现的症状。

（3）吞咽困难　肿瘤可阻塞气道，造成气管分泌物排出不畅，引起呼吸道感染、呼吸困难和喉鸣。

（4）咳嗽和咯血　随着肿瘤生长有声音嘶哑、咯血等症状。

（5）颈部肿块　颈淋巴结转移者可出现颈部肿块。

【辅助检查】

一般病人检查以咽喉镜、心电图、病变部位组织穿刺活检、血肌酐、血尿素氮（BUN）、耳鼻咽喉的 CT 检查、尿常规、血液常规检查为主。疑难者可行鼻咽部的 MRI 检查。

【治疗原则】

喉癌的治疗方式主要包括手术、放疗、化疗和免疫治疗等。根据病变的部位、范围、扩散情况和全身情况，选择合适的治疗方案或综合治疗。

二、主要护理问题

（1）焦虑　与被诊断为癌症和缺乏治疗、预后的知识有关。

（2）有窒息的危险　与术前癌肿过大、术后造瘘口直接暴露于环境中有关。

（3）急性疼痛　与手术引起局部组织机械性损伤有关。

（4）语言沟通障碍　与喉切除有关。

（5）有感染的危险　与皮肤完整性受损，切口经常被痰液污染，机体抵抗力下降有关。

（6）潜在并发症　出血、肺部感染、咽瘘、乳糜漏等。

（7）有营养失调的危险，低于机体需要量　与术后营养摄入途径、种类改变有关。

（8）自理能力缺陷　与术后疼痛、身体虚弱、各种引流管和导管限制活动有关。

（9）自我形象紊乱　与术后对喉部结构和功能的丧失不能适应有关。

（10）知识缺乏　缺乏出院后自我护理知识和技能。

三、护理措施

1. 术前护理

（1）心理护理　评估病人的焦虑程度，倾听其主诉，对病人的心情和感受表示理解和认同，安慰病人，鼓励其面对现实，积极配合治疗。鼓励家属多陪伴病人，给予情感支持。告知病人疾病的相关知识、治疗方法和预后的信息以及术后如何保证生活质量的信息，如有哪些可替代的交流方法，在什么情况下可恢复工作等，帮助病人树立战胜疾病的信心。

（2）术前指导　教会病人所有全身麻醉术前的准备工作，使病人能够对自己的情况进行控制，做好充分的术前准备，配合手术顺利进行。做好口腔的清洁和准备工作。教会病人放松技巧，如肌肉放松、缓慢的深呼吸等。

（3）预防窒息　注意观察呼吸情况；避免剧烈运动；防止上呼吸道感染；

限制活动范围；必要时床旁备气管切开包。

（4）病人准备 ①病人术前应学会表达各种需求的手势，备好纸笔或画片。护理人员认真耐心观察病人的手势，领会病人表达的意思。②术前 8~12 小时禁食。选好合适胃管，备气管套管或者全喉切除套管。

2. 术后护理

（1）体位的护理 术后按全身麻醉护理，麻醉清醒血压平稳后改半卧位，行喉成形术者需平卧，头前侧卧，以减轻吻合口张力。鼓励病人早期下床活动，适当变换体位，翻身后轻轻叩背，防止管内痰液聚积，形成淤积性肺炎和肺不张。

（2）疼痛的护理 评估疼痛的部位、程度，告知疼痛的原因和可能持续的时间；必要时按医嘱使用镇痛药或镇痛泵；抬高床头 30°~45°，减轻颈部切口张力；教会病人起床时保护颈部以防切口疼痛。

（3）语言交流障碍护理 评估病人读写能力，术前教会病人简单的手语，以便术后与医护人员沟通，表达个体需要；术后也可使用写字板、笔或纸，对于不能读写的病人可用图片。鼓励病人与医护人员交流，交流时给予病人足够的时间，表示耐心和理解；告知病人术后一段时期后便可以学习其他发音方式如食管发音、电子喉等。

（4）防止呼吸道阻塞 向病人讲解新的呼吸方式，气体不从鼻进出而从颈部气管造口进出，不可遮盖或堵塞颈部造口；观察病人呼吸的节律和频率，监测血氧饱和度；定时湿化吸痰，防止痰液阻塞气道；室内湿度保持在 55%~65%，防止气道干燥结痂；鼓励病人深呼吸和咳嗽，排出气道分泌物，保持呼吸道通畅，防止肺部感染。

（5）防止切口出血 注意观察病人的血压、心率变化；切口加压包扎；吸痰动作轻柔；仔细观察出血量，包括敷料渗透情况、痰液性状、口鼻有无血性分泌物、负压引流量及颜色；如有大量出血，应立即让病人平卧，用吸引器吸出血液，防止误吸，同时建立静脉通路，尽快通知医师，根据医嘱使用止血药或重新手术止血，必要时准备输血。

（6）预防感染和咽瘘 注意观察体温变化；换药或吸痰时注意无菌操作；每天消毒气管套管；气管纱布垫潮湿或受污染后应及时更换；负压引流管保持通畅有效，防止无效腔形成；做好口腔护理；1 周内不做吞咽动作，嘱病人有口水及时吐出；根据医嘱全身使用抗生素；增加营养摄入，提高自身免疫力。

（7）饮食的护理　嘱病人术后1周内不可做吞咽动作，严禁由口进食、饮水，以促进切口愈合；术后鼻饲，根据术式决定鼻饲管留置时间。注意鼻饲管固定，防止脱出。保持鼻饲管通畅，防止堵塞。直到创口愈合、进食无误吸后，可拔除鼻饲管；病人需要一定时间的吞咽动作训练才能正常进食而不发生误咽。

（8）防止营养摄入不足　保证鼻饲量，鼓励少量多餐；注意鼻饲饮食中各种营养的供给，包括热量、蛋白质、维生素、纤维素等；病人鼻饲饮食发生不适时，如腹胀、腹泻、呃逆等，及时处理；做好鼻饲管护理，防止堵塞、脱出。

（9）帮助病人适应自己的形象改变　鼓励病人倾诉自己的感受；避免流露出嫌弃、厌恶或不耐烦；鼓励病人照镜子观察自己的造口；调动家庭支持系统帮助病人接受形象改变，主动参与社会交往。还可教会病人制作围巾、镂空饰品等遮盖造瘘口，保持自我形象整洁。

（10）自理缺陷的护理　术后一段时间病人自理缺陷，应做好各项基础护理，保持病人身体清洁舒适，满足其基本需要。以后根据病人病情和其切口愈合情况，协助其逐渐增加活动量，恢复自理能力。

3. 放射治疗病人的护理　放疗病人的护理要点主要包括：告知病人放疗可能出现的不良反应如皮肤损害、黏膜损害等及应对方法，放疗后局部皮肤可能有发黑、红肿、糜烂，注意用温水轻轻清洁，不要用肥皂、沐浴露等擦拭皮肤，然后涂以抗生素油膏；鼓励病人树立信心，克服反应，坚持完成疗程；注意观察病人呼吸，因放疗会引起喉部黏膜充血肿胀，使气道变窄，如病人出现呼吸困难，可先行气管切开，再行放疗。

4. 发音康复　喉全切除术后，有3种不同的方法可以帮助病人重建发音功能。①食管发音是最为经济、简便的方法，其基本原理是：经过训练后，病人把吞咽进入食管的空气从食管冲出，产生声音，再经咽腔和口腔动作调节，构成语言。其缺点是发音断续，不能讲长句子。②电子喉发音也是喉全切除病人常用的交流方式。具体方法是讲话时将其置于病人颏部或颈部，利用音频振荡器产生声音，即可发出声音，但声音欠自然。③食管气管造瘘术是通过外科手术在气管后壁与食管前壁之间造瘘，插入发音钮（单向阀），发音机制为当病人吸气后，堵住气管造口，使呼出的气体通过单向阀进入食管上端和下咽部，产生振动而发音，病人配合口腔、舌、牙齿、嘴唇的动作形成语言。

5. 病情观察

（1）术后密切观察血压、脉搏、呼吸及体温的变化。注意伤口有无渗液及渗血，预防吻合口瘘。严格交接班交代注意事项。若条件允许，设专人护理。

（2）尤其关注颈部及局部有无肿胀和肿物，如有异常，及时就诊。

6. 健康指导　出院前需对病人或家属进行以下内容的指导：①清洗、消毒和更换气管内套管或全喉套管的方法。②外出或沐浴时保护造瘘口，外出时可用有系带的清洁纱布垫系在颈部，遮住气管造口入口，防止异物吸入。盆浴时水不可超过气管套管，淋浴时注意勿使水流入气管套管。③清洁、消毒造瘘口：每天观察造瘘口是否有痰液或痰痂附着，可用湿润棉签清洁，必要时用酒精棉球消毒造瘘口周围皮肤。④根据病人具体情况向气道内滴入湿化液，以稀释痰液，防止痰液干燥结痂；多饮水；室内干燥时注意对室内空气进行加湿。如果气道内有痂皮形成，应去医院，切勿自行清理，以免坠入气管内。⑤不到人群密集处，防止上呼吸道感染。可适当锻炼身体，增强抵抗力，但不可进行水上运动。⑥学会自我检查颈部淋巴结。⑦进行恢复头颈、肩功能的锻炼。⑧定期随访，1 个月内每 2 周 1 次，3 个月内每月 1 次，1 年内每 3 个月 1 次，1 年后每半年 1 次。⑨如发现造瘘口出血、呼吸困难、造瘘口有新生物或颈部扪及肿块，应及时就诊。⑩向病人提供有关发音康复训练、参与社会活动组织如喉癌俱乐部等的建议与信息。

第七节　喉乳头瘤

一、疾病概述

【概念与特点】

喉乳头瘤是喉部最常见的良性肿瘤，喉乳头瘤的性别差异不大，可发生于任何年龄，甚至新生儿，以 10 岁以下儿童多见。儿童的乳头瘤较成人生长快，常为复发性，且易复发，且随着年龄的增长有自限趋势。成人乳头瘤有恶变倾向。

【临床特点】

本病发展缓慢，常见症状为声嘶或失声。肿瘤大者，可引起咳嗽、喘鸣及呼吸困难。长期持续性呼吸困难者，可发生漏斗胸及代偿性红细胞增多。喉镜检查，见肿瘤呈苍白、淡红或暗红色，视血管的多寡及有无继发感染而定。表现常呈桑葚状或仅粗糙不平如绒毛而无乳头可见。带蒂者常随呼吸气流上下活动，安静呼吸时可隐入声门下腔不易发现，发声时则翻于声带上清楚可见。

【辅助检查】

间接喉镜和纤维喉镜下可见肿瘤呈苍白、淡红或暗红色，表面不平，呈乳头状增生，成人病人以单个带蒂多见，儿童病人的基底较广，主要位于声带，可向上波及室带、会厌，向下蔓延至声门下、气管内。

【治疗原则】

支撑喉镜下应用 CO_2 激光切除是最有效的治疗手段，儿童易复发，需多次手术。并发喉梗阻者，应行气管切开术。

二、主要护理问题

(1) 有窒息的危险　与喉阻塞有关。

(2) 潜在并发症　低氧血症。

(3) 知识缺乏　缺乏识别乳头瘤的症状特点、治疗及预防知识。

三、护理措施

1. 常规护理

(1) 如有呼吸困难，应给予氧气吸入，备好气管切开包及其他抢救用品，必要时紧急行气管切开术。

（2）行气管切开后，一般在短期内不能拔管，必须向病人及家属反复强调说明，使其积极配合治疗。

（3）小儿病人需要耐心安抚，减少哭闹，以免加重呼吸困难和缺氧。

2. 心理护理　加强心理护理，术前向病人及其家属详细讲解手术过程，使其有正确认识，消除紧张恐惧心理，稳定情绪，安心接受手术。对小儿病人应向其家属说明此为良性肿瘤，虽然易复发，需做多次手术，但是到青春期后有自行消退的可能，鼓励其树立战胜疾病的信心。

3. 病情观察　严密观察病人病情变化，嘱病人少说话，不可大声喊叫，以免加重声嘶。

4. 健康指导

（1）预防上呼吸道病毒感染，禁烟、禁酒。

（2）成人病人复发时应警惕癌变，需定期随访。

（3）小儿病人由于反复手术，疾病消耗，常有营养不良，注意加强营养，增强手术耐受力。

第六章
口腔疾病

第一节 龋 病

一、疾病概述

【概念与特点】

龋病是在以细菌为主的多种因素影响下，牙体硬组织发生的一种慢性、进行性、破坏性的疾病。龋病可根据其发展速度，病变部位和病变程度进行分类。按发展速度分类：慢性龋、急性龋、静止性龋、继发性龋；按发病部位分类：窝沟龋、平滑面龋；按病变深度分类可分为浅龋、中龋和深龋。

【临床特点】

观察龋坏组织呈褐色或黑褐色。对冷、热、甜、酸，特别是对甜、酸化学刺激敏感。

【辅助检查】

一般行 X 线检查，判断龋坏部位深度及损坏程度。

【治疗原则】

龋病的治疗要以终止病变的发展、保护健康的牙髓、恢复牙齿的外形和功能、维护牙列的完整性为原则。

（1）对无或少量组织缺损的静止龋可不治疗。

（2）对无明显缺损的浅龋，用化学药物疗法、再矿化治疗。

（3）对已有牙体缺损的静止龋、浅龋、中龋和慢性龋进行充填治疗。

（4）对急性龋和猖獗龋在窝洞制备后，做暂时充填或封药，应先做再矿化治疗，然后再进行永久性充填治疗。猖獗龋应进行全口患牙治疗设计和全身疾病的治疗。

（5）对龋病易感者和猖獗龋病人在治疗的同时，还应给予防龋措施，如清除牙菌斑、控制糖食、窝沟封闭、再矿化治疗等，并在术后进行定期追踪观察。

（6）对浅而宽的𬌗面缺损可用嵌体或高嵌体修复牙外形和功能，大面积缺损的龋损，可用嵌体修复或充填治疗后全冠修复。

（7）对继发龋的治疗，原则上应去除原充填体或修复体，再按浅龋、中龋、深龋治疗原则处理，如果不影响抗力形和固位形，也可只在龋洞的局部进行充填治疗，而不必除去全部充填体或修复体。

（8）对牙髓病和根尖周病患牙的继发龋或再发龋，应在完善牙髓治疗后，再重新充填或修复。

二、主要护理问题

（1）牙齿异常　与不佳的口腔卫生或不良饮食习惯造成牙体缺损有关。

（2）疼痛　与龋洞受刺激有关。

（3）组织完整性受损　由牙体缺损所致。

（4）潜在并发症——牙髓炎、根尖周炎等　与对龋病治疗不及时、病人抵抗力下降及超敏反应有关。

（5）知识缺乏　缺乏龋病的预防及早期治疗知识，卫生宣传教育不够。

三、护理措施

1. 心理护理　向陪诊人员及病人介绍龋病的治疗方法，做好解释工作，消除病人对治疗的恐惧心理，使其积极配合。

2. 药物治疗的护理　进行药物治疗时遵医嘱备好所需药物，协助医师牵拉口角、隔湿、吹干牙面。涂布氟化钠时，让病人切勿吞入，因该药有一定毒性。用硝酸银涂布时，需使用还原剂，使其生成黑色或灰白色沉淀物。硝酸银有较强的腐蚀性，操作时注意勿损伤病人口腔黏膜。

3. 窝洞充填术的护理 窝洞充填术是用具有一定强度的修复材料填入预备的窝洞中，修复牙外形和功能的一种治疗方法。主要用于浅龋、中龋和深龋的充填。可以达到修复牙外形、恢复牙功能、终止病变发展的治疗目的。

（1）物品准备 ①口腔检查基本器械：一次性检查盘（口镜、镊子、探针、纸巾、胸巾、吸唾管）、隔湿棉卷。②窝洞预备器械：高速及低速手机、车针、挖匙。③充填器械：黏固粉充填器、雕刻刀、楔子、成形片、成形片夹。如用银汞合金充填备银汞合金充填器 1 套。④调拌磨光器械：咬合纸、橡皮轮、砂石针、磨光器。⑤充填材料：遵医嘱备垫底材料、消毒药物及充填材料（如银汞合金、FX、玻璃离子、银粉玻璃离子等）。⑥药物：25% 麝香草酚酊溶液、75% 乙醇溶液、樟脑酚液、丁香油、银汞合金、复合树脂、玻璃离子黏固剂、磷酸锌黏固剂、氧化锌丁香油酚、氢氧化钙糊剂。

（2）病人准备 ①核对病人病历及病人姓名。②安排病人在治疗椅上躺好。③系好胸巾。④准备漱口水。⑤嘱病人漱口。⑥调整椅位及灯光。

（3）护理配合 ①制备洞形：递高速、低速手机及相应车针。医师制备洞形时，协助牵拉病人口角，及时吸唾以保持术野清晰干燥。如使用电动牙钻机无冷却装置时，用水枪对准钻头缓慢滴水，防止因产热刺激牙髓而引起疼痛。②隔湿、消毒：消毒前协助医师用棉卷隔湿，准备窝洞消毒的小棉球。消毒药物根据窝洞情况及医嘱选用。③调拌垫底及充填材料：浅龋不需垫底；中龋用磷酸锌黏固剂或玻璃离子黏固剂单层垫底；深龋则需用氧化锌丁香油酚黏固剂及磷酸锌黏固剂双层垫底。遵医嘱调拌所需垫底材料，再选用永久性充填材料充填。后牙多选用银汞合金，前牙可选用复合树脂或玻璃离子黏固剂。配合医师传递雕刻刀、磨光器、递咬合纸。玻璃离子黏固剂充填还需准备防水剂（凡士林）。④清理用物：充填完成后，清理用物，将所用车针、手机等器械灭菌后备用。

（4）饮食指导 充填材料完全固化需 24 小时，所以 24 小时内不能用患牙咀嚼硬物，以免充填物脱落。

4. 复合树脂修复术的护理 口腔材料中的复合树脂是一种高分子牙色修复材料，由树脂基质和无机填料组成。包括光固化复合树脂和化学固化复合树脂，前者由可见光引发固化反应，是临床常用的充填材料。复合树脂修复术用于修复龋齿，能保留更多的牙体组织，其最突出的优点是美观。适用于前牙Ⅰ、Ⅲ、Ⅳ类洞的修复，前牙和后牙Ⅴ类洞的修复，后牙Ⅰ、Ⅱ类洞（承受咬合力小者）修复；用于牙体大面积缺损的修复，必要时可增加附加固位钉或沟槽固位等。

（1）物品准备　①口腔检查基本器械：一次性检查盘、棉卷。②窝洞预备器械：高速及低速手机、车针、挖匙。③垫底器械：黏固粉充填器。④充填器械：雕刻刀、楔子、成形片、成形片夹。⑤调𬌗磨光器械：咬合纸、橡皮轮、调𬌗抛光车针、间隙抛光条。⑥材料：光固化灯、电源设备、酸蚀液、小刷子、黏结剂、聚酯薄膜、比色板、复合树脂。

（2）病人准备　①核对病人病历及病人姓名。②安排病人在治疗椅上躺好。③系好胸巾。④准备漱口水。⑤嘱病人漱口。⑥调整椅位及灯光。

（3）护理配合　①窝洞预备护理同本节窝洞充填术的护理。②护髓：递护髓剂给医师。③酸蚀：递棉卷隔湿，及时吸唾。待医师吹下患牙后，递酸蚀剂给医师处理牙面，涂面约1分钟后，递三用枪给医师冲洗牙面，及时吸干冲洗液。配合医师传递镊子，更换棉卷，重新隔湿，及时吸唾，保持干燥。④黏结：递棉卷隔湿，用小刷子蘸适量黏结剂递送给医师涂布窝洞，递三用枪给医师轻吹黏结剂使其均匀涂布。递光固化灯固化，光照时间（参看产品说明）一般为20秒，同时嘱病人闭眼（或戴保护镜）。⑤充填：遵医嘱选择复合树脂。配合医师传递棉卷隔湿和递送各种充填器械。及时吸唾，保持术区干燥。递光固化灯，光照时间（参看产品说明）一般为20~40秒。同时嘱病人闭眼（或戴保护镜）。及时吸唾，保持术区干燥。⑥修整外形，调整咬合：充填完毕递咬合纸给医师检查咬合情况，更换调𬌗牙针。⑦抛光：递低速手机给医师，装上抛光砂片，依次先粗后细打磨，或用橡皮砂轮蘸上打磨膏抛光。及时吸唾。抛光后让病人漱口，用面巾纸擦净病人面部。给病人镜子让病人观看修复的牙齿。

（4）饮食指导　治疗后即可进食，但应避免用患牙咀嚼硬物，避免进食过冷或过热的刺激性食物。

5. 健康指导

（1）保持口腔卫生　指导病人采用正确的刷牙方法，即使用牙刷，采用上下竖刷法，其方法是：刷牙时使牙刷刷毛与牙龈呈45°，上颌牙从上往下刷，下颌牙从下往上刷，咬合面来回刷，每次刷牙时间以3分钟为宜，才能达到清除软垢、菌斑和按摩牙龈的目的。拉锯式的横刷法会导致牙龈萎缩及牙体楔状缺损。应养成早晚刷牙、饭后漱口的习惯，尤其是睡前刷牙更为重要，它可以减少菌斑及食物残渣的滞留时间。

（2）定期口腔检查　一般2~12岁的儿童每半年1次，12岁以上者每年1次，以便早期发现龋病，及时治疗。

（3）保护牙齿　不要用牙咬坚硬带壳的食物及开启啤酒瓶盖，以防止牙损伤。

（4）采取特殊的保护措施　如在饮水、饮食中加含氟的药物防龋、使用含氟的牙膏以及点隙窝沟封闭防龋等，以提高牙齿的抗龋能力。

（5）合理饮食　少吃糖果、饼干等精制糖类食物，鼓励多吃富含纤维的食物，如蔬菜等。尤其是小儿在临睡前不要进甜食，可使用蔗糖代用品，如木糖醇，以防止和减少龋病的发生。

第二节　牙龈病

一、疾病概述

【概念与特点】

牙龈是口腔黏膜的一部分，它覆盖于牙槽骨表面和牙齿的颈部。牙龈分为边缘龈（游离龈）、龈乳头（牙间乳头）和附着龈三个部分。牙齿周围组织即牙周组织，包括牙龈、牙周膜和牙槽骨。牙龈炎是局限于牙龈，不侵犯深层牙周组织且以炎症为主的一种疾病。

【临床特点】

牙龈的炎症其特点为牙龈肿胀，发红，正常外形改变，渗出和出血、肿胀和食物的嵌压可使牙龈和牙齿间的龈沟加深遂使龈袋形成。

【辅助检查】

X线片检查未见牙槽骨吸收。

【治疗原则】

1. 去除局部刺激 通过洁治术彻底清除附着在牙体表面的菌斑、牙石；去除不良修复体等局部刺激因素。

2. 局部药物治疗 牙龈病症较重者配合药物含漱、龈袋冲洗、牙龈涂药等治疗。常用药物有3%过氧化氢溶液、0.2%氯己定溶液、碘制剂等。

3. 全身治疗 必要时口服抗生素及维生素；积极治疗全身性疾病。

4. 手术治疗 对于炎症消退后牙龈形态仍不能恢复正常的病人，可施行牙龈成形术。

二、主要护理问题

（1）口腔黏膜改变 与牙龈组织炎症造成牙龈充血水肿、色泽改变有关。

（2）自我形象紊乱 与口腔异味影响正常社交活动有关。

（3）知识缺乏 缺乏口腔卫生保健知识，对牙龈病、牙周病的预防、早期治疗的重要性及危害认识不足。

三、护理措施

1. 局部药物治疗的护理 有假性牙周袋形成者应行龈沟冲洗术，协助医师用3%过氧化氢溶液与0.9%氯化钠溶液交替冲洗龈沟，冲洗完毕局部涂碘甘油或碘酚。指导病人用0.12%～0.2%氯己定溶液或1%过氧化氢溶液漱口。冲洗龈沟时注意避免灼伤附近黏膜组织。

2. 口内有不良修复体者的护理 协助医师取下不良修复体，并去除食物嵌塞。

3. 龈上洁治术的护理 龈上、洁治术是用龈上洁治器械去除龈上牙石和菌斑及色渍并磨光牙面，延迟牙石和菌斑再沉积，以防治牙周病。有手用器械洁治术和超声波、洁牙机洁治术2种。

（1）适应证 牙龈病、牙周炎、预防性治疗、口腔其他治疗前的准备。

（2）禁忌证 有心脏起搏器的病人，患肝炎、肺结核等传染性疾病病人。

（3）术前准备　①病人准备：核对病人病历及病人姓名。安排病人就座在治疗椅上，系好胸巾，准备漱口水，嘱病人漱口。调整椅位及光源，为病人戴好防护镜，询问病人病史及药物过敏史。空腹而需要局部麻醉者，应让其进食一些甜流质食物后再做治疗，因低血糖状态下局部麻醉等刺激容易诱发晕厥。向病人说明手术的目的及操作方法，以取得病人的配合。必要时查出凝血时间、血常规等。如有血液疾病，如血小板减少性紫癜等疾病，或局部急性炎症，均不宜进行手术。②器械准备：一次性检查盘、超声波洁牙机及工作尖1套、龈下刮治器1套、低速弯手机头1个、抛光杯（或矽粒子）、口杯、吸唾管、孔巾。③药物准备：抛光膏、3%过氧化氢冲洗液、收敛剂如碘甘油等，遵医嘱备好局部麻醉药（如复方阿替卡因注射液或2%利多卡因）。

（4）术中护理　①保持术野清晰：手持吸唾器置于洁牙区1~2cm处，避免碰到病人的舌咽部、软腭，以免引起病人恶心；另一手持口镜，协助医师牵拉口角及遮挡舌头，及时吸净口内液体及超声喷雾，以保持术野清晰，方便以上操作，随时擦干病人口周皮肤，避免液体流向病人颈部。②抛光：洁治完毕，备好抛光膏，低速手机装上抛光杯（或矽粒子），蘸好抛光膏，递给医师抛光牙面。③清洁口腔：医师持三用枪冲洗口腔，护士持吸唾器及时吸干液体。④局部用药：遵医嘱递牙周冲洗消毒液（3%过氧化氢溶液）进行龈袋或牙周袋冲洗，冲洗完毕嘱病人漱口，协助医师夹棉球将牙龈黏膜表面水分擦干或用三用枪吹干，递局部消炎药碘甘油，协助医师上药，嘱病人上药30分钟内勿漱口、饮水和进食，以保证药物疗效。

（5）术后护理　①清洁病人面部污垢、血迹，递纸巾、镜子，让病人整理容貌。②弃去一次性物品，如胸巾、吸唾管、漱口杯、检查盘、牙椅套及避污薄膜，并按要求进行分类处理。③选用不伤皮革、无刺激性、无颜色的化学消毒剂进行牙椅表面消毒。④清洗痰盂，保持痰盂清洁、无味。

4. 心理护理　对于牙龈红肿、口臭等的病人，应鼓励他们说出自己的顾虑。向病人解释治疗的目的及步骤，消除其紧张、恐惧心理，以取得病人的配合。告知病人经过积极治疗，口臭等症状会很快消失，增强其信心。

5. 病情观察　洁治过程中，护士需随时观察病人一般情况，如面色、表情、张口情况、是否疼痛等，如果病人过于疲劳，应休息片刻后再继续治疗。

6. 健康指导

（1）增强病人的防病意识　让病人了解牙龈病如不及时治疗，发展到牙周炎将会对口腔健康带来很大危害。

（2）指导病人正确刷牙方法　①选择牙刷：应选择刷头小，顶端呈圆形，刷毛为优质尼龙丝、细而有弹性的牙刷。牙刷至少 3 个月换 1 次。②刷牙时间：一般主张每天早晚各刷 1 次，也可在午饭后增加 1 次，一次刷 3 个面，持续 3 分钟。正确的刷牙是保持牙齿及牙龈健康的第一步。③刷牙齿表面：刷牙表面时使刷毛与牙齿表面呈 45°斜放，轻压在牙齿与牙龈交界处，刷上牙时牙刷由上往下刷，刷下牙时由下往上刷。④刷牙齿𬌗面：牙刷放在牙齿𬌗面平行来回刷。⑤刷牙齿内侧：刷上牙内侧时牙刷由上往下刷，刷上前牙时将牙刷竖立由上往下刷。刷下牙内侧时由下往上刷，刷下前牙时将牙刷竖立由下往上刷。⑥最后将舌头也刷一刷，这可以让呼吸保持清新。

（3）指导病人正确使用牙线　牙线可去除牙间隙的食物残渣和软垢，主要有支架式和无支架式 2 种牙线。这里介绍无支架牙线的使用方法。取一段 15～20cm 长的牙线，将其两端分别绕在左右手的示指上，一手在口内，一手在口外，绷紧牙线轻轻从𬌗面通过两牙之间的接触点，如接触点过紧，可做颊舌向的拉锯式动作，即可通过。牙线紧贴一侧牙面的颈部，呈 C 形包绕牙面，进入龈下，做上下移动，每个邻面重复 3～4 次，使用时力量应均匀，不可太大，以免损伤牙周组织。最后用清水漱口，以漱净被"刮下"的菌斑。

（4）饮食指导　指导病人加强营养，增加维生素 A、维生素 C 的摄入。

第三节　牙周炎

一、疾病概述

【概念与特点】

牙周炎是由牙菌斑中的微生物所引起的牙周支持组织（牙周膜、牙槽骨及牙龈）以及牙骨质的慢性破坏性疾病。

【临床特点】

牙周炎的临床特征是牙龈的炎症、有牙周袋形成、附着丧失、牙槽骨吸收，最后导致牙松动。病变早期就可出现牙齿的松动、移位，特别是上颌切牙和第一磨牙更为明显，严重时上颌前牙呈扇形展开。形成深而窄的牙周袋，但牙龈炎症往往不明显，口腔卫生情况一般较好。当病情继续发展，菌斑和牙石增多，牙龈炎症明显时，所出现的症状同单纯性牙周炎。

【辅助检查】

可行冷热试验、电活动测试，看有无反应。经 X 线检查，牙槽骨吸收。早期牙周炎，牙槽骨吸收少；到了晚期牙周炎，牙槽骨吸收多。

【治疗原则】

牙周炎的治疗需循序渐进的采取综合治疗的方法。病情得到控制后，需要病人坚持定期复查，才能保持长期稳定的疗效。

1. 局部治疗

（1）通过洁治术，清除菌斑及牙石，消除造成菌斑滞留的因素。

（2）根面的药物处理。

（3）必要时进行牙周手术和采取松牙固定术。

（4）尽早拔除不能保留的患牙等治疗。

2. 全身治疗

（1）病变严重的慢性牙周炎可口服甲硝唑、乙酰螺旋霉素等抗生素治疗。

（2）患有慢性系统性疾病的病人，如患有贫血、消化系统疾病、糖尿病等的病人，在治疗牙周炎的同时治疗和控制全身疾病等。

二、主要护理问题

（1）口腔黏膜改变　与牙龈组织炎症造成牙龈充血、水肿、色泽改变有关。

（2）自我形象紊乱　与牙齿缺失影响面容、口臭而影响正常社交有关。

（3）知识缺乏　缺乏口腔卫生保健知识和对牙周炎危害性认识不足。

（4）疼痛　与牙周脓肿有关。

三、护理措施

1. 心理护理　由于牙周组织破坏严重，牙齿松动、脱落，影响咀嚼功能和面容，而使病人十分自卑、苦恼。要耐心向病人介绍牙周炎的防治知识，解释牙周炎治疗方法、操作过程及预后，举出同类疾病治疗疗效好的病例，以消除病人的心理压力，使病人以良好的心态配合治疗。

2. 去除局部刺激因素　常用龈上洁治术和龈下刮治术去除牙石，减缓牙周袋的形成。

（1）术前护理　①嘱病人含漱0.12%氯己定1分钟，以清洁口腔软组织，减少洁牙时喷雾的细菌数量从而减少诊室空气污染。②用物准备：口腔常规器械、超声波洁牙机、刮治器械、低速手机弯机头、抛光用物。根据需要遵医嘱准备局部麻醉药物。

（2）术中护理　①协助医师牵拉病人口角及遮挡舌头，及时吸干净病人口内液体，保持术野清晰。②密切观察病人情况，如病人出现疲劳、紧张状况，可以告知医师，待病人休息片刻后再继续治疗。③洁治术完成后，递抛光用物供医师抛光牙面。④医师反复冲洗病人口腔，护士及时吸干液体。⑤遵医嘱准备合适的牙周冲洗消毒液进行牙周袋或龈袋冲洗。冲洗完成后，干燥牙龈黏膜表面，涂局部消炎药。嘱病人30分钟内不要漱口、进食，以保证药物疗效。

3. 消除牙周袋　行牙周手术清除牙周袋。常用的手术方法有牙龈切除术和龈翻片术。

（1）术前护理　①病人准备：做好各项血液常规检查。术前1周完成洁治术、刮治术等牙周基础治疗。病人无口腔溃疡，女病人处于非生理期。②环境准备：相对独立的治疗间，术前做好空气消毒。③用物准备：灭菌手术衣、手套、口罩、帽子、手术器械包、局部麻醉药物、生理盐水、0.12%氯己定、牙周塞治剂。遵医嘱备人工骨、组织再生膜。④待病人用0.12%氯己定含漱1分钟后，协助病人舒适仰卧，铺无菌治疗孔巾，注意充分暴露手术视野。⑤协助医师进行术区消毒、局部麻醉。

（2）术中护理　①切口：递手术刀给医师进行切开，牵拉口角，暴露术野，及时用强吸管吸除术区血液，保持术野清晰。吸引器必须保持通畅，并应及时用蒸馏水抽吸冲洗管道，防止血凝块堵塞管腔。②翻瓣：递骨膜分离器进行龈瓣的翻开，暴露病变区。③刮治和根面平整：递刮治器刮除暴露根面和病变处的肉芽组织，刮净牙根表面的牙石。④手术部位冲洗：递0.12%

氯己定与生理盐水给医师进行交替冲洗，及时清除术中刮除的结石及炎性组织。⑤协助压迫止血：用蘸有生理盐水的湿纱布以适当的力量压迫创面而不要用力擦创面，以免损伤软组织。⑥协助龈瓣复位：用湿纱布压迫已正确复位的龈瓣，使之与根面贴合。⑦协助缝合：递针线给医师，并借助持针器协助医师过针、剪线、止血，以提高缝合速度，避免发生脱针。完毕后彻底检查口腔内是否有残留的线头、小敷料、缝针等，及时清除残留物，并协助医师在创口处敷牙周塞治剂。

（3）术后护理　①观察病人面色、脉搏情况，确认无不适后方能让病人离开。②告知病人术后 24 小时内勿进食过烫食物，避免用术区咀嚼，必要时可以服用止痛药。③保持口腔卫生，但是术区不能刷牙，应遵医嘱含漱消毒液以防止伤口感染。④术后 1 周复诊。如果出现血流不止、牙周塞治剂脱落等情况时应及时就诊。

4. 用药护理　遵医嘱用药，指导病人局部应用药物，如 0.12% ~ 0.2% 氯己定溶液、1% 过氧化氢溶液、消毒收敛药物碘甘油等；服用螺旋霉素、甲硝唑、糠甾醇等药物及补充维生素 A、维生素 C 等。

5. 健康指导

（1）术前健康指导　①护士应根据医师的治疗计划向病人介绍其所患疾病的治疗意义、步骤、疗程、预后、合并症、治疗费用等情况，还应注意及时纠正病人的不合理要求。②指导病人在治疗过程中不要用口呼吸，以避免误吞冲洗液、治疗过程中产生的碎屑及细小器械。指导病人治疗过程中如有不适则举左手示意，不能随意讲话及转动身体，以防造成口腔软组织损伤。

（2）术后健康指导　①保持良好的口腔卫生习惯。每天早晚各一次彻底刷牙，必要时可于每次饭后刷牙，每次至少 3 分钟。不能口含食物睡觉。进行牙周系统治疗的病人于第一次龈上洁治术后换用新牙刷，以减少口腔与病原微生物接触的机会。②牙周治疗后有些病人会出现牙齿过敏的症状，应向病人解释原因，嘱其少食刺激性食物。治疗期间个别部位如有牙龈出血，刷牙时不可避让，否则会造成恶性循环。抗生素及营养类药物只能作为辅助治疗手段，不可代替牙周基础治疗。

第四节 牙本质过敏症

一、疾病概述

【概念与特点】

牙本质过敏症又称牙齿感觉过敏症或过敏性牙本质。它并不是一种独立的疾病，而是多种牙体疾病共有的症状。任何原因导致的牙本质暴露，都可能会引起牙齿在受到外界的温度（如冷、热）、化学物质（酸、甜）以及机械作用（摩擦或咬硬物）等刺激时，产生一过性的酸痛症状，这就叫牙本质过敏。发病年龄在 40 岁左右。

【临床特点】

主要表现为刺激痛，当遇到冷热、酸甜、机械等刺激时均引起酸痛，尤其对机械刺激最敏感，刺激去除疼痛立刻消失。多发生在牙齿粭面或牙颈部釉质缺损的部位，导致刷牙、漱口或进食受到影响。病人一般能准确定位，指出过敏的牙齿。

【辅助检查】

对敏感点进行机械刺激、温度试验、主观评价。

【治疗原则】

牙本质过敏发病机制的多种假说中，液体动力学说被广泛接受，所以目前的脱敏治疗多是基于这种理论，采用各种方法达到封闭牙本质小管的目的，以减少或避免牙本质内的液体流动。

二、主要护理问题

（1）疼痛 与牙齿感觉过敏或牙髓炎症有关。

（2）知识缺乏 缺乏正确的刷牙方法等相关知识。

三、护理措施

1. 术前准备

（1）物品准备　2%氟化钠溶液、0.76%单氟磷酸钠凝胶、75%氟化钠甘油、15%氯化钙溶液、50%麝香草酚酒精溶液、直流电疗机、树脂类脱敏剂、长棉棒或数个小棉球等。

（2）向病人讲解牙本质敏感的原因、发展趋势及脱敏治疗的局限性。告知病人经脱敏治疗3次或3个疗程后，仍无明显疗效，可酌情考虑局部备洞充填、冠修复或做牙髓治疗。

2. 术中护理　遵医嘱备好蘸有药液的小棉球，再提供棉卷隔湿患牙，左手持三用枪清洗并轻轻吹干牙面，右手及时吸唾，保持术区干燥协助医师进行脱敏治疗。药液涂搽患处要有足够的时间，一般1～2分钟。使用腐蚀性药物时，要注意安全，蘸有药液的小棉球不可过湿，以防药液流溢灼伤牙龈，应严格隔湿，防止药物与口腔软组织接触。

3. 术后指导　嘱病人半小时后再漱口或喝水。

4. 健康指导

（1）指导病人正确地刷牙，避免横刷，选用软毛牙刷及磨料较细的脱敏牙膏，避免咬过硬食物。

（2）夜磨牙症导致的部分牙本质暴露而产生过敏现象的病人，嘱其行脱敏或全冠修复治疗。

（3）轻度牙龈萎缩引起的过敏，应指导病人及时行全口洁治及脱敏治疗。

（4）若对各种刺激均极为敏感的病人，则应嘱其做脱敏治疗或充填修复。

第五节　根尖周围组织病

一、疾病概述

【概念与特点】

根尖周围组织病是指发生在牙根尖周围组织的炎性疾病。根尖周组织包括根尖周牙周膜、牙槽骨和牙骨质等组织。根尖周牙周膜存在于牙骨质和牙槽骨的间隙中，急性炎症使局部组织压力增加，从而刺激牙根尖周神经引起剧烈疼痛。根尖周牙周膜有敏锐的触觉受体，使病人能够明确地指出患牙部位。

【临床特点】

自发性充血性胀痛或跳痛，牙齿伸长感，不敢咬合，病人可以明确指出患牙。炎症发展到一定阶段时，可出现颌面部肿胀、淋巴结肿大以及发热、乏力等全身症状。

【辅助检查】

（1）牙髓温度测试　一般无反应，多根管患牙可能有活髓残留，温度测试可表现迟钝或轻度疼痛。

（2）X线检查　慢性根尖周炎急性发作患牙显示根尖周骨密度减低。

【治疗原则】

根尖周病的治疗目的是缓解疼痛、消除炎症、保存患牙。在根尖周病的治疗过程中，必须注意坚持以下原则，才能保证治疗的有效和成功。①充分引流，可根据具体情况经根管或者脓肿肿胀处切开，但只有炎性渗出得到充分的引流，治疗才能得到肯定的效果。②彻底清创，彻底清除髓腔内会对根尖周造成刺激的一切病原物，包括细菌及其产物，坏死的牙髓组织等。③患牙制动，在根尖周病的治疗过程中，常规将患牙进行调𬌗，以减轻咬合力量，缓解疼痛，阻止炎症扩散。同时有些根尖周炎的患牙就是因为𬌗创伤所导致的，所以一定要重视调𬌗，把它看作治疗过程中重要的一个步骤。④避免再损伤，在整个治疗的过程中，严格按照工作长度操作，避免器械穿出根尖孔损伤根尖周组织，防止将感染物和坏死的牙髓推出根尖孔，尽量防止化学药物渗出根尖孔。⑤无菌操作，这是治疗成功的关键，如果在治疗过程中不慎将体外细菌带入根尖周组织内，可能引起严重后果。

二、主要护理问题

(1) 疼痛　与根尖周炎急性发作、牙槽脓肿未引流或引流不畅有关。

(2) 口腔黏膜改变　与慢性根尖周炎引起的窦道有关。

(3) 体温过高　与根尖周组织急性感染有关。

(4) 焦虑　与疼痛反复发作、咀嚼不适、牙体颜色改变有关。

(5) 知识缺乏　缺乏根尖周病的预防、治疗知识。

三、护理措施

1. 常规护理

(1) 一般护理　嘱病人遵医嘱服用抗生素、镇痛药、维生素等药物，并注意休息及口腔卫生。高热病人多饮水，进食流质及半流质食物。

(2) 心理护理　向病人介绍根管治疗方法、目的及步骤以及治疗过程中可能出现的问题；做好病人的解释工作，消除其对治疗的恐惧心理，使其积极配合治疗，按时复诊，树立治愈疾病的信心。

(3) 开髓引流的护理　开髓引流是控制急性根尖周炎最有效的方法。协助医师在局部麻醉下用高速手机打开髓腔，穿通根尖孔，使根尖渗出物通过根管得以引流，达到止痛，防止炎症扩散的目的。递3%过氧化氢溶液及生理盐水交替冲洗髓腔，吸净冲洗液，吹干髓腔及用消毒纸尖吸干根管，遵医嘱备消毒棉球及棉捻供医师置入髓室内，以免食物堵塞根管。窝洞不封闭，以利引流。

(4) 切开排脓的护理　对急性根尖周炎黏膜下或黏膜上已经形成脓肿者，除根管引流外，需同时切开排脓，才能有效控制炎症。切开脓肿前，按医嘱准备麻醉药物及器械，协助医师对术区进行清洁、消毒、隔湿准备。脓肿切开后冲洗脓腔，然后在切口处放置橡皮引流条，定期更换至伤口无脓。

(5) 控制感染　急性炎症控制后或慢性根尖周炎应做牙髓塑化治疗或根管治疗，以消除感染，防止根尖周组织的再感染，促进根尖周组织的愈合。

2. 根尖外科手术的护理

(1) 术前护理　①使病人仰卧于手术牙椅上，充分暴露手术视野；手术器械台与术区相连，形成一个无菌区，方便手术者操作；根据治疗的需要调节椅位及灯光。②巡回护士打开无菌手术包，洗手护士及医师穿手术衣、戴帽、戴口罩、戴手套。③洗手护士为病人铺无菌手术孔巾。

（2）术中护理　①协助局部麻醉：递安尔碘棉球及局部麻醉药，协助医师扩大手术视野。②术区消毒：0.12%氯己定10ml嘱病人含漱1分钟，协助医师用0.2%氯己定消毒棉球消毒手术区（包括病人口唇周围半径5cm的范围）。③若根尖手术在根管显微镜下进行，须注意显微镜的防护，用一次性显微镜保护套套住显微镜，在目镜、物镜处开口，用后即弃。④切开：传递手术刀，协助医师在根尖部位切开并止血，牵拉病人唇、颊侧黏膜，使术野充分暴露。⑤翻瓣：传递骨膜分离器，协助医师翻瓣，暴露被破坏的根尖区牙槽骨板。⑥去骨（开窗）：传递骨凿或接上球钻的低速手机，协助医师去除部分骨块（开窗），暴露根尖病灶。⑦肉芽肿、囊肿摘除：传递挖匙和（或）刮匙，协助医师完整刮除肉芽肿或囊肿。⑧根尖切除：用裂钻或骨凿切除根尖2～3mm，传递打磨车针，协助医师修整牙根断面，并喷水。⑨根尖倒充填：传递高速手机，协助医师在根尖部备一倒充填洞形，遵医嘱准备根充材料，倒充填后完全封闭根尖。⑩冲洗：刮除及充填完毕后，递无菌生理盐水，协助医师充分冲洗术区，去除残余的肉芽组织和充填材料，并及时吸唾。⑪缝合：传递持针器、缝针、缝线，协助医师进行创口缝合。缝合完毕，遵医嘱调配牙周塞治剂，敷于创口部位，保护创面，促进愈合。⑫控制感染：手术过程严格遵循无菌操作原则，防止感染。

（3）术后护理　①手术结束后，用湿棉球擦净病人口周及面部的血迹。②病人如有不适，可让其平卧于牙椅上，直至症状消失后方可离院。③术后避免牵拉口唇，1周内不可用患侧咬硬物，以使患牙得到休息。饭后用生理盐水或氯己定溶液漱口，保持口腔清洁，预防感染。④术后5～7天复诊、拆线。⑤多食质软、高蛋白质食物，增加机体抵抗力，促进创口愈合。⑥嘱病人定期复查：术后6个月、1年分别复诊拍X线平片，观察根尖周组织的愈合情况。

3. 病情观察

（1）观察病人根管治疗后疼痛的变化；脓肿切开后症状是否缓解，体温是否恢复；正常牙髓塑化治疗术后是否疼痛等。

（2）手术过程中，随时观察病人的反应，如呼吸、脉搏、面色及其他情况，以防发生并发症。

4. 健康指导

（1）指导病人采取正确的刷牙方法及其他保持口腔卫生的措施，并定期复查，巩固疗效。

（2）向病人宣传根尖周病的发病原因及危害，提高病人对本病的预防意识。

第六节　复发性阿弗他溃疡

一、疾病概述

【概念与特点】

复发性阿弗他溃疡（RAu）又称复发性口疮、复发性口腔溃疡、复发性阿弗他口炎，是最常见的口腔黏膜病，发病率高，约为20%，居口腔黏膜病的首位。复发性阿弗他溃疡具有周期性、反复发作的特性，又有自限性，一般7~10天可自愈。因在发病时具有明显的灼痛感，故用希腊文"阿弗他"称之。

本病的病因目前尚不清楚，多数人认为与病毒感染、胃肠功能紊乱、免疫功能低下、遗传、环境等因素有关，如感冒、消化不良、便秘、肠道寄生虫、睡眠不足、疲劳、精神刺激等。女性月经期或围绝经期也常伴发此病。近年来，也有学者认为本病是一种自身免疫性疾病。

【临床特点】

本病任何年龄均可发生，以青壮年多见，女性多见。口腔黏膜任何部位均可发生，但好发于唇、颊、舌缘、舌腹、前庭沟等角化较差的部位，而牙龈、硬腭则少见。初期口腔黏膜充血不适，出现粟粒大小的红点，很快破溃成圆形或椭圆形溃疡，周围有红晕，边缘微凸，中心凹陷，表面覆以灰黄色的假膜。病人有自发性剧烈烧灼痛，遇刺激疼痛加剧，影响病人说话与进食。根据溃疡大小、深浅及数目不同可分为轻型、重型和疱疹型阿弗他溃疡。

【辅助检查】

免疫学检查、免疫组织化学检查可协助疾病的诊断。

【治疗原则】

寻找诱因，去除可能的致病因素，增强体质，减轻局部症状，促进溃疡愈合，尽量延长间歇期，缩短发作期。

二、主要护理问题

(1) 急性疼痛　与口腔黏膜病损、食物刺激有关。

(2) 口腔黏膜改变　与口腔黏膜充血、水肿、溃疡形成有关。

(3) 焦虑　与溃疡反复发作、难以根治有关。

(4) 知识缺乏　缺乏本病的防治知识。

三、护理措施

1. 局部治疗的护理

(1) 消炎　口腔溃疡药膜（由抗生素、激素、止痛药等组成）贴敷，每日 2~3 次；1%~2% 甲紫溶液或 2.5% 金霉素甘油糊剂涂布，每日 4~5 次；西地碘片或溶菌酶片，每日 3 次，每次 1 片，含服。

(2) 止痛　常用 0.5% 盐酸达克罗宁溶液或 1% 丁卡因溶液在疼痛难忍和进食前用棉签涂布溃疡面。

(3) 烧灼　单个溃疡用 10% 硝酸银或 50% 三氯乙酸等烧灼，烧灼时护理人员协助隔离唾液、压舌，切勿伤及周围正常组织。

(4) 封闭　局部封闭即黏膜下封闭注射，每个注射点 5~10mg，病损部位下局部浸润，每周 1~2 次，有止痛、促进愈合作用。①向病人交代注射部位及注意事项，以消除病人恐惧心理。②遵医嘱抽吸好药液（一处，曲安奈德和 2% 利多卡因各 1ml；如两处，曲安奈德和 2% 利多卡因各 2ml），放入一次性检查盘中。③医师用 0.12% 氯己定棉球消毒口腔黏膜，护士协助吸唾。④递无菌手套，协助医师局部封闭注射，注射后递 0.2% 氯己定棉球压迫止血数分钟。整理用物。⑤术后告知病人注射后休息 20 分钟，无不适方可离开。

（5）理疗　利用激光、微波等治疗仪治疗，可减少渗出，促进愈合。

2. 全身治疗的护理

（1）全身遵医嘱使用抗生素及抗病毒的药物。

（2）适当补充维生素 C 和复合维生素 B。

（3）对于严重病人，可使用糖皮质激素。

（4）对免疫功能减退者，可选用转移因子。

3. 心理护理　耐心解释，让病人了解本病具有自限性、不传染、周期性、可自然愈合不留瘢痕的特征，以减轻病人焦虑情绪和心理负担，使其积极配合治疗。

4. 生活护理　协助家属对病人进行日常生活的护理。让病人充分休息，给予易消化、高能量的全流质或半流质温凉饮食，禁止进食刺激性食物。

5. 病情观察　密切观察溃疡面的愈合情况及有无感染。

6. 健康指导

（1）保持良好的精神状态和生活习惯。避免和减少焦虑、抑郁、睡眠不良、过度劳累、情绪波动较大、吸烟、饮酒、喜食刺激性食物等不良状态和习惯，以降低溃疡复发率。

（2）去除口腔局部刺激因素，保持良好的口腔卫生。

（3）建议均衡饮食，注意营养补充，增强口腔黏膜的抵抗力和免疫力。

（4）向病人介绍口腔保健及相关疾病知识，使其配合医师积极治疗全身系统性疾病，定期检查或复诊。

第七节　创伤性溃疡

一、疾病概述

【概念与特点】

创伤性溃疡是由物理性和化学性刺激因素引起的口腔黏膜溃疡。物理性刺激因素如咬唇、咬颊等不良习惯，残根、残冠及锐利边缘嵴、牙尖、不良修复体等对口腔黏膜的刺激。化学性刺激因素如误服强酸、强碱等化合物，或因口腔治疗操作不当，使腐蚀性药物外溢，外溢的腐蚀性药物均可成为化学性刺激因素引起口腔溃疡。

【临床特点】

由不同刺激因素引起的溃疡临床表现不尽相同。

（1）残根、残冠或不良修复体等长期刺激黏膜，可在刺激物附近或与刺激物接触的部位，形成外形与刺激物相契合的压疮性溃疡。不良习惯引起相应部位的溃疡。

（2）多为慢性溃疡。深大，周围有炎性增生反应，黏膜水肿发白。

（3）多数无溃疡复发史。

（4）若去除刺激因素，则能很快愈合或明显好转。

【辅助检查】

长期不愈合者应做活检明确诊断。

【治疗原则】

（1）尽快去除刺激因素，包括拔除残根、残冠、磨改过锐牙尖，修改不良修复体，纠正咬唇、咬颊等不良习惯。

（2）预防感染，促进溃疡愈合。如局部涂敷复方皮质散、养阴生肌散等消炎防腐药物或用含漱液含漱，以防继发感染。

（3）对已去除刺激因素、治疗2周仍不愈合的深大溃疡，应做活检，以排除癌变的可能。

二、主要护理问题

（1）疼痛　与发病机制有关。
（2）口腔黏膜异常　与黏膜的病理改变有关。
（3）潜在并发症　感染。
（4）知识缺乏　缺乏疾病及自我护理知识。

三、护理措施

1. 常规护理

（1）协助医师去除刺激因素，如拔除残根、残冠、磨改过锐边缘嵴，修改不良修复体等。

（2）向病人介绍本病相关知识，纠正病人咬唇、咬颊等不良习惯。

（3）嘱病人遵医嘱用药，教会病人使用含漱剂、散剂等局部治疗的方法，并说明注意事项。

2. 健康指导

（1）避免不良理化因素的刺激，养成良好进食习惯。

（2）定期检查口腔牙颌状况，避免口腔治疗中的操作失误。

（3）正确使用药物。

第八节　口腔单纯性疱疹

一、疾病概述

【概念与特点】

单纯疱疹病毒（HSV）对人体的感染甚为常见。一般认为，人类是单纯疱疹病毒的天然宿主：口腔、皮肤、眼、会阴、神经系统等是易受侵犯的部位。口腔单纯疱疹病毒感染的病人及带病毒者为传染源，主要通过因飞沫、唾液及疱疹液接触而致，胎儿还可经产道感染。

【临床特点】

（1）原发疱疹性口炎　①多见于6岁以下儿童，尤其是6个月~2岁婴幼儿，多为初发。②口内任何部位黏膜均可产生，以牙龈、上腭等角化黏膜好发。③有明显前驱症状，潜伏期4~7日，如发热、头痛、疲乏不适、拒食、烦躁不安等。④病损特征为在片状充血黏膜表面出现丛集成簇的帽针头至米粒大小的透明小水疱，疱薄易破，破后融合成较大表浅糜烂或溃疡面，表面覆有假膜，疼痛明显。⑤患儿全口牙龈充血红肿，呈紫红色，轻触时易出血。⑥病程有自限性，7~14日痊愈。

（2）复发性疱疹性口炎　①此型在成人及儿童均可发生，成人多为复发，好发于口角、唇红缘等皮肤和黏膜交界处及鼻周。②典型损害为充血发红的皮肤黏膜上出现直径2~3mm成簇小水疱，疱壁薄、清亮、成簇分布，破溃后成褐色结痂或血性病，若伴有感染则为灰黄色脓疱，愈后局部可遗留暂时性色素沉着。③损害范围局限，可有灼痛感及瘙痒感，全身症状轻微。④本病有自限性，病程 7～14 天，愈后无瘢痕。⑤遇诱因可复发。

【辅助检查】

疱疹基底涂片或培养；见气球样变的细胞及多核巨细胞，多核巨细胞核内有包涵体等。

【治疗原则】

治疗原则为缩短病程，防止继发感染和并发症，减少复发。本病有自限性，1～2 周可自愈。

二、主要护理问题

（1）急性疼痛　与疱疹破溃形成溃疡有关。

（2）口腔黏膜改变　与黏膜充血、水肿、溃烂有关。

（3）体温过高　与病毒感染有关。

三、护理措施

1. 常规护理

（1）对病人及其家属进行心理安慰，介绍口腔单纯性疱疹的病因、治疗方案及疗效、预后、注意事项。消除病人的紧张情绪，使其积极配合治疗，以缩短疗程，促进组织愈合。

（2）熟悉抗病毒药物和免疫调节药物的作用、剂型、剂量及用法，并将药物使用的时间和方法向病人说明；嘱病人按医嘱用药，切勿滥用药物，禁用糖皮质激素。

（3）对症护理，如婴儿高热可采取冰敷等物理降温措施或遵医嘱用水杨酸类药物；疼痛剧烈者可用利多卡因局部涂搽或口服镇痛药。

（4）让病人充分休息，给予高热量易消化的食物，补充维生素，进食困难者静脉输液，以保证水及电解质平衡。

（5）保持口腔卫生，餐后清洁口腔，可用 0.1%～0.2% 氯己定溶液或复方硼酸溶液漱口；唇及唇周病损区也可用 0.1%～0.2% 氯己定溶液湿敷后局部涂搽阿昔洛韦软膏。

2. 健康指导

（1）因单纯疱疹病毒可经口－呼吸道传播，也可通过皮肤、黏膜、角膜等疱疹病灶处直接接触传染，因此，应告知病人家属注意避免患儿与其他儿童接触。

（2）告知病人要保持口腔卫生，防止继发感染发生。

（3）告知患儿及家属，该病为病毒感染所致，易复发，要按医嘱正确用药，以减轻疼痛，促使口腔黏膜早日恢复正常。

第九节　口腔念珠菌病

一、疾病概述

【概念与特点】

口腔念珠菌病是真菌－念珠菌属感染引起的口腔黏膜疾病。近年来，由于抗生素和免疫抑制剂在临床上的广泛应用，发生菌群失调或免疫力下降，而使内脏、皮肤、黏膜被真菌感染者日益增多，口腔黏膜念珠菌病的发病率也相应增高。

【临床特点】

（1）急性假膜型念珠菌病　多发于婴幼儿和新生儿，其主要症状为唇、舌、颊、腭黏膜外假膜较难擦除，如果用力强行擦除可见表面糜烂、充血。

（2）急性萎缩型念珠菌病　多发于45～55岁的人群，其主要症状为弥散性红斑及舌黏膜萎缩。

（3）慢性萎缩型念珠菌病　多发于55岁以上的人群，主要症状为义齿的承托区黏膜有大面积的充血，颜色发红，呈散状红斑。

（4）慢性增殖型念珠菌病　发病年龄多为45～55岁，主要症状为颊或口角内侧的黏膜上出现白色斑块，病情严重时白斑的黏膜表面会出现增生颗粒，导致黏膜丧失弹性。

【辅助检查】

（1）病损处或义齿组织面10% KOH 直接涂片镜检，若发现菌丝表明有念珠菌感染；或进行病原菌培养，临床常采用唾液培养方法，以确定病原菌种类及感染程度。

（2）慢性增殖型念珠菌病应通过组织病理学活检确诊，病理检查时应做 HE 与 PAS 两种染色来判定有无菌丝侵入上皮及上皮细胞有无不典型增生等情况。

（3）测定血清或唾液中抗念珠菌抗体滴定作为辅助诊断，1∶16 以上有诊断价值。

（4）简易诊检系统如 API 酵母鉴定系统可自行分析样品，24 小时可得结果。但目前仅限于科研领域，尚未在临床作为常规诊断方法使用。

【治疗原则】

口腔念珠菌病的治疗原则：①选择合适的抗真菌药物抑制真菌；②停用或少用抗生素、糖皮质激素，给口腔菌群平衡创造条件；③保持不利于真菌生长的口腔环境，例如唾液的碱性化等。通常采用全身和局部相结合的治疗措施。

二、主要护理问题

（1）疼痛　与口腔黏膜破损形成溃疡、食物刺激有关。

（2）吞咽障碍　与口腔黏膜病损不适有关。

（3）口腔黏膜改变　与真菌引起口腔黏膜充血、白色斑块形成或浅表糜烂溢血有关。

（4）知识缺乏　病人及家属缺乏对口腔念珠菌病的防治、保健知识。

三、护理措施

1. 常规护理

（1）告知患儿家属要重视哺乳乳头及其他哺乳用具的卫生，如哺乳前后洗手、用 2%~4% 碳酸氢钠溶液洗净乳头，哺乳用具应清洗消毒。

（2）哺乳完后用 2%~4% 碳酸氢钠溶液擦拭或洗涤婴儿口腔，其他病人饭后用 2%~4% 碳酸氢钠溶液漱口。

（3）局部破损可涂搽 0.5% 甲紫溶液或制霉菌素液、咪康唑散剂，每日 3~4 次。

（4）重症病人遵医嘱给予抗真菌药物，临床上常用制霉菌素，也可使用酮康唑口服。

（5）长期服用激素及广谱抗生素者，按医嘱调整用药；体弱或有免疫缺陷者，按医嘱辅以增强免疫力的药物，并说明药物用法。

（6）嘱病人及其家属在病变变小的时候，仍需继续用药数日，以防复发。

2. 健康指导

（1）介绍口腔念珠菌病的发病原因及预防知识。

（2）哺乳期间注意妇幼卫生，哺乳用具及哺乳乳头应经常清洁消毒并保持干燥。

（3）儿童在冬季应防止口唇干燥，以免发生皲裂。

（4）长期使用抗生素与免疫抑制剂者应警惕白色念珠菌感染，必要时考虑停用抗生素与免疫抑制剂。

第十节　口腔扁平苔藓

一、疾病概述

【概念与特点】

扁平苔藓（LP）是一种伴有慢性浅表性炎症的皮肤－黏膜角化异常性疾病，皮肤及黏膜可单独或同时发病。口腔病损称口腔扁平苔藓（OLP），是口腔黏膜病中最常见的疾病之一，其患病率约为 0.51%。该病好发于中年人，女性多于男性。病因不明，与精神因素、内分泌因素、免疫因素、感染因素等有关。

【临床特点】

口腔扁平苔藓典型的临床表现为珠光白色条纹，互相交织成网状或环状，可见白色突起的小丘疹，周围发红，表面光滑，损坏区并不改变黏膜的柔软性及弹性，除糜烂型有疼痛外，其他型均无自觉症状。

【辅助检查】

可行黏膜活检，有助于诊断。

【治疗原则】

(1) 消除局部刺激因素，如烟、酒、辛辣食物、牙石、尖锐牙体、龋洞、不良修复体及银汞合金充填材料等。若怀疑损害的发生与病人长期服用某种药物有关，可建议病人换用其他药物。

(2) 糜烂性损害局限或症状较轻病人，无须治疗，可定期观察，嘱其保持口腔卫生；若损害局限但有症状者，可抗角化治疗；糜烂性损害较严重者可用皮质激素局部封闭；损害较广泛、症状明显的病人，可全身应用小剂量皮质激素及免疫调节药物。

(3) 注意控制继发感染，特别是真菌感染。

(4) 加强病人的心理疏导，缓解其精神压力，必要时可建议病人进行心理咨询及治疗。

(5) 定期复诊，防止癌变。病情缓解后，一般每 3~6 个月复查 1 次，如果病情持续稳定，则 1 年复查 1 次；如果病情复发加重，应及时复诊。

二、主要护理问题

(1) 疼痛　与黏膜病损有关。

(2) 口腔黏膜异常　与疾病的病理改变有关。

(3) 潜在并发症　感染。

(4) 知识缺乏　缺乏疾病相关知识及自我护理知识。

(5) 焦虑　与疾病迁延反复及担心恶变有关。

(6) 自我形象紊乱　与病损累及皮肤有关。

三、护理措施

1. 常规护理

(1) 使病人了解疾病的特点，增强其治疗信心。口腔扁平苔藓是一种慢性疾病，需针对性劝慰病人保持良好的心理状态，因为抑郁、悲观等情绪可能会加重病情。

(2) 嘱病人遵医嘱用药。服用可能引起肝肾损害及血细胞减少等不良反应的药物时，应向病人说明用药的必要性及注意事项，比如要注意定期复查血常规和肝肾功能，确保既能使病人配合治疗又能使用药安全。

（3）嘱病人调整生活节奏，保持乐观的情绪和保证充足的睡眠，避免接触刺激性食物。

（4）必要时协助医师对糜烂性扁平苔藓病损进行局部皮质激素封闭治疗，该治疗护理措施包括器械及药品的准备协助医师实施治疗。

2. 超声雾化疗法的护理　超声雾化疗法是通过雾化设备将药物雾化后产生雾滴，直接作用于口腔黏膜而发挥疗效。药物雾滴微粒直径在 5 μm 以下，可以很快被黏膜吸收，使局部药物浓度增高，从而提高治疗效果。该疗法适用于口腔扁平苔藓、盘状红斑狼疮、慢性非特异性唇炎。

（1）物品准备　超声雾化机、雾化导管、面罩、注射器、药物、面巾纸。

（2）治疗过程的护理　①告知病人治疗过程需 20 分钟左右，治疗前让病人练习在治疗中的正确呼吸方法。②根据医嘱备药。③将各种药物加入超声雾化机内。④连接好雾化管道及面罩，备好面巾纸。⑤为病人系好胸巾，调整雾量，定好计时器，嘱病人将面罩贴近面部，但注意尽量不要将水雾吸入气管中。⑥雾化结束后，嘱病人整理面容；整理好超声雾化机，将雾化导管及面罩放入消毒液中消毒 30 分钟后取出，再用清水冲洗待用。

（3）治疗结束的护理　嘱病人整理面容；整理好超声雾化机，将雾化导管及面罩放入消毒液中消毒 30 分钟后取出，用清水冲洗待用。

3. 健康指导

（1）超声雾化疗法在雾化结束后嘱病人休息半小时后无任何不适方可离院。

（2）超声雾化疗法一般需连续雾化 3~6 天。每次治疗结束后应告知病人下次复诊的时间。

第十一节　口腔白斑病

一、疾病概述

【概念与特点】

口腔白斑病（OLK）是指发生口腔黏膜上的白色斑块或斑片，不能以临床和组织病理学的方法诊断为其他任何疾病者。新近的定义为口腔白斑是口腔黏膜上以白色为主的损害，不具有其他任何可定义的损害特征；一部分口腔白斑可转变为癌。

【临床特点】

病人主观症状有粗糙感、木涩感、味觉减退。局部发硬、伴有溃烂是可出现自发痛及刺激痛。

【辅助检查】

组织病理检查可为上皮单纯增生和异常增生。如诱因为口腔念珠菌感染，涂片或培养可见念珠菌菌丝和孢子。

【治疗原则】

（1）口腔白斑目前尚无特效治疗方法。但首先应去除可能的致病因素，如戒烟和去除不良修复体。对于小面积的病损可采用手术切除、激光、冷冻等方法去除。但术后必须定期复查。

（2）目前临床普遍采用保守治疗，主要是使用维生素 A 及其衍生物、维生素 E、维胺酸和维胺酯等药物治疗。中医主要采用活血化瘀法治疗，使用的药物有消斑片等。

（3）对伴白色念珠菌感染的病损可配合抗真菌治疗。

（4）所有白斑病病人，至少每 3~6 个月复查 1 次，并应进行长期的追踪观察。

二、主要护理问题

（1）疼痛　口腔灼痛，与口腔黏膜病损形成溃疡、食物刺激有关。

（2）口腔黏膜改变　与口腔黏膜白斑病变有关。

（3）恐惧　与白斑难以治愈，恐惧癌前病变有关。

（4）知识缺乏　病人及家属缺乏对口腔黏膜白斑的相关知识。

三、护理措施

1. 常规护理

（1）给予易消化、少刺激、营养丰富的饮食，戒除烟酒、嚼槟榔等不良习惯，注意休息。

（2）协助医师去除残根、残冠、不良修复体。

2. 药物治疗的护理 指导病人遵医嘱用药：0.1%～0.3%维A酸软膏局部涂搽，不适用于充血、糜烂的病损。50%蜂胶玉米朊复合药膜或含维生素A、维生素E的口腔消斑膜局部敷贴。局部可用鱼肝油涂搽，也可内服鱼肝油或维生素A每日5万U。局部可用1%维A酸衍生物RAⅡ号（维甲酸）涂搽。

3. 手术治疗的护理 术前向病人解释手术的必要性和手术过程，遵医嘱准备手术所需用物。术中正确传递器械，注意保持术野清晰。术后行常规护理。

4. 心理护理 给予病人积极的心理支持，消除其恐惧、焦虑的情绪，使其正确对待疾病，保持乐观，树立战胜疾病的信心，积极配合治疗。

5. 病情观察 观察病人局部用药或采取其他治疗措施后，病变部位是否变薄、变软，病变面积是否缩小。

6. 健康指导

（1）开展流行病学调查，尽可能早期发现口腔白斑病病人。

（2）令病人了解戒烟、戒酒是预防口腔黏膜白斑病的有效措施。

第十二节　智齿冠周炎

一、疾病概述

【概念与特点】

智齿冠周炎又称下颌第三磨牙冠周炎，是智齿在萌出过程中由于萌出位置不足而致阻生，智齿萌出不到位。当其牙冠周围软组织发生炎症时称为智齿冠周炎。多见于年轻成年人。

【临床特点】

智齿冠周炎最多见于下颌第三磨牙萌出期的青年人。初期局部有不适感，用舌尖或手指触有轻微疼痛。此时若能充分休息和得到有效治疗，则很快痊愈。反之则炎症趋于严重,局部跳痛,向耳颞部放射;吞咽疼痛,口臭明显;全身不适,倦怠,畏寒肢冷,不思饮食。

【辅助检查】

(1) 血常规检查示白细胞计数及中性粒细胞比例增高。

(2) 探针检查可触及未完全萌出或阻生的第三磨牙牙冠。

(3) X 线片检查可帮助了解未萌出或阻生牙的生长方向、位置、牙根的形态及牙周情况;在慢性冠周炎的 X 线片上,有时可发现牙周骨质阴影(病理性骨袋)的存在。

【治疗原则】

1. 症状 第三磨牙冠周炎好发于 18～30 岁的青年人,以急性炎症的形式出现。炎症初期仅感磨牙后区不适,偶有轻微疼痛;炎症加重时,局部有自发性跳痛,或沿耳颞神经分布产生放射性痛,并出现不同程度的张口受限;炎症后期全身症状明显,可出现发热、头痛等症状。急性期应以消炎、镇痛、切开引流、增强全身抵抗力的治疗为主;当炎症转入慢性期后,若不可能萌出的阻生牙应尽早拔除,以防感染再发。

2. 体征 口腔检查可见下颌第三磨牙萌出不全或阻生,牙冠周围软组织红肿、糜烂,有触痛。探针可探及未完全萌出的第三磨牙或阻生牙,并可从龈瓣内挤压出脓性分泌物,重者可形成冠周脓肿,同时患侧颌下淋巴结增大、触痛明显。

二、主要护理问题

(1) 疼痛 与下冠周围炎症导致组织充血、水肿、糜烂有关。

(2) 有颌面部感染的危险 与炎症未及时控制,向周围组织扩散有关。

(3) 语言沟通障碍 与疼痛、张口受限有关。

(4) 焦虑 与病程长、经久不愈、疼痛不适有关。

(5) 潜在并发症 感染扩散与颌面部特殊解剖结构及病人未及时就诊有关。

(6) 知识缺乏 缺乏疾病早期预防和及时治疗的相关知识。

三、护理措施

1. 疼痛护理

（1）用药的护理　在使用药物镇痛治疗时，护士应注意观察药物的不良反应。

（2）布置舒适的环境　为病人提供安静、整洁、舒适、安全的休息环境，并帮助病人学习放松疗法，分散其对病痛的注意力。

2. 预防感染护理

（1）保持口腔清洁　用温盐水或漱口液漱口，以清除口腔内残留的食物残渣及细菌，可每日数次。

（2）抗炎治疗　局部炎症及全身反应较重者，遵医嘱应用抗生素。

（3）局部冲洗　①物品准备：一次性检查盘、5ml 注射器、10ml 注射器、冲洗针头、生理盐水、3% 过氧化氢溶液、碘甘油。②治疗过程及护理：用带有弯钝针头的注射器分别抽吸 3% 过氧化氢溶液和生理盐水，协助医师对冠周炎龈袋进行反复冲洗，直至无脓性分泌物为止。局部擦干，用探针蘸取碘甘油或少量碘酚送入龈袋内，以达到消炎、消肿、止痛的目的，每日 1~3 次。

3. 第三磨牙拔除术的护理

（1）术前护理　①了解病史，询问病人有无药物过敏史，了解病人全身情况，以便了解病人有无拔牙禁忌证及做好术前准备和术后护理。②告知并签署牙拔除术同意书，向病人简要介绍病情、拔牙过程及其必要性，术中的感觉与术后可能出现的情况。同意接受第三磨牙拔除术时，请病人签字。③嘱病人避免空腹拔牙。术前拍摄 X 线牙片，以检查邻牙有无炎症、龋坏及松动。④术区嘱病人取出活动义齿后，用 0.05% 氯己定溶液含漱。口内术区及麻醉穿刺点用 0.1% 碘酊消毒。

（2）术中护理　①护士配合时，应在病人左侧，以及时传递器械、抽吸唾液或血液、保护颞下颌关节。②第三磨牙拔除过程中，护士应严格无菌操作。术中注意灯光的调节。③若采用涡轮机微创拔牙，应协助医师牵拉病人口角，不断喷射生理盐水至钻骨处及钻针头，以降低局部温度，避免因高温而引起牙组织坏死。④若需劈冠，要根据医师放骨凿位置，左手托护病人的下颌角，右手握骨锤，用闪击法，即第一下很轻为预备性提示，第二下用力快而干脆。⑤护士应协助医师不断吸出病人口咽的唾液和血液等液体，以保持术野清晰。

（3）术后护理 ①为病人清洗口周血迹，调整椅位为坐位，让病人休息5分钟再离开牙椅。②检查拔除的牙与用过的器械，如检查针头、缝针、牙挺有无折断，并对器械进行预处理。③观察拔牙区出血状况，嘱病人咬紧无菌小棉纱卷30分钟压迫止血。④第三磨牙拔除后，观察病情30分钟，如无不适方可让病人离开医院。⑤对诊疗区域进行终末消毒。

4. 心理护理 向病人简单介绍本病的发病过程、治疗方法，消除其恐惧、焦虑心理，树立其治愈本病的信心，使其积极配合治疗。

5. 病情观察 术中认真观察病人病情的变化，包括神志、意识、面色、呼吸，重视病人的主诉，如头痛、头晕、胸闷、恶心等。发现异常及时向医师告知。有心血管疾病的病人，应持续心电监护，及时准确监测血压、心率、脉搏等。

6. 健康指导

（1）指导病人遵医嘱按时用药，并注意观察药物不良反应。

（2）指导病人及家属识别可能发生急性发作的征象，如牙龈肿痛，急性发作时应及时就诊。

第十三节　面部疖、痈

一、疾病概述

【概念与特点】

面部皮肤是人体毛囊及皮脂腺、汗腺最丰富的部位之一，是人体暴露部分，接触灰尘、污染物、细菌机会多，可引起毛囊及其附件的急性化脓性炎症。单个毛囊及其附件的化脓性炎症称为疖；相邻多个毛囊及其附件同时发生的急性化脓性炎症称为痈。其病原菌主要为金黄色葡萄球菌。正常毛囊及其附件内常有细菌存在，但只有在局部因素影响下或全身抵抗力下降时，细菌才开始活跃引起炎症。此外，皮肤不洁或剃须等原因引起的损伤均可成为局部诱因，全身衰竭或糖尿病病人也易发生疖、痈。

【临床特点】

1. 疖　好发于青壮年，以男性多见，特别是皮脂腺代谢旺盛者，可反复发作。初起为皮肤上有红、肿、热、痛的小硬结，或锥形隆起，有触痛。2～3 天硬结顶部出现黄白色脓头，周围发红，病人自觉局部瘙痒，有烧灼感及跳痛，一般无明显全身症状。上唇疖，因其位于颌面部的危险三角区，感染可循丰富的淋巴管及血管扩散，可造成颅内感染以及败血症或脓毒血症等并发症。

2. 痈　好发于皮肤较厚的唇部，又称唇痈，上唇多于下唇，男性多于女性。在明显肿胀的唇部与口唇黏膜上出现剧烈疼痛的黄白色脓头，脓头周围组织亦有坏死，经长时间才能溶解、分离，形成多数脓栓脱落后的蜂窝状腔洞。常常各个腔洞之间的皮肤、黏膜或皮下组织也逐渐坏死，致整个痈的病变区中央上皮组织均坏死脱落；感染可向四周和深部发展，可并发颅内及全身感染。

【辅助检查】

血常规检查可见白细胞计数升高，以中性粒细胞比例增高为主，严重者可有中毒颗粒或核左移。亦可取脓血进行直接涂片革兰染色镜检，或将标本接种分离培养后鉴定菌种并做药物敏感试验。

【治疗原则】

（1）疖初起时可用2％碘酊涂搽局部，每天 1 次，并保持局部清洁。

（2）禁忌捏挤、挑刺、热敷，以免感染扩散。

（3）脓头明显局限后，可用小镊子取出脓栓。

（4）唇痈早期宜用高渗盐水或含抗生素的盐水纱布局部持续湿敷，以使炎症局限，促进局部病变软化和穿破。在急性炎症得到控制、局部肿胀局限或已形成明显皮下脓肿而又久不溃破时，可考虑在脓肿表面中心皮肤变薄区域做保守性的切开引流，切忌分离、挤压脓腔。

（5）颜面部疖与痈的病原菌主要是金黄色葡萄球菌，可选用对金黄色葡萄球菌敏感的药物。特别是对于唇痈病人疑有全身化脓性感染等并发症时，可联合应用抗生素。抗菌药物应用剂量宜大，疗程应足够，以防病情反复。

一般应在体温下降、临床表现好转、局部病灶控制 1 ~ 2 周后方可停药。

（6）重症病人应加强全身支持疗法，包括：卧床休息，加强营养，补液或少量输血，补充电解质溶液纠正酸中毒。出现中毒性休克时，应积极采取综合措施，并尽快纠正循环衰竭所出现的低血压，出现颅内高压时应进行正确的脱水治疗。

二、主要护理问题

（1）疼痛　与感染引起局部肿胀有关。

（2）体温升高　与感染导致全身中毒反应有关。

（3）焦虑　因疼痛及颌面美观受影响而感到焦虑和紧张。

（4）潜在并发症　颅内海绵窦静脉炎、败血症、面部蜂窝织炎。

（5）知识缺乏　缺乏对疖、痈的正确处理和面部解剖生理特点的知识。

（6）皮肤完整性受损　与局部化脓性感染、组织破溃有关。

三、护理措施

1. 心理护理　耐心向病人介绍其病情及治疗计划，以缓解病人的紧张情绪，消除其焦虑。

2. 饮食护理　加强营养，给予高蛋白质、富含维生素饮食。

3. 局部护理　保持局部清洁，进食时不要污染伤口，严禁搔抓、挤压、挑刺、热敷等。疖初起局部可用 2% 碘酊涂搽患处，每日 1 次。痈局部用 3% 高渗盐水或 25% ~ 50% 硫酸镁持续湿敷以利于排脓，促进炎症的局部吸收，减轻疼痛。唇痈病人应限制唇部活动，减少说话和咀嚼，同时还应减少局部刺激。

4. 治疗护理　面部疖伴有蜂窝织炎和面痈病人根据药敏试验，给予全身抗菌药物治疗，注意观察、记录病人生命体征变化和药物疗效。

5. 病情观察　注意观察病情变化，做好局部护理，防止并发症的发生，发现异常应及时对症处理。

6. 健康指导

（1）向病人介绍面部解剖生理特点，使其知道面部疖、痈处理不当的严重后果。

（2）指导病人加强自我护理，切忌对疖、痈进行挤压，以防止感染扩散。

第十四节　颌面部间隙感染

一、疾病概述

【概念与特点】

颌面部间隙感染是颜面、颌周及口咽区软组织化脓性炎症的总称。正常的口腔、颜面、颈部深面解剖结构均有致密的筋膜包绕，筋膜之间有数量不等而又彼此连续的疏松结缔组织或脂肪组织填充，形成易发生感染并且感染易扩散的潜在间隙。临床上根据解剖结构和临床感染常出现的部位，将其分为不同名称的间隙，如咬肌间隙、翼下颌间隙、颞下间隙、颞间隙、下颌下间隙、咽旁间隙、颊间隙、舌下间隙、颏下间隙、眶下间隙、尖牙窝间隙等。

【临床特点】

1. 局部炎性反应　化脓性感染的局部表现为红、肿、热、痛和功能障碍。腐败坏死性感染除炎性反应外，还会产生皮下气肿。

2. 全身中毒症状　炎性反应严重者，全身出现高热、寒战、脱水、白细胞计数升高、食欲减退，甚至昏迷、休克等全身不适的中毒症状。

3. 临床常见间隙感染的不同症状表现

（1）眶下间隙感染　局部表现为红肿、疼痛，上下眼睑水肿致睁眼困难，上唇肿胀，鼻唇沟变浅或消失，脓肿形成后可触及波动感。

（2）下颌下间隙感染　局部表现为下颌下三角区红肿、疼痛，皮纹消失、皮肤发亮，下颌下缘可因肿胀而不明显。

（3）咬肌间隙感染　主要的临床特征是以下颌支下颌角为中心的咬肌区红肿、疼痛；由于炎症刺激，咬肌处于痉挛状态，致使张口受限、牙关紧闭。

（4）口底多间隙感染　又称口底蜂窝织炎，口内可见口底肿胀、舌体挤压抬高、舌运动受限，病人出现言语不清、吞咽困难、不能进食。如肿胀向舌根部蔓延，可压迫咽部、会厌而引起呼吸困难甚至窒息，是颌面部最严重而治疗最困难的感染之一。

【辅助检查】

1. 波动试验 波动感是浅部脓肿的重要特征；深部脓肿波动感不明显，但压痛点比较清楚，按压脓肿区的表面皮肤常出现不能很快恢复的凹陷性水肿。

2. 穿刺法 协助确诊深部脓肿有无脓液或脓肿的部位。

3. B超或CT检查 进一步明确脓肿的部位及大小；B超可引导进行深部脓肿的穿刺或局部给药等。

4. 脓液涂片及细菌培养检查 可确定细菌种类；必要时做药物敏感试验，可指导临床合理用药。

5. 实验室检查 一般可见白细胞计数明显升高，但在重度感染或大量使用抗菌药物情况下，白细胞计数可无明显增加，但有中毒颗粒和核左移出现。

【治疗原则】

1. 全身治疗

（1）支持疗法包括吸氧、输液、补充营养与维持电解质平衡等措施。病情严重、抵抗力低下的小儿应考虑输入少量新鲜血。

（2）选用有效的抗菌药物，采用静脉输入，并保证足量。

（3）对病情严重的病人，特别是婴幼儿要留心观察败血症、脓毒血症、中毒性休克、呼吸道梗阻等并发症的早期征兆。

（4）对口底蜂窝织炎病人，尤其是婴幼儿，应做好气管切开的准备，防止呼吸困难、窒息的发生。

2. 局部治疗

（1）炎症早期采用消炎、止痛药物外敷，可使炎症局限。

（2）一旦确定有脓肿形成，即行切开引流术。

（3）切口要选择适当部位，眶下脓肿采取口内切口，下颌下脓肿在下颌缘下2cm做切口，切口方向平行下颌缘。

（4）深部脓肿在切开皮肤后，逐层分离至脓腔，再引导脓液流出，用1%~3%过氧化氢溶液、生理盐水冲洗后，放置引流管。

二、主要护理问题

（1）急性疼痛　与感染引起的局部肿胀、组织受压有关。

（2）体温过高　与感染引起全身反应有关。

（3）潜在并发症　海绵窦血栓性静脉炎、脑脓肿、败血症、感染性休克等。

（4）焦虑　与全身不适及担心预后不佳有关。

（5）吞咽障碍　与炎症局部肿胀有关。

（6）有窒息的危险　与肿胀波及舌根或压迫气管影响呼吸有关。

（7）语言沟通障碍　与疼痛、张口受限有关。

（8）黏膜完整性受损　与局部脓肿破溃，切开引流有关。

三、护理措施

1. 疼痛的护理

（1）用药护理　应用镇痛药，给予抗生素治疗原发病灶，并注意观察和记录用药反应。

（2）提供舒适的环境　为病人提供安静、整洁、舒适、安全的休息环境，并帮助病人学习放松疗法，分散其注意力。

2. 心理护理　护理人员应与病人建立良好的护患关系，鼓励病人树立战胜疾病的信心和勇气，生活上尽量体贴关怀病人，并鼓励其家属、亲友陪伴，以给予病人精神、心理支持。向病人介绍疾病发生的原因、治疗手段，并邀请康复期病人现身说法，使病人得到心理上的激励和配合治疗，从而缓解病人焦虑不安的情绪。

3. 高热的护理　严密观察病人生命体征的变化，给予乙醇擦浴、冰袋冷敷和应用降温药物。鼓励病人多饮水以加快毒素排泄和维持机体电解质平衡。

4. 饮食护理　给予营养丰富易消化的流质或半流质饮食，补充必要的营养、水分和电解质及各种维生素，以满足机体需要。张口受限者可采用吸管以吸吮方式进食，吞咽困难者可放置胃管鼻饲流质饮食。

5. 围手术期护理

（1）术前护理　①向病人解释手术目的。②使脓液、感染坏死物迅速排出，减少毒素吸收。③减轻局部肿胀、疼痛及张力，缓解对呼吸道和咽腔的压迫，避免发生窒息。④可防止感染向邻近间隙蔓延，防止向颅内、纵隔和血液扩散，避免严重并发症。⑤可防止发生边缘性骨髓炎。

（2）术后护理　①切口护理：脓肿切开后，切口放置橡皮条引流或引流管，应密切观察引流是否通畅及脓液的性状、颜色、气味等。给予更换敷料，每日2~3次，用1%~3%的过氧化氢溶液或生理盐水反复冲洗切口。协助病人采取半卧位，以减少切口张力，利于切口引流。②生活护理：指导病人进高热量、高蛋白质的流质或半流质饮食，避免辛辣等刺激性食物。注意休息，治疗期戒烟、戒酒。③用药护理：向病人介绍术后治疗、用药、护理过程中的注意事项，以取得病人的配合。④口腔护理：加强口腔护理是预防口腔感染的有效措施。病情轻者嘱其用温盐水或漱口液漱口；病情重者用3%过氧化氢溶液进行口腔冲洗，每日3次，以保持口腔清洁。

6. 保持呼吸道通畅　呼吸道阻塞是口腔颌面部感染较常见而又危险的并发症，应确保充分给予氧气吸入，密切观察病人呼吸道通畅情况。若炎症侵及口底间隙，病人可出现舌体抬高、咽腔缩小等并发呼吸道阻塞的临床表现，此时应做好抢救准备，在床旁备气管切开包等。昏迷病人可将其舌体牵拉至口外固定，以保证呼吸道通畅。

7. 病情观察　加强病情观察，防止窒息。感染严重时可出现感染性休克或败血症、呼吸道阻塞等并发症，因此，应严密观察病人意识是否清楚，有无烦躁、神志淡漠、嗜睡等；密切监测各项生命体征，尤其注意观察呼吸频率、节律的变化，必要时备好气管切开包，以防窒息的发生。对发热、寒战病人注意评估其有无头痛、呕吐、颈强直等颅内感染征象。当体温超过39℃，应及时给予物理降温，并嘱病人多饮水，并注意其尿量情况。

8. 健康指导

（1）嘱病人治愈出院后，逐渐练习张口、闭口运动，直至功能恢复。

（2）鼓励病人进食高热量、高蛋白质、富含维生素的食物，以保证营养摄入，利于身体恢复。

（3）指导病人正确刷牙、漱口，使病人明白加强口腔护理、预防口腔感染是切断颌面部间隙感染的重要途径。

（4）指导病人遵医嘱按时用药，并注意观察药物不良反应。

（5）指导病人及其家属识别可能发生的急性发作的征象，如面部肿痛，应及时就诊。

（6）指导病人增强身体抵抗力。不宜吸烟、饮酒、喝浓茶、喝咖啡和进食辛辣等刺激性食物。

（7）应保证充足的睡眠，保持良好的心态，避免情绪激动。

第十五节　颌骨骨髓炎

一、疾病概述

【概念与特点】

颌骨骨髓炎是细菌或理化因素对颌骨施加影响而引起的颌骨炎症病变。颌骨骨髓炎除指骨髓的炎症外，还应包括骨膜和骨皮质的炎症。根据病程的长短分为急性颌骨骨髓炎和慢性颌骨骨髓炎。

【临床特点】

颌骨骨髓炎的临床发展过程可分为急性期和慢性期。

（1）急性期　早期有明显的全身症状，如发热、寒战、食欲缺乏、疲倦无力。患牙剧烈疼痛，呈持续跳痛，口腔黏膜及颊部软组织充血；患牙可有明显叩痛及伸长感。

（2）慢性期　病程进展缓慢，全身症状较轻，体温正常或仅有低热；长期消耗导致病人出现消瘦、贫血、营养不良及胃肠消化功能障碍；面颊部或口内瘘管长期流脓，可有死骨排出，有时还可发生张口受限。

【辅助检查】

1. X线检查　X线检查在骨髓炎的急性期常看不到有骨质破坏，进入慢性期颌骨：已有明显破坏后，X线检查才具有诊断价值。颌骨骨髓炎的X线检查可表现为骨质破坏与骨质增生，前者的典型变化是骨小梁排列紊乱与死骨形成，后者主要表现为骨膜反应性增生。

2. 实验室检查　血常规检查一般可见白细胞计数明显升高，但在重度感染或大量使用抗菌药物情况下，白细胞计数可无明显增加，但有中毒颗粒和核左移出现。

3. 细菌培养检查　可确定细菌种类。必要时做细菌药物敏感试验，可指导临床合理用药。

【治疗原则】

1. 急性颌骨骨髓炎

（1）药物治疗　控制感染的发展，给予足量、有效的抗生素，同时给予全身的支持疗法。

（2）手术治疗　目的是引流排脓及去除病灶。

2. 慢性颌骨骨髓炎

（1）手术治疗　手术去除死骨及用刮除方式清除病灶。病变已局限或已有死骨形成，则以手术治疗为主，并辅以药物治疗。术后用抗生素 7～14 天控制感染，以免复发。

（2）控制感染、增强机体抵抗力　根据致病菌的抗菌谱给予敏感性抗菌药物。由于颌骨骨髓炎多为混合细菌感染，故以选用广谱抗生素为宜。如已明确为牙源性感染，应尽早拔除病灶牙以利引流，避免发生更广泛的骨质破坏。如有骨膜下脓肿或颌周间隙感染，应及时切开排脓。

二、主要护理问题

（1）疼痛　与炎症被致密骨板包围，不易向外扩散有关。

（2）体温过高　与炎症引起的全身反应有关。

（3）营养失调，低于机体需要量　与感染造成机体消耗增加及摄入不足有关。

（4）张口受限　与炎症发生使翼内肌、咬肌等受累有关。

（5）口腔黏膜受损　与口腔内或面颊部出现多个瘘管溢脓有关。

（6）焦虑　与病程长、担心预后不佳有关。

三、护理措施

1. 疼痛的护理

（1）药物治疗，应用镇痛剂，遵医嘱使用足量的抗生素控制感染，并注意观察和记录用药反应。

（2）急性炎症初期，用超短波局部照射治疗能缓解局部疼痛，消除肿胀。

（3）为加速伤口愈合，改善局部血运及张口度，病人术后可进行理疗及热敷。

（4）为病人提供舒适安静的环境，保证病人有足够的休息及睡眠时间，并帮助病人学习放松疗法，分散其对病痛的注意力。

2. 做好高热的护理

（1）病人体温在 38.5℃ 以上时，应进行物理降温或化学降温。物理降温主要有冰袋、冰帽、冷湿敷、温水擦浴等方法，应根据病情加以选择。化学降温主要指应用退热药，用药 30 分钟后必须再次测量体温，并将结果记录于体温单上。

（2）病人在退热过程中往往会大量出汗，应及时为病人擦干汗液，更换衣被，但要防止着凉，避免对流风。

（3）高热脱水者应给予静脉补液，以维持、水电解质平衡。

3. 饮食护理

（1）给予营养丰富且易消化的流质或半流质饮食，补充必要的营养、水和电解质及各种维生素，以满足机体的需要。

（2）张口受限者可采用吸管以吸吮方式进食，吞咽困难者可放置胃管鼻饲流质饮食。

（3）全身麻醉清醒 3 小时后，即可用鼻饲进食高热量、富含维生素、高蛋白质温热、流质食物。

4. 围手术期护理

（1）术前护理 ①向病人解释手术目的。②去除感染坏死物，减少毒素吸收。③减轻局部肿胀、疼痛及张力。④防止感染向邻近间隙蔓延，防止向颅内、纵隔和血液扩散，避免严重并发症。

（2）术后护理 ①全身麻醉清醒前去枕平卧位，头偏向一侧；全身麻醉清醒后，取半坐卧位，以利呼吸和引流。②持续低流量吸氧。③指导病人进行高热量、高蛋白质的流质或半流质饮食，避免辛辣等刺激性食物。④注意休息，治疗期戒烟、戒酒。⑤介绍术后治疗、用药、护理过程中的注意事项，以取得病人的配合。⑥病情轻者嘱病人用温盐水或漱口液漱口；病情重者用3%过氧化氢溶液进行口腔冲洗，每日3次，以保持口腔清洁。

5. 心理护理 给予病人充分的同情及理解，并鼓励病人说出心理感受。对焦虑的病人进行心理疏导，可介绍其认识曾患同种疾病的恢复期病人，通过曾患同种疾病恢复病人的现身说法来增强病人的信心，使其积极配合治疗。

6. 病情观察

（1）密切观察病人病情变化和手术切口愈合情况。

（2）严密监测病人意识是否清楚。

（3）持续心电监护，严密监测生命体征。

（4）手术后，观察引流是否通畅及脓液的性状、颜色、气味等。

7. 健康指导

（1）进食后可进行口腔冲洗，如用口腔含漱液或生理盐水边冲洗边吸引，以保持口腔清洁。

（2）戒烟、戒酒，不喝浓茶、咖啡，避免进食辛辣刺激性、坚硬的食物。

（3）指导病人及其家属识别可能发生急性发作的征象，如面部肿痛，如有发生应及时就诊。

（4）出院后遵医嘱按时服药，并注意观察药物不良反应。

第十六节 唇 裂

一、疾病概述

【概念与特点】

唇裂是口腔颌面部最常见的先天性畸形，唇裂可单独发生也可伴有牙槽嵴裂或腭裂。唇裂是胎儿在发育过程中，受到多种因素的影响，使上颌突与球状突未能融合而形成的裂隙。导致唇裂的发生可能与遗传及妇女妊娠期间的营养、感染、损伤、药物、烟酒刺激、内分泌等因素有关。唇裂可造成唇部外形缺陷和表情、语言、吸吮、咀嚼等功能障碍。唇裂通过手术治疗的方法可恢复接近正常的唇外形和功能。

【临床特点】

1. 症状 吸吮及进食有一定困难。

2. 体征 出生时即发现上唇部裂开。

【辅助检查】

1. X 线检查 了解心肺功能有无异常，胸腺有无肥大。

2. 常规检查 实验室检查包括血、尿常规检查，了解患儿的发育情况。

【治疗原则】

（1）采用外科手术，关闭唇部裂隙，恢复接近正常的唇鼻部解剖形态。

（2）遗留鼻部畸形，可行Ⅱ期鼻畸形矫正术。

（3）伴有腭裂者，行唇腭裂序列治疗。

二、主要护理问题

（1）有窒息的危险 与全身麻醉术后体位、呕吐、误吸或喂养方式不当有关。

（2）有伤口感染或裂开的危险 与唇部伤口不清洁，未及时清除鼻涕、血痂或食物残渣等有关。

（3）知识缺乏（患儿父母） 患儿父母对疾病相关知识不了解及缺乏正确的喂养知识。

（4）组织完整性受损 由先天性畸形所致。

（5）有受伤的危险 与患儿搔抓切口、哭闹等有关。

（6）语言沟通障碍 与病人年龄或唇部畸形造成生理缺陷导致说话不清有关。

（7）营养失调，低于机体需要量 与唇部畸形、能正常进食、父母缺乏喂养知识有关。

（8）自我形象紊乱 与唇部畸形造成心理上的缺陷、长期受别人的嘲笑有关。

（9）进食、吞咽困难 与畸形及喂养知识缺乏有关。

三、护理措施

1. 术前护理

（1）心理护理　让患儿父母了解先天性唇裂患儿智力一般均属正常，不必过分忧虑；恰当交代唇裂修复术预后以及术中、术后可能发生的情况，使病人父母对手术有全面、正确的理解。

（2）术前检查　对患儿进行全面身体检查，包括体重、营养状况、心肺功能情况等检查。血红蛋白含量、白细胞计数、出血时间及凝血时间都应在正常范围。如患儿明显发育不良或面部有湿疹、疥疮等皮肤病时，为预防感染，应推迟手术。

（3）饮食指导　婴幼儿应于术前数日停止吸吮母乳或用奶瓶喂养，改用汤匙喂养，以便术后习惯于匙饲流质饮食，应向家长说明手术后若继续以吸吮方式进食将影响创口愈合及引起创口感染、重新裂开等。另外，术前如果不训练用匙饲的方法进食，术后患儿会对突然改变的喂饲方法不适应，发生哭闹也会影响创口的愈合。

（4）预防上呼吸道感染　向患儿父母介绍术前注意事项，指导其注意患儿的保暖，防止患儿因上呼吸道感染而延误手术。

（5）物品准备　唇裂手术器械、唇裂手术敷料、15 号刀片、11 号刀片、3－0 线、1 号线、5－0 可吸收线、4×10（圆针 2 个、角针 2 个）、20ml 注射器、5ml 注射器、双极电凝、吸引器、灯罩、0.5%氯己定棉球、碘仿、油纱布、手套、小剪刀、鼻管、小持针器、1∶200000 止血水（肾上腺素 1mg/ml＋生理盐水 200ml）。

（6）病人准备　①术前 1 天做局部皮肤准备，用肥皂水清洗患儿上下唇及鼻部，并用生理盐水棉球擦洗患儿口腔。成人病人应剪去鼻毛，注意口腔清洁，可用消毒液含漱，应做好个人卫生，如剃胡须等。②成人单侧唇裂以局部麻醉为主，婴幼儿则需全身麻醉，全身麻醉术前 4 小时禁食、禁水，成人需全身麻醉者术前 12 小时禁食、禁水。应根据年龄决定婴幼儿全身麻醉术前禁食、禁水时间。

2. 术中护理

（1）病人取仰卧位，肩部垫小枕。

（2）配合术者铺无菌巾，并递巾钳给术者。

（3）递0.5%氯己定棉球，协助术者消毒病人鼻孔及口腔。

（4）递测量尺，协助术者用亚甲蓝（美蓝）定点画线。

（5）用高压注射器注射止血药，在病人咽部可填一小块纱布条防止血液误吸而引起窒息。

（6）递15号刀片，协助术者切开皮肤，再递11号刀片，协助术者切开唇组织，递止血钳止血，钳带3-0线结扎唇动脉。

（7）递小剪刀，协助术者解剖肌层。

（8）递盐水纱布给术者，擦干术区，暴露术野，使术野清晰。

（9）递5-0可吸收线给术者，缝合唇肌层组织。缝合唇部组织时应由内向外，顺序依次为黏膜、肌肉、皮肤（用6-0线缝合）。

（10）唇红处理：递小剪刀给术者，用小剪刀剪去多余部分唇红黏膜，或递11号刀片在唇红处切开，做"Z"成形缝合。

3. 术后护理

（1）**体位**　术后患儿未清醒前，应使其平卧，头偏向一侧，以免误吸。患儿清醒后，取屈膝侧卧位，头偏向一侧，以利于口内分泌物流出。

（2）**伤口护理**　①术区在术后第1天可加压包扎防止渗血，第2天应暴露，除去压迫敷料，安放唇弓，保护唇部创口，减少唇部的张力，并以4%硼酸酒精清洁创口，避免血液、鼻涕、泪水的污染，唇弓松紧要适度。②婴幼儿应避免啼哭、吵闹，应保持局部清洁干燥，防止感染。注意勿让患儿搔抓及碰撞上唇，以免创口裂开，尤其夜间更应注意，在夜间可将患儿双肘分别捆绑制动。③术后应用抗生素，防止感染。视创口张力大小，一般术后5~7天可拆线，如有感染的创口，缝线应提前拆除，婴幼儿的口内缝线可晚拆或不拆。拆线后，尚需提醒家属防止患儿碰伤唇部，因为创口虽已愈合，但还有裂开的危险。2周后可撤掉唇弓。

（3）**营养支持**　全身麻醉清醒后4~6小时，可用滴管或汤匙喂流质饮食，喂流质饮食时尽量不要接触伤口，以免引起伤口感染。术后10天方可吸吮母乳或用奶瓶喂养。

4. 病情观察

（1）严密观察病情和监测生命体征变化，如观察伤口有无出血、肿胀等，并认真记录。

（2）观察患儿术后有无脱水、高热等情况，如有发生应及时处理。注意患儿保暖，防止上呼吸道感染，以免感染后流涕引起伤口糜烂，甚至裂开。

5. 健康指导

（1）保护创口　拆线后可继续用唇弓 10~14 天，以避免唇部碰伤。

（2）口腔清洁　教会患儿父母清洁唇部及牙槽骨的方法。

（3）喂养指导　婴幼儿术后用汤匙喂食营养丰富的流质饮食，喂食时尽量不要接触伤口，以免引起伤口感染。术后 10 天方可吸吮母乳或用奶瓶喂养。

（4）按时复诊　术后 3 个月内复诊，如发现唇部或鼻部的修复仍有缺陷，可考虑 12 岁后或在适当时间施行二期整复术。

第十七节　腭　裂

一、疾病概述

【概念与特点】

腭裂是口腔颌面部最常见的一种先天性畸形，可单独发生也可与唇裂同时伴发。腭裂不仅有软组织畸形，还可伴有不同程度的骨组织缺损和畸形。腭裂病人存在吸吮、进食、语言及听力等生理功能的障碍，且咬合关系紊乱及上颌骨发育不良的发生率也高于正常人群。同唇裂相比，腭裂伴发其他畸形的比率较高，如可伴发先天性心脏病、小下颌畸形等。

【临床特点】

（1）吸吮功能障碍　由于腭部裂开，使口、鼻相通，口腔内不能或难以产生负压，导致病人无力吸吮母乳，或吸吮母乳时乳汁从鼻孔溢出。

（2）腭裂语音　腭裂语音的特点是发出的元音很不响亮而带有浓重的鼻音（过度鼻音），发出的辅音很不清晰而且软弱（鼻漏气）。年龄较大的病人，因共鸣腔的异常而难以进行正常的发音和讲话，而用各种异常的发音习惯来代替正常发音，而产生难以听懂的腭裂语音。

（3）口鼻腔自洁环境的改变　由于腭裂使口腔、鼻腔直接相通，进食时，鼻内分泌物很容易流入口腔，造成或加重口腔卫生不良，同时易引起局部感染。

（4）听力降低 腭裂造成的肌性损害，使咽鼓管开放能力较差，影响中耳气流平衡，使病人易患分泌性中耳炎。同时由于不能有效地形成腭咽闭合，吞咽、进食时常有食物反流，易引起咽鼓管和中耳的感染。因此腭裂病人中耳炎的发生率较高，部分病人可有不同程度的听力损害。

（5）颌骨发育障碍 有相当数量的病人常有上颌骨发育不足，随着年龄的增长而越来越明显，可导致反殆或开殆以及面中 1/3 塌陷，病人呈蝶形脸。

（6）面部畸形 有相当数量的病人常有上颌骨发育不足，随着年龄的增长而越来越明显，可导致反殆或开殆以及面中部凹陷畸形。

【辅助检查】

1. 头颅侧位 X 线平片 对软腭的运动功能进行评价，在拍静止平片的基础上还要加拍发元音的动态 X 线片。

2. 鼻咽纤维镜检查 是对腭咽闭合功能进行观察的一种方法。它不仅可以对腭咽部的形态和功能进行检查和评价，有利于手术方法的选择和治疗方案的确定，还是反馈治疗的手段。

3. 鼻音计 是应用于评价腭裂语音的较新方法，它通过分析声音共振能量——声能的输出，反映发音者发音时的音鼻音化程度，从而间接反映腭咽闭合情况。

【治疗原则】

腭裂的治疗应采取综合序列治疗，它不仅需要多学科的专业人士密切合作，还需要病人及其家属的良好配合，才能获得较为理想的治疗效果。

二、主要护理问题

（1）组织完整性受损 与腭部裂开有关。

（2）语言沟通障碍 与腭裂造成生理缺陷导致说话不清有关。

（3）有窒息的危险 与全身麻醉术后呕吐、麻醉插管导致口咽部组织水肿及喂养不当有关。

（4）潜在并发症 与创口出血、感染有关。

（5）焦虑 与担心手术效果等有关。

（6）自我形象紊乱 与腭部畸形，影响患儿发音，从而造成患儿心理上的异常等有关。

（7）有体温升高的危险 与手术创伤有关。

（8）婴儿喂养困难 与腭裂造成鼻腔与口腔相通有关。

三、护理措施

1. 术前护理

（1）心理护理 腭裂病人由于语言障碍，不愿和人沟通，因此护士不仅要向病人及其家属介绍先天性腭裂的相关知识，以缓解病人及其家属的焦虑情绪，还要及时发现腭裂病人的心理问题，有针对性的做好心理疏导，鼓励他们积极参与社会活动和进行人际交往。

（2）物品准备 腭裂器械、腭裂敷料、剥离子、戴维开口器、多功能开口器（3 岁以下）、灯罩、油膏、0.5% 氯己定棉球、碘仿、油纱布、手套、11 号刀片、12 号刀片、3 - 0 线、1 号线、4 - 0 可吸收线、5 × 12 圆针、20ml 注射器、5ml 注射器、双极电凝、吸引器、止血纱条、100ml 1：100000 止血水（肾上腺素 1mg/ml + 生理盐水，50ml 做止血水，余下 50ml 做止血纱条）。

（3）术前检查 与唇裂手术一样，术前需对患儿进行全面的健康检查。此外，因腭裂手术时间长，出血较多，还应做好输血准备。

（4）饮食护理 患儿入院起停止母乳和用奶瓶喂养，指导患儿父母采取正确的喂养方法，可改用汤匙或滴管喂养，以适应术后的进食方法。婴幼儿术前 4 ~ 6 小时禁食、禁水，成人全身麻醉术前 8 小时禁食、禁水。告知患儿家属（或成年病人），术后保持安静，不能大声哭笑和喊叫，不能吃硬的和过烫食物，以免影响伤口愈合。

（5）预防感染 术前注意病人有无口鼻和咽部的感染灶，应特别注意有无舌扁桃体炎和胸腺肥大。告知病人及其家属要注意保暖，预防感冒，如有上呼吸道感染，需在术前进行治疗，待炎症消退后，再考虑手术。

（6）皮肤准备　保持口周皮肤清洁干燥，术前 1 天清洗唇鼻部，擦洗口腔，成人应剪去鼻毛，剃胡须。

（7）口腔清洁　术前 3 天开始用 1：5000 呋喃西林液漱口，呋喃西林麻黄碱液滴鼻，每日 3 次；用含漱剂反复漱口，以保持口鼻清洁。

（8）试戴腭护板　裂隙较大者术前 1 周制作腭护板，并试戴合适，以备术后使用，保护创口。

2. 术中护理

（1）病人取仰卧位，肩部垫小枕。根据手术需要调整手术床。

（2）配合术者铺无菌巾，递巾钳。

（3）连接吸引器、双极电凝，盖灯罩。

（4）上开口器，为病人口唇部涂油膏。

（5）冲洗口腔　可用 3% 过氧化氢 500ml、生理盐水 1000ml、0.5% 氯己定溶液 500ml（儿童只用氯己定冲洗）冲洗口腔。

（6）局部用高压注射器注射止血药。

（7）递 11 号刀片给术者切开口腔黏膜，递生理盐水纱布，吸血，保持术野清晰。

（8）递硬腭剥离子，剥离黏骨膜瓣，使其与骨面分离。

（9）手持大镊子，夹止血纱条递给术者，塞入创口，压迫止血。

（10）递剥离子给术者截断翼突钩，再递止血纱条止血。

（11）递 12 号刀片给术者切开裂隙缘，再递神经剥离子给术者剥离腭部鼻腔黏膜。

（12）递组织剪刀给术者，剪断附着在硬腭后缘的腭腱膜，形成一个松弛切口与软腭相连的双蒂组织瓣。

（13）以同样方式在对侧形成双蒂组织瓣。

（14）缝合　递腭裂针、1 号线、大镊子缝合鼻腔黏膜、肌层，递 3 - 0 线缝合悬雍垂，递 4 - 0 可吸收线缝合口腔黏膜。

（15）用生理盐水冲洗口腔。

（16）取出止血纱条，递碘仿油纱条给术者，一侧一条填塞两侧松弛切口。

（17）核对止血纱条数量、缝合用针数量。

（18）清理手术器械及物品，消毒灭菌后备用。

3. 术后护理

（1）预防窒息的护理 ①全身麻醉未清醒者，应有专人护理，应严密监测生命体征，直到麻醉完全清醒。②病人取患侧卧位或头偏向一侧去枕平卧位，以利于口腔内分泌物、渗血或胃内容物流出，保持呼吸道通畅。③由于气管插管的创伤和压迫，以及手术对咽部的损伤，都可能导致咽喉部水肿，可造成呼吸和吞咽困难，严重时可发生窒息。术后应严密观察病人呼吸情况，必要时备气管切开包。患儿术后6小时，改为头高侧卧位，以减轻局部水肿。④指导家属正确喂养。

（2）体温升高的护理 ①评估病人体温变化，并做好记录。②嘱病人及其家属术后要特别注意保暖，以防感冒。术后3天内体温偏高与手术吸收热有关。如体温超过38.5℃，应注意是否有感染征象，若有感染应遵医嘱给予抗感染治疗。术后还应注意病人药物不良反应。③物理降温如头部置冰袋、乙醇擦浴等方法，或遵医嘱给予解热镇痛药物。

（3）预防伤口出血的护理 ①腭裂术后大出血较少见，术后24小时内应严密观察伤口出血情况，注意口腔、鼻腔有无渗血。患儿在全身麻醉苏醒期有少量渗血或唾液中带血，可不必进行特殊处理。若病人出现频繁的吞咽动作，应立即检查伤口有无活动性出血。如出血较多应立即用无菌纱布压迫止血，同时通知医师做进一步检查和处理。②让患儿保持安静，防止其哭闹、感冒、咳嗽，以免引起腭部伤口出血。

（4）预防创口感染的护理 ①术前注意口腔卫生，清除牙源性病灶，治疗耳部、鼻部、扁桃体和咽喉炎症。4岁以上可以配合的病人术前一日晚上和术晨刷牙后用漱口液漱口，以保持口腔清洁。②术后遵医嘱应用抗生素。③鼻腔分泌物较多时，可用0.25%氯麻合剂或呋麻合剂滴鼻，每日3次。④术后如患儿合作，可给予漱口液含漱。病人每次进餐后应喝少量温开水，以减少食物残渣滞留。

（5）预防伤口裂开的护理 创口裂开或穿孔（腭瘘），一般在术后7天左右发生。①术后应让患儿保持安静，防止其哭闹、咳嗽等，以免增加腭部伤口张力。②术后应注意患儿的饮食护理，术后患儿只能进食温凉流质食物，不可进食较热、带渣或较硬食物，并应使用汤匙或唇腭裂专用奶瓶喂养。

（6）患儿的喂养护理　①对吸吮、进食有困难的患儿，可指导其父母或为其父母示范使用汤匙或唇腭裂专用奶瓶喂养。②腭裂术后患儿的腭咽腔明显缩小，加上局部肿胀，可使患儿的吞咽功能下降。患儿麻醉清醒后 4 小时，可试着饮少量清水，观察半小时，若无异常，可给予温凉流质饮食。每次进食量不宜过多，速度不宜过快。术后 2 周内给予全流质饮食，以后逐渐改为半流质饮食，1 个月后可进普食。

4. 语音康复训练　腭裂整复术为病人正确发音创造了条件，但一般仍需进行语音训练，才能获得较正确的语音。语音训练在腭裂整复术后 1～2 个月开始进行。其训练分为两个阶段进行。

（1）第一阶段　主要是练习软腭及咽部的肌肉活动，使其有效地完成"腭咽闭合"动作。常用方法：①腭咽闭合功能的训练：应用吹气法训练。可用玻璃管吹水泡或肥皂泡，或练习吹气球、吹笛子、吹喇叭、吹口琴等。练习吹气初期，可用手捏住鼻子，使气流只能从口腔中呼出，要求鼻子不用力，使气流越来越强、越来越长，最后逐渐松开鼻子（这样既可练习腭咽闭合功能又可增加肺活量）。练习吹水泡要求深吸气后，慢慢吐气，使水泡持续时间越来越长。②唇运动功能训练：唇运动功能训练的目的是增强唇的感觉、唇运动灵活性，以增加唇的力量。如双唇内卷练习（双唇向内卷曲于上下牙之间，尽量向内收，再复原，并反复练习）、双唇紧闭鼓气、咂唇练习等。③舌运动功能训练：舌运动功能训练作为与舌运动有关的发音错误基础练习，可以增加舌尖运动力度、速度以及使舌与腭之间接触关系正确，如伸舌、缩舌、挤舌尖、舌尖顶上前牙背面等练习。

（2）第二阶段　在"腭咽闭合"已基本恢复正常后，可以开始第二阶段的发音练习。①练习单音。②练习单字的拼音。能够准确发出元音及辅音字母后，即可以开始练习单字的拼音。③练习语句，开始讲话。从简单句开始，逐渐过渡到朗读较长的文章，最后逐渐加快速度。可先由练习唱歌、朗诵、读报等做起，然后再练习谈话。练习时要求语句中的每个单字发音清楚，互不混淆。

5. 健康指导

（1）鼓励患儿多饮水，保持口腔卫生。

（2）严禁患儿大声哭闹和将手指、玩具等物品纳入口中，以防创口裂开。

（3）腭裂手术病人出院后应继续给予软食，术后 1 个月可给予普通饮食。

（4）腭裂修复后还要为恢复功能创造条件，因此，需向病人及其家属说明术后尚需进行语音训练，以便病人的发音可得到逐步改善。术后 3 个月，可建议病人用拇指按摩腭部，并做后推的动作及开始进行语音训练，建议病人使用吹口琴、吹气球等方法来加强腭咽闭合功能，并从头开始学习汉语拼音，以练习发音。

（5）定期随访患儿语音改善情况，确定患儿是否需要再进行手术或语音训练。

（6）术后 3 ~ 6 个月复诊。

第十八节　牙槽突裂

一、疾病概述

【概念与特点】

牙槽突裂是由于胚胎期球状突与上颌突融合障碍所致的先天性畸形。

【临床特点】

（1）牙槽突裂开，形成缺损。

（2）饮水时，患侧鼻孔常有水流出。

（3）常与完全性唇腭裂相伴发。

（4）常伴牙列畸形，影响面容及咀嚼功能。

【辅助检查】

X 线牙片、X 线上颌骨全景片或华氏位 X 线片可见到牙槽部有骨质缺损、阴影密度降低区。

【治疗原则】

（1）手术治疗为主，通过植骨使牙槽骨恢复骨的连续性和关闭软组织裂隙。

（2）配合正畸治疗，改善殆关系。

（3）植骨、正畸治疗后尚存在牙间隙者，可用义齿修复来恢复缺失牙，关闭牙间隙。

二、主要护理问题

（1）组织完整性受损　与牙槽突裂有关。

（2）语言沟通障碍　与牙槽突裂、口腔与鼻腔相通、漏气有关。

（3）有窒息的危险　与手术麻醉有关。

（4）舒适性改变　与术后疼痛有关。

（5）潜在的并发症　与创口出血、感染有关。

（6）自我形象紊乱　与面部畸形、术后可遗留瘢痕有关。

（7）有潜在营养失调的可能　与咀嚼功能障碍有关。

三、护理措施

1. 术前护理

（1）心理护理　手术年龄段的病人对容貌已经有了认识，病人自卑心理常较重，通常希望手术能够改变容貌；做好病人家长的工作也不容忽视，因为，病人家长同样对手术寄予希望。所以，护士应用通俗的语言，耐心详细地为病人及其家属讲解手术方法及过程，介绍此类手术后能达到的效果及手术医师的工作能力，使病人及其家属感到手术安全可靠，并以最佳的状态迎接手术。

（2）手术时间选择　9~11 岁为最佳手术时间，即在裂隙侧尖牙未萌出，侧尖牙牙根形成 1/3~2/3 时手术。

（3）麻醉　经口内气管插管全身麻醉，局部加用含肾上腺素的局部麻醉药以减少出血。

（4）X 线片准备　术前拍上下颌全景 X 线片、上颌体腔 X 线片、上颌前部咬合 X 线片，X 线检查距手术时间不宜超过 2 个月。术前拍 X 线片，以备术后对比，评价手术效果。

（5）术前模型的建立　术前配合医师取全口石膏记存模型，以观察术前的情况，预计手术中需骨量及评价术后恢复的程度。

（6）拔牙　手术前 2 周对手术区滞留的乳牙、多生牙进行处理，牙齿拔除至少在术前 2 周进行，当距离手术时间不超过 2 周时，牙拔除术需同植骨术同时进行。

（7）口腔准备　术前要保持良好的口腔卫生，可用氯己定溶液含漱，进行牙周洁治。术前 3 天开始避免戴义齿、义托或活动矫治器，以为手术提供最好的黏膜组织床。

2. 术后护理

（1）创口护理　术后唇部冷敷 6 小时，冷敷有助于控制出血，减轻水肿与疼痛，应用冷敷过程中，应观察病人全身与局部反应等情况。双侧鼻腔内支撑胶管应固定好，保持通畅，避免脱落。唇部暴露后，应保持干燥，防止鼻腔内分泌物污染创口。

（2）髂骨区护理　在供骨区取髂骨内侧梯形皮质骨翻瓣，取松质骨后再复位，这种新方法与以往髂骨全层切取不同，前者保持了髂嵴的完整性，不影响行走，术后病人可早期离床活动，病人平均离床活动时间为术后 6 小时。髂骨区术后用沙袋（1kg）加压 24 ~ 48 小时，或用腹带包扎，以防止出血。

（3）饮食护理　术后给予高热量、高蛋白质、富含维生素的流质饮食，1周后可进半流质饮食，2 周后可恢复正常饮食。

（4）口腔护理　保持口腔卫生，是口腔内受骨区松质骨移植成功的关键。由于口腔内的创口存在，故不宜用力漱口，但口腔内黏稠的分泌物又不易清理彻底，故可使用棉签擦拭，注射器胶管加压冲洗，这种口腔冲洗，可以避免因口腔肌肉的运动而造成创口的裂开，同时又可达到彻底清洗口腔的效果。

3. 健康指导

（1）告知病人及其家属唇部暴露后应保持干燥，防止鼻腔内分泌物污染创口。

（2）病人术后给予高蛋白质、高热量、富含维生素的流质饮食，1 周后可进半流质饮食，2 周后可恢复正常饮食，但应注意不要让患侧咀嚼黄瓜、排骨等较硬的食物。

（3）嘱病人及其家属术后 3 ~ 6 个月复诊拍 X 线片观察植骨成活情况及尖牙萌出情况。

（4）告知病人及其家属尖牙萌出后还应配合正畸治疗。

第十九节 舌 癌

一、疾病概述

【概念与特点】

舌癌是口腔癌中最常见的一种，男性比女性多见，近年来的病人也渐渐趋向于年轻化。舌癌多发生于舌缘，其次为舌尖、舌背，常见的是溃疡型或浸润型。一般恶性程度较高，生长快，浸润性较强，常波及舌肌，致舌运动受限。

【临床特点】

（1）好发于舌侧缘中 1/3 部位，局部有溃疡或浸润块；常有明显自发痛及触痛，且可反射至耳颞部。

（2）肿瘤广泛浸润时，可波及舌及舌下神经和舌肌群而使舌感觉麻木与运动障碍。

【辅助检查】

（1）活组织检查可明确肿瘤病理性质。

（2）MRI、CT 以明确肿瘤浸润范围。

【治疗原则】

（1）早期位于舌侧缘的病变可采取外科手术切除，简单而方便。离开病变 1cm 在正常组织内切除，术后一般不会引起语言及其他功能障碍。

（2）中晚期病例应首选手术治疗。对波及口底及下颌骨的舌癌，应施行一侧舌、下颌骨切除及颈淋巴联合清扫术；若对侧有转移时，应做双侧颈淋巴清扫术。

（3）舌癌的颈淋巴结转移率较高且发生较早，所以临床上触不到肿大的淋巴结，并不等于未转移，手术治疗时一般主张同时行选择性、功能性颈淋巴清扫术。

（4）舌缺损超过 1/2 以上者应行一期舌再造术。

（5）中晚期病人原则上需术后放疗。

二、主要护理问题

（1）恐惧　与被诊断为癌症及缺乏治疗和预后的知识有关。

（2）有窒息的危险　与术后易发生舌后坠而致呼吸道阻塞有关。

（3）有感染的危险　与术后口腔护理困难、局部创口经常被唾液污染、机体抵抗力下降有关。

（4）潜在并发症　伤口出血、移植皮瓣坏死等。

（5）语言沟通障碍　与舌切除有关。

（6）知识缺乏　缺乏出院后自我护理知识和技能。

（7）吞咽困难　与全身麻醉手术有关。

（8）有误吸的危险　与手术创伤、手术麻醉有关。

（9）有营养失调的可能　与术后进食障碍有关。

（10）自我形象紊乱　与手术创伤致局部缺损有关。

（11）疼痛　与手术创伤有关。

（12）睡眠紊乱　与术后疼痛，担心术后效果有关。

三、护理措施

1. 舌癌切除术的术前护理

（1）心理护理　因舌癌术前、术后都会影响病人张口、说话和进食，而使病人对预后十分担忧，因此而恐惧、不安和产生悲观心理，护士对此应进行有针对性的心理护理，以消除病人的恐惧，使病人处于接受治疗的最佳心理状态。

（2）饮食护理　鼓励病人平衡膳食。对不能进食者应从静脉给予必要的营养补充，如通过静脉给予氨基酸、葡萄糖等营养素，以保证机体对营养的需要。

（3）口腔护理　术前应根据病人具体情况进行牙周洁治，及时治疗口腔及鼻腔的炎症，可给予适当的消毒含漱剂，如 1%～3% 过氧化氢溶液及 0.5% 氯己定含漱剂，让病人含漱，以防止术后创口感染。

（4）术前常规准备 按口腔颌面外科术前护理要求，做好术前的各种准备工作，如备血、皮肤准备等。应在术前教会病人有效的咳嗽排痰方法，让病人戒烟及学会在床上进行大小便等。

（5）特殊护理 ①语言沟通障碍的护理：术后由于舌切除或气管切开，部分病人可能出现言语不清，对此在术前可以教会病人一些固定的手势用以表达基本的生理需要，或可用书面的形式进行交流，对于不能读写的病人，还可制作图片让病人选择想表达的内容。②修复体准备：做一侧下颌骨切除术者，术前应为病人做好健侧的斜面导板，并且病人术前试戴合适，以便于术后立即佩戴，防止下颌偏位，影响病人呼吸。③需进行舌再造术者按医嘱做好邻近组织瓣或游离组织瓣整复术的术前准备。

2. 舌癌切除术的术后护理

（1）体位 意识未清醒的病人取去枕平卧位，头偏向一侧。意识清醒的病人采取半卧位，有利于减轻颌面部水肿，减少缝线处张力，并有利于分泌物的排出和伤口引流，以防止误吸。如有游离皮瓣者，应采取平卧位，头制动3～5天，以防止皮瓣痉挛。

（2）密切监测病情 密切监测病人意识、瞳孔、生命体征、心电图及病情变化、引流物颜色和性状、皮瓣颜色、液体出入量等情况，并及时做好记录，同期行双侧颈淋巴清扫术者，应密切观察有无颅内高压症状和四肢的活动情况。

（3）保持呼吸道通畅 舌癌病人因切除一侧舌体或同时切除下颌骨，术后易引起舌后坠而发生呼吸道阻塞，故应严密监测病人呼吸、血压、脉搏的变化，同时应及时吸净病人口腔和咽腔内的分泌物，并观察分泌物的颜色、性质和数量，防止呕吐物或血液吸入气管内而引起呼吸困难或窒息。若病人保留有气管插管或通气道，则应维护人工气道处于正确位置，待病情允许时方可拔除。术后病人舌体可用7号缝线牵拉固定以防舌后坠，但应注意将缝线固定稳妥。如气管已切开者，应注意观察气管套管固定是否良好，有无滑脱、移位；应定时对气道进行雾化治疗，以防止痰液等分泌物阻塞气道；还应定时检查气囊状态，避免出现漏气或过度充气现象。

（4）伤口护理 注意伤口渗血情况，保持负压引流管通畅。因头面部具有丰富的血运，故术后应严密观察颈部敷料及口内创口有无渗血或出血；注意观察负压引流管是否通畅，应对引流量做详细的记录，并按负压引流护理常规进行护理。

（5）口腔护理　病人术后因张口受限，咀嚼困难，有时还伴有口内创口渗血，又不便漱口，故需定时做口腔冲洗，可用1%~1.5%过氧化氢溶液冲洗口腔，使局部创面的血性分泌物及形成的血痂形成泡沫而脱落，然后再用生理盐水冲洗干净。根据病情许可，可改用氯己定溶液漱口，3~4次/天。口腔冲洗对减少口腔臭味、防止创口感染、减少创口渗出、促进创口愈合，将起到重要的作用。

（6）饮食护理　全身麻醉病人清醒3小时后无呕吐，可给少量温开水或糖水，以后视恢复情况给予流质、半流质饮食。大多数病人术后主要通过鼻饲流质食物来补充营养，术中或术后第1天即可插胃管，一般留置7~10天。当伤口愈合良好，就可以进行口饲，即将口饲管沿病人口角放置于病人咽部，用30ml注射器抽吸流质食物通过口饲管缓慢注入病人食管。

3. 负压引流的护理

（1）使用负压引流　注意保持负压状态，观察有无漏气，若有异常应及时通知医师更换。使用中心负压吸引装置时，应注意管道连接是否正确，应保持管道通畅。

（2）保持负压引流通道通畅　病人行走、起卧时注意保持负压引流管不打折、不扭曲。确保创口处的引流通道从高到低，以利于最佳引流。随时检查引流管内有无血凝块阻塞。

（3）观察、记录引流液量　密切观察引流液量，并将每天24小时的引流液量记录在病历上。一般术后12小时内不超过300ml，若引流液量超过300ml或短时间内引流过快、过量，引流液呈鲜红色，应注意静脉或动脉有无出血；若无引流物流出或流出甚少而病人颌面部、颈部肿胀明显，甚至影响呼吸，可能为引流管阻塞或放置于创口部分的引流管位置不正确影响引流所致，应通知医师及时处理。使用中心负压吸引装置时，注意引流瓶内的引流液不应超过引流瓶容积的2/3，要及时倒掉引流瓶内的引流液，以免阻塞中心负压吸引装置。

（4）观察引流物颜色　正常情况下引流物颜色逐渐变淡，24小时后引流量逐渐变少。若引流液为乳白色，应考虑为乳糜漏（术中损伤胸导管或淋巴导管所致），应及时通知医师，拔除负压引流管，局部加压包扎。

（5）维持适当的负压吸引压力 负压吸引压力应维持在 13.3～16kPa 即 100～200mmHg。负压吸引压力过大，会导致静脉回流受阻；负压吸引压力过小，会使创口内积液不能及时吸出而影响创口的愈合。

（6）拔除负压引流管 根据创口情况，一般术后 3 天，24 小时引流量少于 30ml 时即可拔除负压引流管，拔除后应行创口加压包扎。拔除引流管后，护士应继续观察创口肿胀情况。

4. 舌癌切除行游离皮瓣及复合组织瓣移植术的护理

（1）术前护理 ①术前向病人及其家属详细说明手术的全过程，倾听病人及其家属对手术的要求，并做好解释工作，使病人及其家属有充分的思想准备，消除他们对手术的顾虑，使他们与医护人员密切配合，为取得良好的手术效果创造条件。②受区除一般术前常规准备外，还应注意，如整复面部缺损，周围皮肤必须完全正常，不能有感染存在；口腔黏膜缺损，需要修复口内缺损者，需进行牙周洁治，并每日用 1%～1.5% 过氧化氢溶液或其他漱口剂清洁口腔数次。③注意受区和供区有无局部感染和残余感染以及有无皮炎、湿疹等情况。如有炎症，均应积极治疗，待其痊愈后方可手术。有关受区及供区的术前准备与皮肤组织移植术相同。④维持足够的血容量是手术成功的因素之一，因此应做好输血准备。

（2）术后护理 除按口腔颌面外科手术后的护理要求进行护理外，还应严密观察受区游离组织瓣血液循环、颜色、温度等情况，注意供区包扎的敷料是否稳固及有无渗出，受区感染是手术成败的关键。

①术后病人取平卧位，注意让病人头颈部适当制动，以利吻合的血管在无张力下愈合。病人的头部两侧放置沙袋加以固定，因活动过度，常可导致压迫血管，形成血栓而使游离组织瓣不成活。

②室内应安静、温湿度适宜，室温应维持在 25℃ 左右，湿度可在 50%～60%，防止受区受低温的刺激而引起血管痉挛。寒冷季节可采用红外线取暖器保温，但要与受区保持一定距离，以免发生烫伤。

③观察移植皮瓣的变化是诊断静脉栓塞的主要指标。包括皮瓣颜色、组织温度、皮纹、质地等。

④有负压引流的病人，应保持引流通畅，防止引流管受压或折叠而阻塞

管道。还要注意吸引压力的调节，这对吻合血管的游离组织瓣移植尤为重要，负压过大，可直接压迫静脉回流；负压过小，则又可因积血或积液而间接压迫静脉，致静脉回流障碍。这些情况，都将严重影响组织瓣的成活。使用负压引流球的病人，应密切观察负压球有无漏气，以避免局部创口积液而影响皮瓣成活及创区组织愈合。

⑤遵医嘱术后常规应用抗凝药物，如口服肠溶阿司匹林，静脉滴注低分子右旋糖酐 500～1000ml/d；应用扩血管药物，如口服或肌内注射双嘧达莫（潘生丁），静脉补液加丹参注射液，此外也可静脉滴注山莨菪碱（654-2），每 500ml 溶液内加 10mg，以保持组织瓣供血通畅，减少血栓的发生。因此在病人术后补液过程中，应合理分配扩血管药物，使整个补液过程中均有扩血管药物的应用。

⑥手术后组织瓣观察时间一般为 7～10 天，此期内均可出现异常情况，1周后则趋于稳定。术后 1～2 小时应严密观察移植组织瓣的颜色和毛细血管充盈反应，并测量皮瓣温度，认真做好记录。

⑦不同供区应有不同的观察点。应用额部皮瓣时，供区有游离植皮，应注意创口包扎松紧是否适宜，有无渗血。取前臂皮瓣时，供区也有游离植皮，且应用夹板固定腕部，使手臂抬高 20°～30°，以利于手指末端静脉回流及减少术后肿胀，包扎时应注意手指末端血供，如手指末端静脉回流良好，说明包扎压力适当。取肋骨肌皮瓣移植的病人，术后应用腹带或胸带包扎并注意有无气胸等。取髂骨肌皮瓣移植的病人，术后应正确应用沙袋及腹带加压包扎，可起到压迫止血的作用。

⑧病人每日所需的总热量不得少于 10450J，以为病人提供充足的热量、必需的营养素和各种维生素。术后病人一般采用鼻饲流质饮食 7～10 天。进食后应保持口腔清洁，以减少感染机会，保证游离组织瓣成活。

5. 颈淋巴清扫术的护理

（1）术前护理 ①物品准备：口腔癌手术器械、口腔癌手术敷料包、电刀、吸引器、纱布、冲洗桶、冲洗球、10 号刀片、7×17（圆针 2 个、角针 2 个）、5×12 圆针、1 号线、4 号线、7 号线、3-0 丝线、组织剪刀、直角钳、灯罩、电刀清洁片。②备皮范围包括面颊部、颈部、耳周及锁骨上下。③行同期双侧颈淋巴清扫术时，需根据病情做好预防性气管切开术的准备。并应让病人及其家属充分了解手术的危险性及预后等情况。④根据手术的范围做好充分的输血准备。⑤术前须彻底控制呼吸道感染病灶。

（2）术中护理 ①配合手术助手铺单，颈术侧垫小三角枕。②递7×17角针、1号线缝合固定术野手术单。③亚甲蓝画线。④递术者及其助手一人一块干纱布，递10号刀片给术者，切开皮肤。⑤电刀切开皮下组织和颈阔肌层，递手术助手双齿钩牵拉皮下组织，递生理盐水纱布给术者。⑥掀起皮瓣，递7×17角针、1号线给术者，将皮瓣缝在敷料上，做牵拉线，充分暴露术野。⑦递术者蚊式钳分离组织。⑧术者在颈阔肌深面翻开皮瓣分离前界至颈中线，后至斜方肌前缘，上至下颌角，下至锁骨上缘。⑨术者剪断颈外静脉近心端，切断胸锁乳突肌并将断端结扎，翻开胸锁乳突肌。颈动脉鞘的显露以及处理：递蚊式钳给术者分离颈动脉鞘周围组织，递剪刀给术者剪开颈动脉鞘。然后递蚊式钳给术者分离出颈内静脉，递直角钳给术者穿过颈内静脉，递双7号线给术者结扎颈内静脉，再递4号线给术者结扎颈内静脉近心端，递组织剪刀给术者剪断颈内静脉，递5×12圆针、1号线给术者结扎颈内静脉下端。操作时应注意保护颈总动脉、迷走神经。⑩术者游离手术下界，切断肩胛舌骨肌下端，掀起已切断的组织，继续向上分离至颌下区下方。⑪清扫颌下三角：术者在下颌骨下缘切开深筋膜，保留面神经的下颌缘支，暴露面动脉和面前静脉并切断之，然后切除颌下腺及颌下淋巴组织。⑫取下整块颈清扫组织：术者在乳突下方2cm处切断胸锁乳突肌上端，切除腮腺下叶并严密缝合腮腺断端，游离颈内静脉远心端，切断后结扎，将整块颈清扫组织取下。⑬术者用蒸馏水或生理盐水冲洗颈部创面，用电刀或双极电凝止血；递生理盐水纱布给术者擦拭。⑭放置负压引流管：注意对负压管的穿刺针头进行保护，避免扎伤医师的手部，同时避免扎伤病人颈部血管。⑮关闭创口缝合之前认真清点纱布。⑯递7×17圆针、1号线缝合创口肌层和皮下组织，聚维酮碘棉球消毒局部皮肤，递7×17角针、1号线或3-0线缝合皮肤，聚维酮碘棉球再次消毒局部皮肤，递角针、1号线缝合固定负压引流管。⑰检查负压球，观察是否有堵塞、漏气情况，如有异常应及时更换，最后连接负压引流管。⑱递自黏无菌敷料给术者覆盖创口或在创口处涂油膏，让创口暴露。⑲清理手术器械及物品，可重复使用的器械及物品消毒灭菌后备用。

（3）术后护理 ①密切观察病人血压、脉搏以及呼吸情况，保持呼吸道通畅。②术后适当补液，防止水与电解质平衡失调。行同期双侧颈淋巴清扫术者，需适当限制液体出入量。术后应加强病人饮食护理，争取能够早日经口进食。③严密观察负压引流情况，正常情况下引流液色泽逐渐变淡，24 小时后引流液量应逐渐减少。术后引流液色泽鲜红不变，发生血肿或有明显乳糜状液漏出时，应通知医师，重新清创，查找出血点及胸导管或淋巴导管破损处，发现后加以结扎或用纱条填塞。④行同期双侧颈淋巴清扫术者，应早期经胃管给予氢氧化铝，以减少应激性溃疡的发生。⑤术后应取半卧位，有助于头部静脉回流，尤以双侧颈淋巴清扫术者更应注意术后体位的选择。创口愈合后，尤其在副神经未保留者，应嘱其及早进行上臂及肩部的功能锻炼，以减少肩部肌萎缩和减轻不适症状。

6. 功能锻炼 舌癌术后病人可以在护士的指导下进行以下功能锻炼。

（1）肢体锻炼 行颈部淋巴清扫术的病人，术后多主诉同侧手臂和肩部疼痛并有功能障碍。病人术后第 2 天或第 3 天即可进行肩部或臂部的被动运动。去除引流管和敷料后，病人可进行主动运动和肌肉的锻炼。不论从生理还是从心理上来看，病人每天 1 ~ 2 次的运动训练是必不可少的。坚持不懈的训练可预防运动能力下降，减少畸形发生。热疗也可减轻肌肉和关节处的不适，但要注意避免烫伤或引发肌肉痉挛。

（2）语言功能的训练 舌癌术后的病人，语言功能训练是重点，应在语言训练师指导下进行。

（3）吞咽功能的锻炼 舌癌术后病人要将食物推入口咽有一定的困难。对于这种病人，可手术解除"口含"阶段的状况。早期可先让病人进少量水，再将食物放入病人咽部开始练习吞咽过程，其方法是：将流质食物灌入 60ml 注射器再接塑料管，将接管放置于咽腔。此方法进食前还应指导病人屏气或用 Valsalva 手法关闭声带。教会病人"声门上吞咽"的训练方法：咳嗽去除气管内分泌物、吸气、屏气关闭声门；将食物放入口内，努力吞咽食物，使食物进入咽部；咳嗽去除声带上积聚的食物，吞咽、呼吸。通过上述步骤，可减少病人的误吸。为确保操作过程准确无误，训练时护士应站在病人身边，帮助病人掌握训练方法。

7. 健康指导

（1）日常活动、休息指导 告知病人出院后可继续日常活动；睡眠时应适当抬高头部。

（2）饮食指导　病人出院 1 个月内避免进食辛辣、较硬的食物；选择的食物应营养丰富、均衡。

（3）伤口保护指导　避免压迫、撞击术区；术后用柔软的牙刷刷牙，进食后漱口；保持切口处干燥，洗脸时勿触及伤口，洗头时避免水污染伤口。

（4）用药指导　遵医嘱服药。

（5）修复体使用指导　指导病人正确摘戴修复体与清洁修复体。

（6）出现异常症状应立即返院检查　如出现呼吸困难，伤口出血、裂开、肿胀，体温超过 38℃或其他任何异常症状应及时就诊。

第二十节　牙源性颌骨囊肿

一、疾病概述

【概念与特点】

牙源性颌骨囊肿发生于颌骨内而与成牙组织或牙齿有关。根据其来源分为以下 4 种：

（1）根尖周囊肿　由于根尖肉芽肿、炎症的刺激，引起牙周膜内上皮残余增生所致。

（2）始基囊肿　发生于成釉器发育的早期阶段，牙釉质和牙本质形成之前，在炎症和损伤刺激后，成釉器的星网状层发生变性，并有液体渗出、蓄积其中而形成囊肿。

（3）含牙囊肿　发生于牙冠或牙根形成之后，在缩余釉上皮与牙冠面之间出现液体渗出而形成含牙囊肿。

（4）角化囊肿　系来源于原始的牙胚或牙板残余，也有人认为即始基囊肿。

【临床特点】

（1）牙源性颌骨囊肿多发生于青壮年。始基囊肿、角化囊肿好发于下颌第三磨牙区及升支部；含牙囊肿除下颌第三磨牙区外，上颌尖牙区也是其好发部位。

（2）牙源性颌骨囊肿生长缓慢，初期无自觉症状。囊肿过大时，骨质逐渐向周围膨胀，可引起面部明显畸形，皮质变薄，扪诊时有乒乓球感。上颌骨的囊肿可侵入鼻腔及上颌窦，严重者将眶下缘上推，而使眼球受压，影响视力，甚至产生复视。如牙根周骨质吸收，可使牙移位、松动与倾斜。由于下颌骨颊侧骨板一般较舌侧为薄，故当下颌囊肿发展过大，囊肿大多向颊侧膨胀，但角化囊肿可有1/3病例向舌侧膨胀。当骨质损坏过多时，可能引起病理性骨折。

（3）牙源性颌骨囊肿可伴先天缺牙或额外牙。囊肿穿刺时有草黄色液体，角化囊肿则可见油脂样物质。

（4）角化囊肿（常为多发性）同时伴发皮肤基底细胞痣（或基底细胞癌）、分叉肋、眶距增宽、颅骨异常、小脑镰钙化等异常时，称为"痣样基底细胞癌综合征"或"多发性基底细胞痣综合征"。如临床上仅为多发性角化囊肿并无基底细胞痣（癌）等异常表现时，也可称为角化囊性瘤综合征。

【辅助检查】

1. 穿刺 穿刺是一种比较可靠的诊断方法。囊肿穿刺可见草黄色囊液，囊液在显微镜下可见胆固醇晶体；角化囊肿穿刺大多可见黄、白色蛋白样物质混杂。

2. X 线检查 为本病的主要诊断依据。囊肿在 X 线片一般显示为一清晰圆形或椭圆形的透明阴影，边缘整齐，周围常有一白色骨质线，但角化囊肿中有时边缘可不整齐。

【治疗原则】

外科摘除术是主要治疗方法。如囊肿伴有感染发生时必须先用抗生素或其他抗菌药物控制后，再行手术治疗。

二、主要护理问题

（1）自我形象紊乱 与囊肿导致病人面部畸形有关。

（2）疼痛 与手术创伤有关。

（3）潜在的并发症 与术后感染、创口渗血有关。

（4）知识的缺乏 与对疾病的认识不足有关。

三、护理措施

1. 术前护理

（1）心理支持　了解病人及其家属的心理需求，及时掌握他们的心理变化，并对病人的言行给予充分理解。对言语不清的病人，要耐心倾听其倾诉，寻找和建立有效的沟通方式。

（2）术前指导　协助病人完成各项术前检查，发现异常应及时通知医师。做好术前各项准备工作和对病人及其家属的健康教育工作。

（3）特殊准备　①术前并发感染的病人应给予口腔护理的指导，口腔卫生条件差的病人协助其进行口腔清洁。②因病变致吞咽困难而影响进食的病人，应指导其进软食或半流质食物，必要时可将食物制成糊状以利于病人使用吸管吸食。术前饮食宜少量多餐，并应观察病人的进食量及饮食质量，发现不当时应及时给予相应的饮食调整。

2. 术后护理

（1）体位　麻醉未清醒的病人取平卧位，头偏向一侧；麻醉清醒后，取半卧位，以利于头颈部伤口引流，减轻头部水肿。

（2）营养支持　给予病人相应的饮食指导，术后1周内进流质饮食，1周后可进半流质食物，术后忌强刺激性、过热的食物，2~3周后可恢复正常饮食。

（3）口腔护理　指导口内手术病人使用漱口液漱口，口腔创伤较大、不易清洁及行颌间结扎的病人应给予相应的口腔护理。

3. 病情观察　密切监测和观察病人的生命体征和病情的变化，尤其是观察病人的呼吸道是否通畅、伤口有无出血、引流条是否脱落、有无感染等情况。

4. 健康指导

（1）注意口腔卫生，保持口腔清洁。

（2）术后清淡饮食，忌强刺激性、过热的食物。

（3）病变范围较大的颌骨囊肿刮治术后，注意勿咬食硬物以防发生病理性骨折。

（4）遵医嘱3个月后、半年后复诊，不适时应随时就诊。

第二十一节 唾液腺肿瘤

一、疾病概述

【概念与特点】

唾液腺肿瘤是唾液腺组织中常见的疾病，其中腮腺肿瘤在唾液腺肿瘤中发病率最高，占 63.9%。唾液腺肿瘤中良性肿瘤占 3/4，恶性肿瘤占 1/4，可发生于任何年龄。

【临床特点】

1. 肿块 80% 的腮腺肿瘤发生在腮腺浅叶，表现为耳垂下、耳前区或腮腺后下部的肿块。良性肿瘤质软，表面光滑，可活动，与周围组织界限清楚，生长速度慢，病程长者可达数年甚至数十年。而恶性肿瘤的特点是质硬，边界不清，不可活动，与周围组织粘连，生长速度快。

2. 疼痛 良性肿瘤以无痛性肿块为主，而恶性肿瘤的肿块在迅速生长的过程中，破坏周围组织并且对面神经造成压迫或牵拉，因此常有疼痛，疼痛为间断或持续性，且性质不定。

3. 面瘫 腮腺肿瘤所致面瘫，一般认为多由恶性肿瘤引起，而良性肿瘤即使很巨大，也很少引起面瘫。恶性肿瘤病人可出现不同程度的面瘫症状，面神经颞支受侵表现为同侧额纹消失，颧支受侵表现为眼睑不能闭合，颊支受侵表现为鼻唇沟变浅或消失，同侧口角歪斜等。

4. 其他症状 腮腺肿瘤侵及皮肤可出现破溃出血，侵犯咬肌常致张口受限，腮腺深叶肿瘤突向咽侧表现为咽侧膨隆或软腭肿胀，少数病例出现颈部淋巴结肿大等。

【辅助检查】

1. B 超检查 可判断腮腺内有无占位性病变及病变大小，还可显示直径 1cm 以下的肿块。

2. CT 检查 该检查可明确显示肿瘤的大小、部位、扩展范围及与周围组织的解剖关系。

3. 磁共振成像（MRI）检查 该检查主要用于区分肿瘤是原发于腮腺深

叶还是来源于咽旁或颞下窝。

4. 病理检查 腮腺和下颌下腺肿瘤禁做活检，因其有发生肿瘤细胞种植的危险，可进行影像学检查。唾液腺肿瘤确诊常依赖于蜡片诊断。腮腺区肿瘤还常采用术中冷冻切片检查，该检查可确定病变性质、肿瘤类型及肿瘤细胞分化程度等。

【治疗原则】

1. 手术治疗 唾液腺肿瘤的治疗以手术为主，原则应从包膜外正常组织开始，同时切除部分或整个腺体。腮腺肿瘤除高度分化肿瘤外，如肿瘤与面神经粘连，尚可分离者，应尽量保留面神经；术前已发生面瘫或术中发现面神经穿入肿瘤或为高度恶性肿瘤时，则可牺牲面神经，然后做面神经修复。若腮腺恶性肿瘤侵及腺体外或下颌骨时，需将受累的组织一并广泛切除。有颈淋巴结转移时，同时行颈淋巴清扫术。

2. 放疗 唾液腺肿瘤对放疗不敏感，单纯放疗很难达到根治的效果。对病理类型高度恶性者或手术不够彻底、疑有肿瘤组织残留者，面神经与肿瘤紧密粘连而保留面神经者，病期较晚者均可辅以术后放疗，可明显提高术后的生存率，降低复发率。

3. 化疗 化疗可用于晚期或复发病例的姑息治疗，仅作为辅助治疗，常用药物有顺铂、多柔比星、氟尿嘧啶等。

二、主要护理问题

（1）疼痛　与手术损伤有关。

（2）吞咽困难　与全身麻醉术后、手术损伤有关。

（3）有体温升高的可能　与术后吸收热有关。

（4）潜在的并发症　与口腔感染、创口出血有关。

（5）有面部麻木的可能　与术中面神经损伤有关。

（6）有营养失调的可能　与进食困难、机体营养摄入量低于机体需要量有关。

（7）进食困难　与术后加压包扎有关。

三、护理措施

1. 术前护理

（1）心理护理　腮腺肿瘤病人对手术可能损伤面神经的问题，往往有很大的思想负担，因此护理人员需配合医师向病人及其家属介绍手术方法，提供疗效显著的病例给病人及其家属以增加其信心。做好病人及其家属的心理疏导工作，消除病人及其家属的顾虑，以使病人以最佳的心态接受手术。

（2）口腔护理　唾液腺导管口位于口内，若口腔内有感染灶，则需治愈后再行手术，否则可引起伤口延迟愈合及并发症的发生。术前1周，可用1：5000的呋喃西林溶液或苯扎氯铵溶液稀释后每天清洗口腔3～4次。

（3）病人术前常规准备　嘱病人保持情绪稳定，避免过度紧张和焦虑，腮腺肿瘤病人术前1天备耳周5指大小范围皮肤，并准备好术后需要的各种物品，如一次性尿垫、痰杯、便器等。术前一晚用开塞露或清洁灌肠后洗澡、更衣，24：00以后禁食、禁水，术晨取下活动义齿、贵重物品交由家属保管等。

（4）物品准备（以腮腺肿瘤手术为例）　腮腺手术器械、腮腺手术敷料、手术衣、无菌手套、1号线、3－0线、6－0线、10号刀片、6×14（圆针2个、角针2个）、吸引器盘、吸引器头、20ml注射器、电刀、0.5%氯己定棉球、油纱布、腮腺剪刀、持针器、引流条（负压引流管）。

2. 术中护理（以腮腺肿瘤手术为例）

（1）体位　置病人于仰卧位，头偏向健侧，缝合固定无菌巾。

（2）画线　递亚甲蓝、牙签（或针头）给术者画线，然后递两块干纱布给术者。

（3）翻瓣　递10号手术刀片给术者切开皮肤，递弯钳或蚊式钳给术者牵拉组织，递电刀给术者翻好皮瓣。

（4）解剖面神经　递蚊式钳、腮腺剪刀等给术者解剖面神经。

（5）切除腮腺与肿瘤　递蚊式钳给术者分离腮腺浅叶，并将其与肿瘤一并切除。

（6）缝合伤口　递生理盐水给术者冲洗伤口；递圆针、1号线给术者缝合颈阔肌；递引流条（或引流管）；递3－0线及6－0线。美容线缝皮下及皮肤，缝合皮肤前用0.5%氯己定棉球消毒皮肤。固定引流条或负压引流管。

（7）消毒及包扎　缝合完毕后，用0.5%氯己定棉球消毒皮肤，递油纱布、干纱布给术者覆盖创口，创口应再用绷带或弹力帽加压包扎。

（8）清理物品　清理手术器械及物品，消毒灭菌备用。

3. 术后护理

（1）全身麻醉病人的术后护理　全身麻醉病人术后采取去枕平卧位，头偏向健侧，防止分泌物、呕吐物吸入气管或污染伤口。严密监测病人生命体征的变化，尤其要严密监测呼吸频率及血氧饱和度的变化。术后应给予低流量吸氧及雾化吸入治疗，应保持呼吸道通畅，及时清除口鼻分泌物。

（2）创口护理　①腮腺肿瘤切除术后，局部敷料加压包扎是很重要的环节，有时由于加压不当，可致敷料松动脱落，手术区出现积液，甚至发生涎瘘或感染。②术后48小时可撤去引流条或负压引流。手术部位加压包扎5~7天，以后如仍发现手术区积液者，可在穿刺吸出积液后继续加压包扎直至愈合。

（3）疼痛护理　疼痛与手术损伤、创口加压包扎过紧、体位不当牵拉创口等有关。临床表现为病人被动体位，呻吟或言语减少，表情痛苦等，应根据病人的临床表现对疼痛进行评估。为缓解疼痛可采取以下措施：为病人提供一个舒适、安静的休息环境；病人术后取舒适体位，以减少创口张力；检查绷带松紧度；也可采取转移注意力的方法，必要时可给予镇痛药。

（4）饮食护理　①由于腮腺肿瘤手术切口在面颊部，手术创口加压包扎，常导致病人张口、咀嚼困难，吞咽有哽噎感，可告诉病人这些都是暂时性的，松开包扎后可恢复。②如局部麻醉，手术结束返回病房后，即可进流质或半流质饮食。2~3天后可改为软食，术后应禁食刺激性食物，特别是酸性食物，以防唾液潴留，影响创口愈合。

（5）口腔护理　保持口腔清洁，因手术后创口加压包扎，使口腔活动受限，加之使用阿托品可引起口干，有利于病原菌生长，因此对伤口愈合有一定的影响，所以术后每天应漱口4~5次，且应多饮水。

（6）心理护理　提供个体化心理支持，密切观察病人的心理状态，加强与病人的交流，同时应注重沟通技巧，以减轻病人的负面心理压力。特别是恶性肿瘤病人，应对其进行心理疏导和安慰，以增强其战胜疾病的信心。

4. 术后并发症的护理

（1）腮腺肿瘤术后面瘫 ①告知病人术后注意保暖，防止面部受寒。②每天给予局部热敷、肌肉按摩，以促进局部血液循环。③使用血管扩张剂、神经营养剂等可增加面神经周围微血管的供血，改善局部微循环，如维生素 B_1、维生素 B_6、维生素 B_{12}、神经生长因子、甲钴胺等神经营养剂。④注意保护眼睛，以防引起暴露性结膜炎，特别是要防止结膜损伤。入睡后应以眼罩掩盖患侧的眼睛或涂药膏保护眼睛，不宜让风吹眼睛或持续用眼，应减少户外活动。⑤局部也可进行理疗，同时可让病人配合进行肌肉功能训练，如练习皱眉、鼓气、眨眼等，6~14 天面神经功能均可恢复。⑥出院后 3~6 个月，症状未明显好转时，应及时复诊，必要时可行面瘫矫正术。

（2）涎瘘 为腮腺切除术后的常见并发症，多发生在术后 1 周左右，临床表现为进食后伤口处有无色清亮液体渗出。预防涎瘘的措施除术中彻底缝合残余腺体及术后加压包扎外，还要及时观察伤口情况；指导病人清淡饮食；餐前 30 分钟给予阿托品口服或肌内注射，以抑制腺体分泌。对涎瘘不愈合者建议放疗使残余腺体萎缩。

5. 病情观察

（1）术后创口放置橡皮引流条或者引流管，密切观察创口渗血情况及引流液的性状。

（2）注意观察创口渗血及呼吸情况，如渗血较多或出现呼吸困难（包扎过紧引起），应协助医师及时剪开绷带，给予妥善处理。

6. 健康指导

（1）强调术后加压包扎的重要性；取得病人配合，嘱其保持创口处干燥、清洁，洗脸时勿触及创口，如创口有红肿不适应及时到医院就诊。

（2）加强营养，避免辛辣、刺激性食物，并注意食物营养应均衡。坚持每次进食后漱口和正确地刷牙，以彻底清除口腔内食物残渣。

（3）术后应注意劳逸结合，适当进行户外活动及轻度的体育锻炼，以增强体质，防止感冒及其他并发症。

（4）禁烟、禁酒及忌刺激性食物。

（5）术后定期复诊，有不适时应及时就诊。

（6）恶性肿瘤病人，如病情允许，出院后即可行放射治疗或化学治疗。

第二十二节　颞下颌关节紊乱

一、疾病概述

【概念与特点】

颞下颌关节紊乱是指累及颞下颌关节和（或）咀嚼肌群，具有相关临床表现的一组疾病的总称，包括咀嚼肌紊乱疾病、结构紊乱疾病、炎性疾病和骨关节病四大类，原称为颞下颌关节紊乱综合征。发病因素复杂，咬合异常、结构发育异常、精神心理因素、创伤为本病的主要致病因素，还与免疫学因素、偏侧咀嚼习惯、夜磨牙、紧咬牙及其他口腔不良习惯有关。本病临床主要症状包括开闭口运动及咀嚼时关节区和（或）关节周围肌群疼痛、开口受限等关节运动障碍、关节内弹响或杂音，还可伴有头痛、耳鸣等其他症状。

【临床特点】

颞下颌关节紊乱发展一般分为三个阶段，即功能紊乱阶段、结构紊乱阶段、关节器质性破坏阶段。

（1）下颌运动异常　开口度异常、开口型异常（偏斜或歪曲）、开闭口运动出现关节绞锁等。

（2）疼痛　开口或咀嚼运动时关节区或关节周围肌群疼痛，一般无自发痛，若为急性滑膜炎，可偶有自发痛。病程迁延者，有关节区发沉、酸胀，咀嚼肌易疲劳及面颊、颞区、枕区等部位慢性疼痛或感觉异常等表现。

（3）弹响和杂音　①弹响音：开口运动有"咔、咔"的声音。②破碎音：开口运动有"咔叽、咔叽"的声音。③摩擦音：在开口运动中有连续的似揉玻璃纸样的摩擦音。

【辅助检查】

1. X线检查、CT检查　可见关节间隙改变和骨质改变。

2. 关节内镜检查　可以直接获取颞下颌关节的组织结构图像，可对颞下颌结构紊乱疾病进行确诊。可见病人关节盘和滑膜充血、渗出、粘连等。

3. 磁共振成像检查　可检查关节盘和翼外肌病变，检查可见关节移位、穿孔及关节附着改变等。

【治疗原则】

颞下颌关节紊乱的治疗方法很多，其治疗原则为先用可逆性保守治疗，然后用不可逆性保守治疗，最后选用手术治疗。

二、主要护理问题

（1）关节区疼痛　与关节区病变有关。

（2）进食困难　与张口受限、进食障碍有关。

（3）知识缺乏　与对疾病的认识不足有关。

（4）焦虑　与担心疾病预后有关。

（5）有营养失调的可能　与机体营养摄入量低于机体需要量有关。

三、护理措施

1. 术前护理

（1）心理护理　对病人给予同情、理解、关心和帮助，告诉病人不良的心理状态会降低机体的抵抗力，不利于疾病的康复。解除病人的紧张情绪，使其更好地配合治疗和护理。

（2）口腔护理　保持口腔清、洁，用含漱液漱口，不宜刷牙，可用棉球擦洗口腔或用注射器冲洗口腔，每日3~4次。

（3）饮食护理　指导病人多进食富有营养、易消化、口味清淡的食物，以加强营养，增进机体抵抗力。对进食困难的病人，可给予营养丰富的软食或流质饮食。

（4）术前常规准备　①协助病人做好术前相关检查，如X线胸片等影像学检查、心电图检查，血、尿、便常规等检查。②做好术前备皮。

（5）做好术前指导　嘱病人保持情绪稳定，避免过度紧张和焦虑；备皮后洗头、洗澡、更衣，准备好术后需要的各种物品，如一次性尿垫、痰杯等；术前1天22：00以后禁食、禁水；术晨取下活动义齿和首饰等贵重物品，并将贵重物品交由其家属保管等。

2. 术后护理

（1）饮食护理 术后进流质或半流质饮食，取坐位或半坐位进食，以防止发生食物自鼻腔呛出。

（2）基础护理 ①病人麻醉清醒后，可改为半卧位，头偏向一侧，以利于分泌物的引流和减轻局部肿胀和充血。②病人卧床期间，应协助其保持床单位整洁和卧位舒适，定时翻身，按摩骨突处，防止皮肤发生压疮。③满足病人生活上的合理需求。④雾化吸入治疗，每日2次。⑤会阴冲洗每日1次。⑥做好病人的晨、晚间护理。

（3）口腔护理 保持口腔清洁，含漱剂漱口或口腔冲洗每日3~4次，以防止感染。

（4）增进病人的舒适感 术后病人会出现疼痛、恶心、呕吐、腹胀等不适，应及时通知医师，对症处理，以减少病人的不适感。

（5）术后活动 术后1周内，使用吊颌绷带加磨牙橡皮垫或颌间牵引的病人应限制下颌运动。术后7天，协助病人进行张口训练，练习自动张口运动和咀嚼运动，以促进关节功能恢复。

（6）心理护理 根据病人的生活环境、个性及手术类型的不同，为病人提供个体化的心理支持，并给予心理疏导和安慰，以增强其战胜疾病的信心。

3. 病情观察 术后严密监测病人生命体征的变化，包括体温、血压、脉搏、呼吸、心率。观察并记录生命体征的变化，每4小时1次。

4. 健康指导

（1）出院前向病人及其家属详细介绍出院后有关事项，并将有关资料交给病人或其家属，告知病人出院后1个月来院复诊。

（2）指导病人早日进行开口训练和咀嚼运动，一般在拆线后开始，训练至少坚持6~12个月，以巩固效果，防止复发。

（3）告知病人如有异常情况应及时来院就诊。

（4）纠正不良习惯，禁烟、酒及刺激性食物。

第二十三节 颞下颌关节强直

一、疾病概述

【概念与特点】

颞下颌关节强直是指由于疾病、损伤或外科手术而导致的颞下颌关节固定，运动丧失。临床上分为两类：一类是由于一侧或两侧关节内病变，导致关节内纤维性或骨性粘连，称为关节内强直，也称为真性关节强直；另一类病变是在关节外上、下颌骨间的皮肤、黏膜或深层组织，也称为颌间挛缩或假性关节强直。关节内强直常见的病因是创伤和化脓性炎症。关节外强直常见病因为软组织或肌肉损伤所产生的瘢痕，病人常有严重创伤史、感染史、放疗史或不正确的外科手术史。

【临床特点】

1. 关节内强直

（1）开口困难表现为进行性开口困难或完全不能开口，病史一般较长。

（2）面下部发育障碍、畸形多发生在儿童。严重者可致阻塞性睡眠呼吸暂停综合征。

（3）咬合关系错乱多见于儿童期发生强直者。

（4）髁突活动度减弱或消失。

2. 关节外强直

（1）不同程度的开口困难。

（2）口腔颌面部瘢痕挛缩或缺损畸形。

（3）髁突活动度减弱或消失。

【辅助检查】

X 线或 CT 检查可明确关节强直的性质、界限。

【治疗原则】

1. 关节内强直 关节内强直的治疗需外科手术。手术方法有适用于纤维性强直的髁突切除术及适用于骨性强直的颞下颌关节成形术。

2. 关节外强直　关节外强直需手术治疗。手术的基本方法为切断、切除颌间挛缩的瘢痕；凿开颌间粘连的骨质，恢复开口度，用皮片或皮瓣修复创面。

二、主要护理问题

（1）张口困难　与颞下颌关节强直、局部瘢痕挛缩有关。

（2）知识缺乏　与对疾病的认知不足有关。

（3）自我形象紊乱　与口腔颌面部畸形有关。

（4）营养缺乏　与张口困难、进食障碍有关。

（5）有窒息的危险　与关节强直继发阻塞性睡眠呼吸暂停综合征有关。

三、护理措施

1. 术前护理

（1）心理护理　对病人给予同情、理解、关心和帮助，告知病人不良的心理状态会降低机体的抵抗力，不利于疾病的康复。解除病人的紧张情绪，使其更好地配合治疗和护理。

（2）备皮　了解关节强直的性质，估计病变的范围，若为双侧同时手术，应做好双侧皮肤准备。一侧手术备皮时，必须核对医嘱，以免发生错误。做耳屏前切口者，应剃去耳郭后上方 5cm 以上范围的毛发。

（3）口腔护理　口腔内瘢痕切除或植皮修复创面，术前 1 周应进行口腔牙周洁治及用含漱液漱口，保持口腔清洁，以防创口感染。

（4）饮食护理　指导病人多进食富有营养、易消化、口味清淡的食物，以加强营养，增进机体抵抗力。进食困难的病人，可视情况给予软食或流质饮食，术前 1 天 22：00 开始禁食、禁水，使胃肠充分排空，避免术中呕吐引发误吸。

（5）术前检查　协助病人做好术前相关检查，如胸部 X 线片等影像学检查、心电图检查，血、尿、便常规等检查。

（6）术前指导　嘱病人保持情绪稳定，避免过度紧张、焦虑；备皮后洗头、洗澡、更衣，准备好术后需要的各种物品，如一次性尿垫、痰杯等；术晨取下活动义齿、首饰等贵重物品，并将贵重物品交由其家属保管等。

2. 术中护理

（1）置病人于仰卧位，头偏向健侧，做耳屏前至颞部发际内弧形切口。

（2）协助术者冲洗病人口腔，画线，递 6×14 角针、1 号线给术者，固定麻醉插管，递 5ml 注射器、5 号口内注射用长针头给术者，在术区局部注射 1∶100000 止血水。

（3）递 15 号刀片、蚊式钳、刀片、电刀给术者翻瓣。

（4）递 3－0 线给术者结扎小血管。

（5）翻瓣后递 6×14 圆针、1 号线给术者，将组织缝于手术单上牵拉固定，撤掉蚊式钳。

（6）递小的深拉钩、蚊式钳、剥离子。

（7）显露关节囊后，协助术者用 11 号刀片切开，递剥离子。

（8）切掉关节处骨痂　递安装好 MED 锯片的矢状锯、神经剥离子、骨凿、骨锤，放吸收性明胶海绵协助术者止血，递小咬骨钳、骨蜡、磨头。

（9）冲洗　放置橡皮引流条或小负压引流管。

（10）缝合　递 5－0 可吸收线给术者缝合皮下、递 6－0 美容线给术者缝皮，递 3－0 线给术者缝头皮。

（11）包扎　递油纱、2~3 个棉球、纱布、绷带。

（12）清理手术器械及物品，可重复利用的器械及物品消毒灭菌后备用。

3. 术后护理

（1）饮食护理　术后进流质或半流质饮食，因暂时性软腭功能障碍可取坐位或半坐位进食，以防止发生食物自鼻腔呛出。

（2）基础护理　①病人清醒后，可改为半卧位，头偏向一侧，以利于分泌物的引流和减轻局部肿胀和充血。②病人卧床期间，应协助其保持床单位整洁和卧位舒适，定时翻身，按摩骨突处，防止皮肤发生压疮。③满足病人生活上的合理需求。④雾化吸入治疗，每日 2 次。⑤会阴冲洗每日 1 次。⑥做好病人的晨、晚间护理。

（3）口腔护理　保持口腔清洁，可用含漱剂漱口或进行口腔冲洗每日 3~4 次，以防止感染。

（4）增进病人的舒适度　病人术后会出现疼痛、恶心、呕吐、腹胀等不适，出现不适时应及时通知医师，对症处理，以减少病人的不适感。

（5）术后活动　①急性关节脱位，复位后应限制下颌活动，防止再脱位。②术后1周内，使用吊颌绷带加磨牙橡皮垫或颌间牵引的病人，应限制下颌运动。术后7天，协助病人进行张口训练，练习自动张口运动和咀嚼运动，以促进关节功能恢复。③根据开口度的不同，采用适当厚度的楔形硬橡皮块或阶梯形木块做开口器。开口练习时，将比较窄的一端置于磨牙区，逐渐加大塞入的厚度，使开口逐渐增大。④开口训练时，应注意开口器是放在两侧磨牙区而不是前牙区，且应左右交替练习，以防咬合关系紊乱。⑤术后1个月复查病情，以巩固效果，张口训练应持续6个月以上，一般应在术后前1~2个月内，日夜使用开口器，以后可改为日间进行开口练习。

4. 病情观察　严密观察病人生命体征的变化，包括体温、血压、脉搏、呼吸等。观察并记录病人生命体征，每4小时1次。

5. 健康指导

（1）出院前向病人及其家属详细介绍出院后有关事项，并将有关资料交给病人或其家属，告知病人出院后1个月来院复诊。

（2）指导病人早日进行开口训练和咀嚼运动，一般在拆线后开始，训练至少坚持6~12个月，以巩固效果，防止复发。

（3）告知病人如有异常情况应及时来院就诊。

（4）纠正不良生活习惯，禁烟、酒及刺激性食物。

第二十四节　颞下颌关节脱位

一、疾病概述

【概念与特点】

颞下颌关节脱位是下颌髁状突滑出关节窝外，超越了关节运动正常限度，以致不能自行回复原位。其发生的外部原因是张口过大，如打哈欠、大笑，下颌前区遭受过大压力或骤然暴力；内部原因是关节囊及关节韧带的松弛，翼外肌在张口运动时过分收缩，同时升颌肌群的反射性痉挛。颞下颌关节脱位按部位可分为单侧脱位和双侧脱位；按性质可分为急性脱位、复发性脱位和陈旧性脱位；按髁突脱出的方向、位置又可分为前方、后方、上方及侧方脱位。临床上以急性前脱位最为常见。外伤导致的髁突向上、向后及侧方移位常合并下颌骨骨折及颅脑损伤。

【临床特点】

（1）下颌运动失常，病人呈开口状，不能闭口。

（2）下颌呈前伸状，两颊变平，颏部前突。双侧关节脱位则前牙明显开𬌗，后牙通常无接触。

（3）耳屏前空虚，颧弓下可触及脱位的髁突。

（4）单侧关节脱位者，上述症状仅见于患侧，颏部中线及下前切牙中线偏向健侧。

【辅助检查】

X 线片显示病变侧关节窝空虚，髁突位于关节结节前上方。

【治疗原则】

（1）颞下颌关节急性脱位后应及时复位，复位后应限制下颌运动 2～3 周，可采用颅颌绷带或颌间橡皮圈牵引固定。

（2）对于复发性脱位，为防止再脱位的发生，可进行关节腔内硬化剂注射治疗、翼外肌肉毒素注射治疗或采用手术治疗。

二、主要护理问题

（1）焦虑　与关节脱位，担心复位效果有关。

（2）进食困难　与关节脱位、呈张口状、无法正确咀嚼有关。

（3）自我形象紊乱　与前牙开𬌗、颏部前突有关。

（4）沟通障碍　与关节脱位、言语不清有关。

（5）知识的缺乏　与对疾病相关知识不了解有关。

（6）有营养缺乏的可能　与关节脱位、进食困难有关。

三、护理措施

1. 常规护理

（1）保持口腔清洁，用含漱液漱口。病人不宜漱口及刷牙时，可用棉球擦洗口腔或进行口腔冲洗，每日 3～4 次，以预防感染。

（2）床边备吸引器，及时将病人口腔及咽部分泌物或血液吸出，保持呼吸道通畅。

（3）对关节疼痛、张口受限者，可进行局部热敷、针灸、按摩和理疗。

（4）术后进流质或半流质饮食，必要时采用鼻饲流质饮食 5～7 天。少数病人术后因暂时性软腭功能障碍，进食过程中易发生食物自鼻腔呛出，因此应嘱病人取坐位或半坐位进食。

（5）协助病人进行张口训练，练习自动开口运动和咀嚼运动，以促进关节功能恢复。

（6）关节复位后，应用颅颌绷带固定 2～3 小时，并限制下颌运动，嘱病人不可自行拆除固定装置。

（7）若手术切除粘连髁突，复位后下颌制动 20 天。

2. 健康指导

（1）出院后详细向病人及其家属介绍注意事项，并将相关资料给病人及其家属，嘱其出院后 1 个月复诊。

（2）手法复位固定 2～3 小时，此期间不可自行撤除固定装置，并应限制下颌运动，如大张嘴、咬硬物、大笑、打哈欠时应注意保护颞下颌关节。

（3）禁烟、酒及刺激性食物。

（4）下颌固定、制动的同时应注意口腔卫生，防止口腔感染的发生。

（5）纠正不良生活习惯，关节不适可给予热敷，以缓解肌肉痉挛，减轻疼痛。